Public Health

社会・環境と健康

公衆衛生学

2024年版

●編著者

柳川　洋

尾島　俊之

大木いずみ

●著者

道川　武紘

中村　好一

小林　勝義

松原　優里

堤　明純

島田　美喜

中村美詠子

尾形由起子

川村　堅

神田　秀幸

若林チヒロ

医歯薬出版株式会社

【編著者】

柳川《やながわ》　洋《ひろし》　（自治医科大学・埼玉県立大学　名誉教授）

尾島《おじま》俊之《としゆき》　（浜松医科大学健康社会医学講座　教授）

大木《おおき》いずみ（埼玉県立大学健康開発学科　教授）

【著　者】（五十音順）

尾形《おがた》由起子《ゆきこ》（福岡県立大学看護学部　教授）

川村《かわむら》　堅《けん》　（女子栄養大学栄養学部公衆衛生学研究室　教授）

神田《かんだ》秀幸《ひでゆき》　（岡山大学学術研究院医歯薬学域公衆衛生学分野　教授）

小林《こばやし》勝義《かつよし》　（金沢学院大学栄養学部　教授）

島田《しまだ》美喜《みき》　（社会福祉法人至誠学舎立川至誠児童福祉研究所　副所長）

堤《つつみ》　明純《あきずみ》　（北里大学医学部公衆衛生学　教授）

中村《なかむら》美詠子《みえこ》（浜松医科大学健康社会医学講座　准教授）

中村《なかむら》好一《よしかず》　（宇都宮保健所　保健医療監）

松原《まつばら》優里《ゆり》　（自治医科大学地域医療学センター公衆衛生学部門　講師）

道川《みちかわ》武紘《たけひろ》　（東邦大学医学部社会医学講座衛生学分野　准教授）

若林《わかばやし》チヒロ（埼玉県立大学健康開発学科　教授）

This book is originally published in Japanese
under the title of：

KOUSHU EISEIGAKU
（Society/Environment and Health — Public Health）

Editors：

YANAGAWA Hiroshi, MD, PhD
Emeritus Professor,
Jichi Medical University
Saitama Prefectural University

OJIMA Toshiyuki, MD, PhD
Professor,
Hamamatsu University School of Medicine

OKI Izumi, MD, PhD
Professor,
Saitama Prefectural University

ISHIYAKU PUBLISHERS, INC.
7-10, Honkomagome 1 chome, Bunkyo-ku,
Tokyo 113-8612, Japan

2024年版の序

新型コロナウイルス感染症は，2019年に発生して以来，世の中が大きく振り回されましたが，2023年5月に5類感染症という普通の病気の扱いとなりました．それに伴い，コロナ前と同じようにいろいろな行事が対面で行われるようになり，旅行や会食なども遠慮なくできるようになりました．すべてがコロナ前と同じになったかというと，オンラインシステムを始めとした情報通信技術の活用や，なくても済むことの見直しなど，コロナ禍によって進んだ面もありました．人と人との関係は，だいたいコロナ前に戻りつつも，以前とはちょっと違う形になったようにも思います．コロナ一辺倒でなくなるなかで，インフルエンザやその他のさまざまな感染症が流行したり食中毒が発生したりもしています．

一方で，同じ2023年5月に健康日本21（第三次）が公表されました．誰一人取り残さない健康づくり，より実効性をもつ取り組みに力を入れて，今後12年間の健康づくりが進められていきます．

2024年版は，このような社会情勢の変化を考慮しつつ，新しい時代の公衆衛生のあり方を学んでいただきたいという期待を持って編集いたしました．国内外の新しい動きをできるだけ見逃さないようにするとともに，毎年変わる統計数字についてもできるだけ新しいものに差し替え，読者の皆様方にタイムリーな正しい情報を提供できるように努めました．特に，編集者を3名体制に強化し，また「環境と健康」「健康状態・疾病の測定と評価」「感染症」「産業保健」について，執筆担当者を交代し，内容の見直しを行いました．

生活習慣病予防をはじめとした公衆衛生活動を展開するためには，管理栄養士・栄養士はもとより，保健師，看護師，臨床検査技師，リハビリテーション専門職，歯科衛生士など，保健医療分野の専門職の方々がチームワークを組み，お互いの職責と役割を理解しつつ仕事を進めていかなければなりません．その意味で，本書は上述の幅広い保健医療職を目指す学生諸君の教科書として，また，第一線で公衆衛生および保健予防活動に従事している方々の活動の手引き書として役立つことを考慮しました．

本書の内容については，まだまだ不十分な点もあると思います．何とぞ皆様方の忌憚のないご意見，ご批判をいただきたく，また，不正確な記述などを指摘していただければ幸いです．

最後に，改訂に当たり煩わしい仕事を快く引き受けてくださった医歯薬出版株式会社のスタッフ各位に厚く御礼申し上げます．

2024年1月

編者　柳川　洋，尾島俊之，大木いずみ

第1版の序

公衆衛生といえば，かつては乳幼児を筆頭にすべての人びとの延命を第一の目標としたものであったが，わが国では今やその目標はほぼ達成されて，世界でも有数の低乳児死亡率や高平均寿命を享受できるような時代となってきた．当然のことながら，公衆衛生の目標も高齢化対策や人生の質（quality of life）の向上などに向けられつつあるわけで，問題はこのような目標の変化に公衆衛生従事者がいかに適切に対応するかということであろう．

公衆衛生学とは，公衆衛生活動の理論的根拠となるべきものであるが，上述したような意味では公衆衛生学も日々新たでなければならないし，事実これほど変動の激しい学問も珍しいかもしれない．今日の公衆衛生が多くの職種の人たちのチームワークによって支えられていることは周知の通りであるが，共通の学問である公衆衛生学をそれぞれの立場から勉強していただき，変貌する公衆衛生の目標にどう対応すべきかを考えてほしいというのが本書を出版した編著者らの願いである．

本書は，主として栄養士ならびに管理栄養士をめざす人たちを対象に編さんされており，その内容構成は厚生省が定めた栄養士・管理栄養士養成カリキュラム（昭和62年改正）に忠実に従っている．すなわち，全体を15の大項目（章に相当）に分け，1項目平均3時間の講義で合計45時間，4単位となるように配列した．中項目（節に相当）は当初の予定より増えて全体で63項目となったが，いずれにしても大項目間あるいは中項目間で記述の長さにアンバランスのある点は今後改訂する必要があるかと考えている．今回は，講義時間の配分などで調整していただければ幸いである．

本書は，もともと医歯薬出版から同じ目的で昭和43年以来出版されていた「公衆衛生学」（曽田長宗・重松逸造・黒子武道著）を全面改訂する意図で準備が進められていたが，公衆衛生分野の急速な変化と進展を考えて，それにふさわしい新著者による新著ということに方針を切換えたものである．現在，公衆衛生の第一線で活発に活躍しておられる3著者の執筆になる本書は，読者各位のご期待に十分そいうるものと確信している．本書について，忌憚のないご意見をお寄せいただければ幸いである．

1990年3月

重 松 逸 造

目次

COLUMN

表紙デザイン：伊藤　守／本文組体裁：編集工房プシケ

CHAPTER

1 社会と健康

1―健康の概念

WHO
World Health Organization

世界保健機関（WHO）憲章では“Health is a state of complete physical, mental and social well-being and not merely the absence of disease or infirmity.”と定義している．これは「健康とは，肉体的，精神的および社会的に完全によい状態にあることであり，単に疾病に罹っていないまたは虚弱でないということではない」と訳すことができる．公衆衛生で求める健康は，このような広い意味での健康である．

日本国憲法第25条には「すべて国民は，健康で文化的な最低限度の生活を営む権利を有する．(2) 国は，すべての生活部面について，社会福祉，社会保障及び公衆衛生の向上及び増進に努めなければならない」と書かれている．健康は国民の基本的な権利である．公衆衛生は憲法に示されている国民の基本的な権利を守るという重要な任務をもっているということを忘れてはならない．

公衆衛生の目的は人びとの健康を維持増進させることにある．しかし，健康という概念は“健康”，“不健康”のようにはっきりと割り切れるものではない．“ちょっと頭が痛い”，“血圧が少し高い”といったごく軽い健康異常から，最も重い“死亡”に至る一連の連続的な変化として健康をとらえなければならない．完全な健康状態を100点，死亡を0点とするならば，人口集団のなかにはその中間のいろいろな得点をもった人が存在するはずである．そのような人びとの混在する集団の健康をどのような尺度で判断すればよいのだろうか．

一般的にいって，集団の健康度は客観的で相互に比較可能な尺度を用いて測定することが望ましい．再現性があり，比較的信頼度の高い指標としては，平均寿命，死亡率，罹患率，有病率（これらの指標は「CHAPTER 4：健康状態・疾病の測定と評価」で定義する）などがある．そのほか，疾病異常をもつ者の割合，肥満，高血圧などの危険因子（後述）をもつ者の割合，発育の程度，生理的機能，心理的機能，社会適応，日常生活活動能力などの客観的な指標が一般によく用いられる．

これらの指標のうち，死亡率は，1899（明治32）年以来毎年人口動態調査によって統計資料が公表されており（1944～46年の3年間は第二次世界大戦による混乱のため利用できない），健康水準の時間的な推移や地域差を評価する最も重要な指標となっている．

2―公衆衛生の概念

アメリカ合衆国の公衆衛生学者Charles-EA Winslow（1877～1957）は，現代の公衆衛生の基礎をつくったといわれている．Winslowが1920（大正9）年に発表した公衆衛生の定義〔1949（昭和24）年に一部変更し，新しく精神的な健康を加えた〕は，現在でも各国の教科書に広く取り入れられている．その要点は以下のとおりである．

公衆衛生とは地域社会の組織的な努力によって疾病を予防し，寿命の延長を図り，身体的ならびに精神的能力を増進するための技術と科学であり，具体的な内容としては，環境衛生の改善，感染症の予防，疾病の早期診断と治療のための医療と看護サービスの組織化，衛生教育，健康を維持するうえで必要な社会制度の改善などがある．

予防の対象となる疾病異常は，Winslowが定義した当時は急性伝染病が中心であったが，医学の進歩と生活水準の向上により，多くの伝染病は激減した．その結果，寿命が延び，人口の高齢化が進み，現在ではがん，虚血性心疾患，脳卒中，糖尿病などの生活習慣病予防および高度の工業化に伴う環境汚染の人体影響，急激な社会環境の変化に基づく精神疾患などの予防が公衆衛生の重要な課題になってきた．

日本人の平均寿命は，第2次世界大戦直後の1947（昭和22）年には男50.06歳，女53.96歳であった．その後，現在までの延びは目をみはるものがあり，2022（令和4）年には男81.05歳，女87.09歳と74年間に男では30.99年，女では33.13年延び，世界でもトップレベルの長寿国の座を占めている．平均寿命は毎年延びてきたが，2021年と2022年は男女とも前年を下回っている．その大きな要因として新型コロナウイルス感染症の流行があげられる．寿命を延伸させるといっても，単に生存の期間を延ばすだけであってはならない．寿命の続く限り社会の一員として，有意義な活動ができることが大切であり，寝たきりや認知症高齢者にならないような寿命の延長を図らなければならない．

これまでは公衆衛生の目的の中心は疾病予防にあったが，最近は積極的に人びとの健康を増進させることの重要性が認識されるようになった．21世紀に入ってからすでに20年経過した今日，公衆衛生の課題は，より健康的な質の高い人生を享受するにはどうすればよいかということの追求に重点が置かれている．

3―疾病予防と健康管理

1 • 疾病予防の段階

疾病にはそれぞれ特有の進展様式があり，それを疾病の自然史という．一般的には**図1-1**に示すように，健康，疾病早期，疾病進行期，治癒・後遺症・死亡と

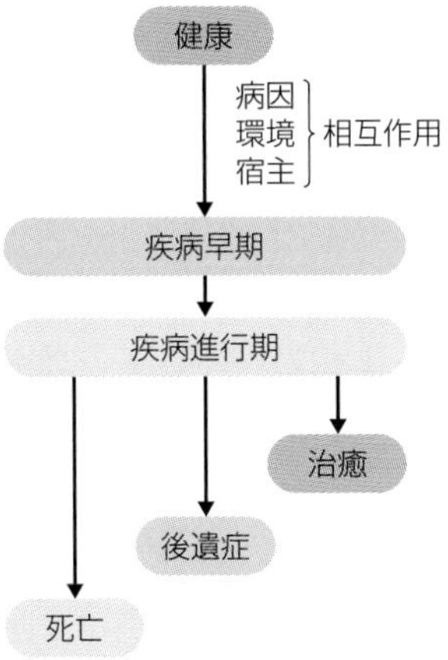

一次予防

1. 健康増進：健康教育，栄養改善，運動，休養，生活環境の改善，遺伝相談，結婚相談，定期健康診断
2. 特異的な予防対策：予防接種，個人衛生，感染経路対策，病原物質の除去（職業曝露，発がん物質，禁煙，大気汚染，水汚染，土壌汚染，アレルゲン）

二次予防

3. 早期診断，早期治療：がん検診，循環器検診，各種スクリーニング
4. 重症化防止

三次予防

5-1. 再発防止：追跡，観察
5-2. 機能回復訓練と社会復帰

図1-1　疾病の自然史と対策の流れ

いった流れをたどる．この流れに対応して，疾病予防対策が組み立てられる．第1段階は，まだ疾病にかかる前の健康者に対する対策で一次予防という．禁煙は，発がん性のある化学物質を多く含むたばこ煙への曝露を低減し，肺がん，喉頭がんをはじめいろいろな疾病の発生の危険度を減らすので，有効な一次予防と考えられる．食生活を改善し，動物性たんぱく質の必要量を確保するとともに，食塩の過剰摂取を避けることは，脳卒中の一次予防として地域の保健予防活動に取り上げられている．

一次予防を実施するには，目的とする疾病の発生を促進するような要因がわかっており，さらに何らかの方法でその要因による影響を低減または除去する手段がなければならない．しかし，多くの疾病ではそのような要因は不明であり，やむをえず次に述べる二次予防に頼らざるをえない．

二次予防は，目的とする疾病にかかっている人をできるだけ早い段階で見つけ出し，早期治療を実施して，進行を中断させる方法である．がんの集団検診がよい例である．日本では胃がん，子宮がん，肺がん，乳がん，大腸がんを対象とした検診が行われている．いずれも早期がんまたは前がん状態の変化を見つけ出し，それを手術によって早期に取り除くものである．がん病変をまだ治療可能な早期に確実に見つけ出す方法があるとき，初めて二次予防が可能になる．確実に見つけることができてもすでに手遅れであっては，早期発見にはならない．

一般に高血圧者は，正常血圧者よりも脳卒中や心筋梗塞を起こしやすい．このように疾病の発生を促すような因子を危険因子（リスクファクター）という．また，そのような因子をもっている人びとを高危険者（ハイリスク者）という．

高齢者の医療の確保に関する法律によって実施されている特定健康診査・特定保健指導は一次予防と二次予防の両面にまたがる総合的な予防対策に位置づけることができ，国際的にも高く評価されている．特定健康診査では，既往歴，自覚症状，身体計測（身長，体重，腹囲），血圧測定，肝機能検査，血中脂質検査，血糖検査，尿検査などを実施して，その結果により受診者の階層化を行い，個人のリスクに応じた保健指導(積極的支援，動機付け支援)を実施している．

三次予防は，主として疾病進行期以降の対策である．この時期にはいろいろな自覚症状が現れ，自発的に医療機関を受診する場合が多い．診療所，病院などの臨床の場での診断，治療，治療後の再発防止，機能回復訓練，社会復帰などの対策が含まれる．

これらの各段階で用いられる技術の開発や，効率的に疾病予防対策を進めていくための組織や方法を研究する学問を予防医学という．

2• 健康管理

健康管理とは，健康の維持増進，疾病異常の早期発見・早期治療・回復を目的とした組織的な活動であり，個人や集団を対象とする．集団の種類としては，地域，職場，学校，各種施設などがある．地域単位で健康者も含めたすべての人びとを対象に，健康教育，健康相談，保健指導，疾病の早期発見，診断治療，リハビリテーション，訪問活動などを有機的に行うことを地域保健医療活動といい，医師，歯科医師，保健師，栄養士，助産師，看護師，理学療法士，作業療法士，医療社会事業士(医療ソーシャルワーカー；MSW)などの各種の医療専門職，行政事務担当者，住民が互いに連携をとりながらそれぞれの役割を分担する．

1978(昭和53)年，当時，ソ連のアルマ・アタ(現カザフスタン共和国アルマティ市)において，世界保健機関(WHO)と国際連合児童基金(UNICEF)が共催で第1回プライマリーヘルスケア国際会議を開いた．その会議で「国や地域社会が主体性をもち，開発の程度に応じて負担可能な範囲内で，地域住民の参加のもとに進める保健サービスで，普遍的に利用でき，科学的な根拠に基づく，広く社会に受け入れられるもの」をプライマリーヘルスケア(PHC)と定義している．具体的には前述の疾病予防の全段階を包含し，栄養改善，上水道の普及，環境衛生，母子保健，家族計画，予防接種，地方病の予防と管理，衛生教育，疾病の治療などが含まれる．

PHC
primary health care

ここで述べた健康管理，地域保健医療活動，プライマリーヘルスケアはいずれも人びとの健康を守るための活動であり，公衆衛生の目的の1つである．

3• ヘルスプロモーション

WHO(世界保健機関)が1986年のオタワ憲章で提唱した21世紀の健康戦略において，ヘルスプロモーションを「自らの健康を維持改善する能力を高めること」と定義した．具体的には，人々の健康と生活の質(QOL)の向上を目指すための社会，環境面での幅広い手段(介入)を指しており，健康阻害因子を除去・低減させるための様々な活動が含まれている．

QOL
quality of life

その後，2005年のバンコック憲章では「人々が自身の健康と健康の決定要因をコントロールし，改善するための過程」とした．また，2013年のヘルシンキ宣言では，「すべての政策において健康を考慮すること」と再定義し，2016年の上海

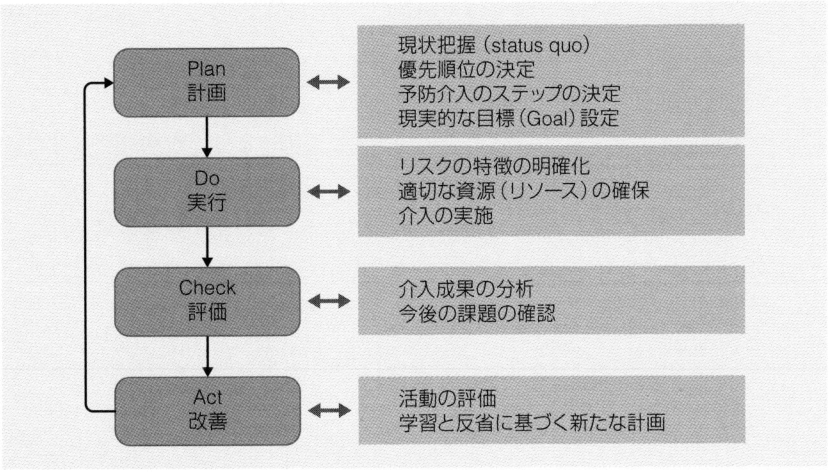

図1-2　公衆衛生活動におけるPDCAサイクル

宣言では，「自分の健康を自分で守ることの必要性と健康リテラシーの強化」をあげている．

4 • 公衆衛生活動の進め方

公衆衛生活動とは，主として地域住民を対象に，健康に係わる幅広い分野の実態を把握し，問題点を明らかにした上で健康水準の向上を計る活動であり，健康づくり，疾病予防，環境改善などの分野が含まれる．公衆衛生活動として取り上げる課題や優先順位の決定には，**図1-2**に示すDeming WE（1900～1993）らが提起したPDCAサイクルを考えるとよい．

PDCA
Plan-Do-Check-Act

疾病予防，健康づくり分野における公衆衛生活動は，疾病罹患のリスクの高い集団に焦点を当てる場合（ハイリスクアプローチ）と集団全体を対象とする場合（ポピュレーションアプローチ）がある．例えば，脳卒中や心臓病などの循環器疾患の予防を目的としたハイリスクアプローチでは，肥満，高血圧，高脂血症，糖尿病など，いわゆるハイリスク者を対象に保健指導を実施するのに対して，ポピュレーションアプローチでは，健康者を含めた集団全体を対象とした健康増進活動を行い，健康者からハイリスク者への移行を予防する保健指導も含める．わが国では2000年からスタートした21世紀の健康づくり運動「健康日本21」は，ポピュレーションアプローチを重視した運動である．

4―健康格差の是正

人々の健康はさまざまな社会的要因の影響を受ける．カナダの公衆衛生機関（Public Health Agency of Canada）は主な要因として，収入と社会階層，社会支援ネットワーク，ヘルス・リテラシー，雇用と労働環境，社会環境，物理的環境，保健行動とストレスへの対応スキル，幼少期の発達，生物学的素因と遺伝的素因，保健医療環境，性別，文化などをあげている．

これらの社会的な要因により，疾病の発生頻度に格差が生ずる．また，いったん疾病罹患により，健康状態が阻害された場合，医療へのアクセス及び医療の質に格差が生ずる．このような状況を健康格差という．

COLUMN

健康水準の地域格差

健康水準を表す指標として，年齢調整死亡率がある．この年齢調整死亡率（2015年，男）を用いて各都道府県の健康水準を比較すると，最も高い青森県（人口10万対585.6）と最も低い長野県（同434.1）の間には1.35倍もの格差がみられる．同じ年の平均寿命（男）では，最長の滋賀県（81.78年）に対して，最短は青森県（78.67年）となり，両県の間に3.11年の開きがみられる．

同じ日本でも，住んでいる地域によってこのように大きな格差が生ずるのは，地域の自然環境，社会経済水準，保健医療施設の整備状況，住民の生活習慣，文化的背景など，さまざまな要因が関与しているためと考えられる．たとえば国民健康・栄養調査（2016年）から，健康に大きな影響を与えると考えられる喫煙率（男）の都道府県間の格差をみると，最も高い福井県（36.6%）は，最も低い奈良県（22.0%）の1.66倍にもなっている．

さまざまな要因を健康指標と対比させることによって，健康水準向上のための有効な施策が浮き彫りにされるのではなかろうか．

CHAPTER

2 環境と健康

1—生態系と環境の保全

生物の周囲を取り巻くものすべてを環境という．人でいえば，自然環境と社会環境とのなかで生きている．自然環境では広く言えば地球環境があり，身近なものでは生活環境や職場環境などがある．社会環境は政治，経済，社会制度，文化などである．ここでは，自然環境のうち生活環境，地球環境について述べる．

人に限らず生物は周囲の環境との相互作用のなかで生きており，大きく**生態系**という概念でとらえることができる．生態系は時間の経過とともに変化するが，生物間，および周囲の環境のあいだでバランスのとれた関係が築かれている．しかし，産業革命以降の産業の発展とそれに伴う生活環境の変化はこの状況を劇的に変えた．人と環境の相互関係のバランスが壊れ始め，生態系も変化・破綻を起こしている．河川の汚染による人への健康被害や動植物の死滅などである．公害，地球規模の環境破壊は，人だけでなく全生物の存続にもかかわる問題となっており，世界中で**持続可能な開発目標**（SDGs）の達成に向けた取り組みが進んでいる．今日，環境問題は全人類が考えるべき課題となっている．

生態系
1935年にイギリス（英国）の植物学者Tansley AGが提唱し，広まった．食物連鎖などの生物間の相互関係と，生物とそれを取り巻く自然環境のあいだの相互関係を総合的にとらえた生物社会のまとまりを示す概念である．その系のなかで共存し安定化する性質がある．まとまりのとらえ方によって，1つの池の中の生物社会を1つの生態系と呼ぶこともできるし，地球全体を1つの生態系と考えることもできる．

持続可能な開発目標（SDGs：Sustainable Development Goals）
2015年の国連サミットにて採択された「持続可能な開発のための2030アジェンダ」に記載されている2030年までの行動計画として掲げられた目標である．日本ではすべての国務大臣が参加するSDGs推進本部が設置され，目標達成に向けたさまざまな施策が実施されている．

2—地球規模の環境破壊

人間の健康を守るためには，それと密接な関連性がある地球の健康を支え続ける必要があり，そのための取り組みを進めていく“プラネタリーヘルス”という考え方が提唱されている．地球の温暖化，酸性雨，オゾン層の破壊，砂漠化，化学物質による土壌や海洋汚染，野性生物種の減少など地球全体で考えなければならない問題である．

1 ● 温暖化

工場のエネルギー源は石炭や石油で，その消費は熱を放出し，煙突からは大量の二酸化炭素が排出されている．ことに1950年以後は石油の消費が急に何倍にも増えたために大気中の二酸化炭素は次第に増えている．森林の消滅もこの増加に拍車をかけている．大気中の二酸化炭素には地表からの熱の放散を妨げて地表を暖める働き“温室効果”があり，地球全体の平均気温を上昇させる．気温上昇による海水面の上昇，気候変動，生態系の急激な変化が懸念されている．メタンやフロンなどにも同様の効果があるが，特に二酸化炭素の温暖化への影響は最も強く，その排出削減が急務である．地球温暖化防止のため，1997（平成9）年に「京都議定書」（温室効果ガス排出量の削減目標について法的拘束力，数値目標を定めた）が採択された．二酸化炭素排出量を抑制するためには，化石燃料から太陽光発電・水素発電・風力発電などへのエネルギー転換，車から電車・自転車・徒歩へ，大型車から小型車へ，節電・植林・都市緑化・夏時間の導入など多様な方法を励行推進する必要がある．国連**気候変動に関する政府間パネル**（Intergovernmental Panel on Climate Change：IPCC）**第6次評価報告書**（2021年）では，「人間の影響が大気，海洋および陸域を温暖化させてきたことには疑う余地がない．大気，海洋，雪氷圏および生物圏において，広範囲かつ急速な変化が現れている」と警鐘を鳴らしている．気温上昇を防ぐために，世界各国が協力して二酸化炭素排出の削減，脱炭素化（自然エネルギー利用，省エネなど）に努めなければならない．わが国では，2050年までに温室効果ガスの排出を実質0にする（カーボンニュートラル）ことを宣言した．

気候変動に関する政府間パネル（IPCC：Intergovernmental Panel on Climate Change）
世界気象機関（WMO）と国連環境計画（UNEP）が1988年に設立した国際組織である．地球温暖化に関する最新の科学的知見を評価して5～6年ごとに報告書を策定しており，気候変動対策をめぐる国際交渉に大きな影響力をもつといわれている．

IPCCの第6次評価報告書
第6次評価報告書（2021年）では，温室効果ガス排出量がどう変化するかによる複数のシナリオを検討した結果，どのシナリオでも，地球の気温は2040年までに，1850～1900年水準から1.5度上昇する．すべてのシナリオで北極海は2050年までに少なくとも1回は，ほとんどまったく海氷がない状態になる．1850～1900年水準からの気温上昇を1.5度に抑えたとしても，「過去の記録上，前例のない」猛威を振るう異常気象が頻度を増して発生する．近年，多くの地域で森林火災が増えるなどが報告されている．

2 • 酸性雨

大気汚染物質である亜硫酸ガスや窒素酸化物が大気中で硫酸や硝酸となって雨とともに降り，森林が大規模に枯れるなどの生態系の被害がヨーロッパや北アメリカの各地で深刻になっている．他国の汚染物質による酸性雨の被害を受けている国もあって，国際間の問題となっている．

3 • オゾン層破壊

オゾンは，地球の上空10 km付近の成層圏で薄い層をなして地球を取り巻いている．このオゾン層は太陽の紫外線を吸収して地上の生物を保護している．スプレー，冷蔵庫やエアコンの冷媒，半導体の製造などで広く使われてきたクロロフルオロカーボン（フロン）が大気中に放出され成層圏に達すると，フロンの塩素が触媒の働きをしてオゾン層を破壊する．このオゾン量の減少のため南極などではオゾンホールが観測されている．そこから紫外線が地球上に多量に注ぐようになると，ヒトでは皮膚がんや白内障の発生，動植物もその影響を受け生態系全体への影響があると心配されている．1985年以来，国際的にフロンの排出規制が始まり，各国でフロンの生産量や消費量が段階的に減らされている．わが国では，フロン回収・破壊法（2001年）によりフロンの回収・破壊が義務づけられた．

4 • 砂漠化

砂漠化とは「乾燥地域，半乾燥地域，乾燥半湿潤地域における気候上の変動や人間活動を含むさまざまな要因に起因する土地の劣化」と定義されており，家畜の過放牧，過剰な伐採などが原因と考えられている．陸地面積の4分の1は砂漠化が進行し，何億人もの人に食糧問題などの影響を与えている．1994年には砂漠化対処条約がパリにおいて採択された．わが国も開発途上国の砂漠化対処（緑の推進協力プロジェクト）や砂漠化防止の研究への援助を行っている．わが国には乾燥地は存在しないが，砂漠化した地域から**黄砂**が飛来している．

黄砂
乾燥地帯（ゴビ砂漠，タクラマカン砂漠，黄土地帯）で強風により舞い上がった多量の砂塵が上空の風に運ばれ，中国だけでなく日本や韓国などで降下する現象である．春季（3～5月）に多く観測される．黄砂とアレルギー症状，呼吸器疾患，循環器疾患の発生との関連性が報告されており，人の健康への影響が懸念されている．

5 • 化学物質による汚染

化学物質はその用途，種類が多種多様であり，現在工業的に生産されているだけでも数万点にも及ぶといわれている．それらのなかには製造・流通・使用・廃棄などのさまざまな過程で環境中に排出され，残留し，環境汚染の原因となるものもある．水銀や鉛，漁網用防汚剤のトリブチルスズ化合物，白アリ駆除剤のクロルデン類は底質や魚類から検出されている．また，有機溶剤であるトリクロロエチレンや人工的に合成された有機フッ素化合物（PFASs：Per- and polyfluoroalkyl substances）などによる地下水汚染も明らかにされた．ポリ塩化ビフェニル（PCB）のような難分解性，高蓄積性，長期毒性のある化学物質の汚染が明らかとなって，化学物質の審査及び製造等の規制に関する法律（化審法）が制定された．この法律により化学物質による環境汚染を通じた健康被害を防止するため新たな工業用化学物質を事前に審査し，その有害性に応じた製造輸入の禁止を行っている．難分解性，高蓄積性，長期毒性のある物質〔PCB，ジクロルジフェニルトリクロルエタン（DDT），トリブチルスズなど〕の製造・輸入は許可制（実質上禁止）となった．特定化学物質の環境への排出量の把握等及び管理の改善の促進に関する法律（PRTR法）では，人の健康や生態系に有害な作用をもち，環境中に広く存在すると認められる化学物質を第1種指定化学物質（ベンゼン，鉛及びその化合物，ダイオキシンなど），環境中に広く存在すると見込まれる物質を第2種指定化学物質（オクタン，ジフェニルエーテルなど）と指定し，第1種指定化学物質は取扱事業者に環境への排出量などの届出と化学物質の安全データシート（SDS；Safety Data Sheet）の交付の義務づけを行った．

化学物質汚染と『沈黙の春』
アメリカの環境生態学者Rachel Carson（レイチェル・カーソン）は，当時広く使用されていたDDTなどの農薬の生態系への影響に警鐘を鳴らした．彼女は1967年に市民向けに『沈黙の春』（環境破壊のため鳥の鳴かない春となったという意味）を著した．彼女の活動は世論を動かし，DDTの使用が禁止され，その後の環境保全活動に多大な影響を与えた．

自然界に蓄積されてきたDDT，ダイオキシン（ごみ燃焼時に微量生成される猛毒），PCBなどの有害物質には外因性内分泌攪乱作用（いわゆる環境ホルモン）を有することが指摘され，野性動物の減少，人間の生殖異常との関連が疑われている．1999年にダイオキシン類対策特別措置法が制定され，大気，水質，水底の低質，土壌の環境基準が定められ，排出ガス，排水の規制基準も定められた．

3—環境汚染と健康影響

1 • 環境汚染

1950年代より後述する公害とよばれる環境汚染が急速に進行したため，1967（昭和42）年に公害対策基本法が制定され，公害防止に力が注がれるようになった．公害に対する事業所の責任，公害の監視体制，環境基準が定められた．1971（昭和46）年に環境庁（現・環境省）がつくられ，1973（昭和48）年に公害健康被害補償法が成立した．この法律では大気汚染が著しくその影響により気管支喘息などの疾病が多発している地域を第1種地域と指定し（現在は解除），水俣病，イタイイタイ病のような特定の原因物質と特異的な関連のある疾病の発生した地域を第2種地域として指定した．公害健康被害補償制度では，汚染原因者負担制度がとられ，必要な費用は汚染物質排出者から徴収（事業所への汚染負荷量賦課金，自動車税など）している．1993（平成5）年には公害対策基本法などが統合されて，環境基本法が制定された．また，個々の汚染発生源に対して大気汚染防止法，水質汚濁防止法，土壌汚染防止法，騒音規制法，振動規制法などが定められている．

大気汚染

二酸化硫黄，一酸化炭素，浮遊**粒子状物質**，二酸化窒素，光化学オキシダント，微小粒子状物質などについて，行政の目標となる環境基準（人の健康を保護するうえで維持することが望ましい基準）が設定され（**表2-1**），全国に大気汚染の一般的状況を把握するため全国に一般環境大気測定局と道路周辺の大気汚染を把握するため自動車排出ガス測定局が設置されている．2021（令和3）年時点で環境基準の達成率が低いのは光化学オキシダントである．

粒子状物質
ディーゼルエンジンからの黒煙，排ガスからのディーゼル排気微粒子などを含む大気中を浮遊する10μm以下の小さな粒子のことを浮遊粒子状物質という．浮遊粒子状物質に含まれる微小粒子状物質（$PM_{2.5}$：Particulate Matter 2.5）は，粒径が2.5μmの粒子を50%の割合で分離できる分粒装置を用いて，より粒径の大きい粒子を除去したのちに採取される粒子である．$PM_{2.5}$は，肺の一番奥にある肺胞まで到達するため，健康への悪影響が大きいと考えられていて，がん（主に肺がん）や循環器疾患，呼吸器疾患との関連性が指摘されている．

水質汚濁

水質汚濁にかかわる環境基準は「人の健康の保護に関する環境基準」と「生活環境の保全に関する環境基準」の2つから成り立っている．「人の健康の保護に関する環境基準」では，河川，湖沼，海域，地下水などにアルキル水銀，全シアン，PCBは検出されてはならないとされている（**表2-2**）．現在健康項目についての基準の達成率は100%近い．一方，「生活環境の保全に関する環境基準」は，主に有

COLUMN

海洋汚染

海洋汚染とは，海の生物や人間の健康に有害なごみや産業廃棄物が海に廃棄されること，工場や家庭からの排水が海へ流れ込むこと，船の事故などで石油が海に流出することにより，海洋環境が汚濁汚染されることをいう．

海洋ごみは年々増え続けており，海洋汚染により海洋生物の生存を脅かす環境となってきている．ごみや油，化学物質を取り込むことで大量に死んでしまう生物も少なくない．特に深刻なのは海洋プラスチックごみで，海洋には毎年800万t以上のプラスチックごみが流出しており，2050年には海洋中のプラスチックごみの重量が魚の重量を超えるという推計もされている*．

プラスチック廃棄物の削減のため，使い捨てプラスチックに関する規制，プラスチックを原料とするストローの使用禁止，再生材の利用促進等の動きが世界的潮流となってきている．2019（令和元）年には，わが国でも「プラスチック資源循環戦略」が定められ，プラスチック製買物袋有料化も始まった．近年は，5 mm以下の微細なプラスチック類であるマイクロプラスチックによる海洋生態系への影響も懸念されている．

*The New Plastics Economy：Rethinking the future of plastics，2016.

表 2-1　大気汚染に関する環境基準

項目	基準値
二酸化硫黄	1日平均値 0.04 ppm以下 1時間値 0.1ppm以下
一酸化炭素	1日平均値 10 ppm以下 8時間値 20 ppm以下
浮遊粒子状物質	1日平均値 0.1 mg/m^3以下 1時間値 0.2 mg/m^3
二酸化窒素	1日平均値 0.04 ppmから 0.06 ppmまたはそれ以下
光化学オキシダント	1時間値 0.06 ppm以下
ベンゼン	1年平均値　0.003 mg/m^3以下
トリクロロエチレン	1年平均値　0.13 mg/m^3以下
テトラクロロエチレン	1年平均値　0.2 mg/m^3以下
ジクロロメタン	1年平均値　0.15 mg/m^3以下
ダイオキシン	1年平均値　0.6pg-TEQ/m^3以下
微小粒子状物質（$PM_{2.5}$）	1年平均値　15 μg/m^3以下 1日平均値　35 μg/m^3以下

表 2-2　水質汚濁について人の健康の保護に関する環境基準（一部抜粋）

項目	基準値
アルキル水銀	検出されないこと
PCB	検出されないこと
全シアン*	検出されないこと
総水銀	0.0005 mg/L以下 河川の自然汚染が明らかな場合 0.001 mg/L以下
カドミウム	0.01 mg/L以下
鉛	0.01 mg/L以下
砒素	0.01 mg/L以下
クロム（6価）	0.05 mg/L以下
ジクロロメタン	0.02 mg/L以下
四塩化炭素	0.002 mg/L以下
1, 2-ジクロロエタン	0.004 mg/L以下
1, 1-ジクロロエチレン	0.02 mg/L以下

注：環境基準値は年間平均値．
*：全シアンのみ最高値．

表 2-3　主な水質汚濁の指標

指標	内容
水素イオン濃度（pH）	水の酸性，アルカリ性の指標 下水は pH＝7 前後である
浮遊物質量（SS；suspended solid）	水に溶けない懸濁性の物質（直径 2 mm以下）量であり，水の濁りの原因となる
溶存酸素量（DO；dissolved oxygen）	水に溶解している酸素量．最もきれいな水ではほぼ飽和状態．汚染された水では DOは低下する
生物化学的酸素要求量 （BOD；biochemical oxygen demand）	水中の有機物が，好気性菌によって酸化分解されるのに必要な酸素量．BOD高値は水の汚れの程度が大きいことを意味する
化学的酸素要求量 （COD；chemical oxygen demand）	水中の有機物などの還元性物質が過マンガン酸カリウムなどの酸化剤で酸化されるのに必要な酸素量．COD 高値は水の汚れの程度が大きいことを意味する
大腸菌数	人や動物由来の排泄物による汚染が推測され病原微生物汚染の指標となる
ノルマルヘキサン抽出物質	無機性および有機性の油分による汚染の指標
全窒素，全リン	大量の窒素やリンが流入すると富栄養化が進み，植物プランクトンの異常増殖を引き起こす．富栄養化の指標

表2-4　騒音にかかわる環境基準

騒音の種類と地域区分		地域の類型	基準値	
			昼間	夜間
一般騒音	道路に面する地域以外の地域	AA AおよびB C	50dB以下 55dB以下 60dB以下	40dB以下 45dB以下 50dB以下
	道路に面する地域	D E F	60dB以下 65dB以下 70dB以下	55dB以下 60dB以下 65dB以下
新幹線騒音		I　住宅地域 II　I以外の生活区域	70dB以下 75dB以下	
航空機騒音		I　住宅地域 II　I以外の生活区域	57dB以下 62dB以下	

地域の類型

AA：療養施設，社会福祉施設などが集合して設置される地域など特に静穏を要する地域．
A：もっぱら住居の用に供される地域．
B：主として住居の用に供される地域．
C：相当数の住居と併せて商業，工業などの用に供される地域．
D：A地域のうち2車線以上の道路に面する地域．
E：B地域のうち2車線以上の道路に面する地域および道路に面するC 地域．
F：幹線交通を担う道路に近接する場合の特例．

時間の区分

昼間：午前6時から午後10時まで，夜間：午後10時から翌日の午前6時まで．

機汚濁の水質指標であるBOD（生物化学的酸素要求量），COD（化学的酸素要求量）によってなされ，河川，湖沼，海域別に定められている（**表2-3**）．河川などでは近年改善されつつあるが，湖沼，内湾，内海などの閉鎖性海域では環境基準を達成していないことが課題である．

排水基準は水質汚濁防止法により決められており，汚水や廃液を排出する工場や事業所は，排水口において排水基準に適合しない排水をしてはならないことが定められている．

土壌汚染

土壌が重金属や揮発性有機化合物等の有害物質により汚染されることにより健康に影響を及ぼすおそれがある．企業の工場跡地等の再開発等に伴い，このような土壌汚染は顕在化してきている．このため，2002年に土壌汚染対策法が制定された．

騒　音

環境基本法に基づき騒音に係る環境基準が定められている．住宅地かどうか，道路に面するかどうか，幹線交通を担う道路に近接するかどうかにより基準が異なる（**表2-4**）．騒音は等価騒音レベル（時間とともに変化する騒音エネルギーの平均値）で評価し，単位は物理的大きさを表すデシベル（dB）で表す．療養施設，社会福祉施設等が集合して設置される地域など特に静穏を要する地域の昼間（6時～22時）の基準値は50 dB以下と設定されていて，50 dBとは通常の人の会話，エアコンの室外機が動いている音の大きさである．なおこれとは別に，新幹線，航空機による騒音の環境基準が定められている．

放射線

放射線には非電離放射線と電離放射線がある(「CHAPTER 19：産業保健」参照). 非電離放射線では，紫外線の健康影響(日焼け，皮膚の老化・がん，角膜の障害など)が問題である.

通常，放射線といえば電離放射線を指し，その急性影響として皮膚障害，脱毛，吐き気，嘔吐，骨髄抑制があり，大量曝露では死に至る. 慢性影響では，白血病などのがん，白内障，遺伝的影響などが知られている. がんに関しては，100ミリシーベルト(mSv)以下では，自然に発生するがんと区別できないといわれているが，どんなに低い線量でも，人体に影響を及ぼす確率はゼロではない. そのため，被ばく線量を下げる必要がある. 職業として放射線を扱う人の**実効線量**は1年間で50 mSv以下かつ5年間で100 mSv以下，一般の人では1年間で1 mSv以下と定められている.

実効線量
物質にあたって吸収される放射線のエネルギーの大きさ(吸収線量)に，放射線の種類による影響の大きさを重みづけして組織・臓器ごとの影響を表したものを「等価線量」という. この組織・臓器ごとの等価線量に発がんしやすさによって定められた係数(組織過重係数)をかけて，すべてを足したものが「実効線量」である. スウェーデンの放射線物理学者であるシーベルト氏の名前に由来するシーベルト(Sv)という単位で表す. Svだと大きすぎるので，一般にはその1,000分の1であるミリシーベルト(mSv)が用いられる.

2011年3月11日に発生した東日本大震災に続いて発生した原子力災害では，大量の放射性物質の拡散により，周辺地域の住民の避難，土壌や農産物の放射線物質の汚染など甚大な被害に発展した. この未曾有の放射線物質の環境汚染に対する対策が課題となっている.

2・公 害

日本は1950年代から経済が急激に成長する反面，公害と呼ばれる環境汚染が急速に進み，生活環境の悪化が見られた. 大気汚染，水質汚濁，土壌汚染などである. 公害は環境基本法によって“事業活動その他，人の活動に伴って生じる相当範囲にわたる大気の汚染，水質の汚染，騒音，地盤沈下および悪臭によって人の健康または生活環境にかかわる被害が生じること”と定義されている. 大気汚染，水質汚濁，土壌汚染，騒音，振動，地盤沈下，悪臭を典型7公害と呼んでいる.

大気汚染による公害

わが国の大気汚染は，高度経済成長に伴う急速な工業化や都市化によってそれまでの比較的限局された地域の現象から全国的な汚染へと広がり，深刻化していった. 1960年代には石油コンビナートから排出される二酸化硫黄の含まれた燃焼ガスにより地域住民に気管支喘息，慢性気管支炎など呼吸器疾病の増加，増悪をもたらした. 発生地域により，四日市喘息，川崎喘息と呼ばれ，多数の患者が公害による健康被害の認定を受けた. 1970年代には自動車や工場の排気ガスと太陽光の紫外線との反応によって発生する**光化学オキシダント**の濃度が高くなり白いもやがかかったような状態になる光化学スモッグによる健康被害が問題となった.

光化学オキシダント
自動車や工場から排出された窒素酸化物や炭化水素が，太陽光の紫外線で光化学反応を起こし，オゾンなどのオキシダント(酸化性物質)に変化してできる. 眼や喉を刺激し，植物にも影響を与える. 光化学オキシダントは，夏季に高濃度化する. 一般的に，大気中の光化学オキシダント濃度の1時間値が0.12 ppm以上になると注意報が，さらに0.24 ppm以上になると警報が発せられる.

水質汚濁による公害

水俣病　水域の人為的汚染で，地域住民に重大な健康被害を引き起こしたという点で史上初めての事件であった. 1950～60年代にかけて熊本県水俣湾周辺地域と新潟県阿賀野川下流域で発生した．原因は，無機水銀塩を触媒としてアセチレン接触加水反応によりアセトアルデヒドを合成していた化学工場からの排水に含まれていたメチル水銀であった．メチル水銀は，水域中で希釈拡散し，食物連鎖により魚介類に蓄積した．その魚介類を人が長期かつ大量に経口摂取することによって四肢の感覚の障害，運動障害，平衡機能障害，視野狭窄などの中枢神経症状が発生した．メチル水銀は胎盤透過性が高いので，水俣病を発症して生まれてくる赤ちゃんもいた（胎児性水俣病）．

イタイイタイ病　富山県神通川流域で，亜鉛鉱山から排出されたカドミウムにより腎臓障害を生じ，次いで骨軟化症をきたし，これに多産，老化および栄養としてのカルシウムの不足などが誘因となって生じたと考えられている．患者が多発骨折による筋骨格系の激しい痛みを訴えるためイタイイタイ病と呼ばれるようになった．

土壌汚染による公害

鉱山開発により，鉱毒が河川を通じて流出し，下流の田畑を汚染した．明治時代の**足尾鉱毒事件**が有名である．また，宮崎県土呂久鉱山，島根県笹ケ谷鉱山の周辺では，亜砒酸による河川および土壌汚染により住民に慢性砒素中毒の被害が出た．

足尾鉱毒事件
日本の公害事件の原点といわれる．明治の中ごろ栃木県・足尾銅山の精錬所から有毒な廃液が渡良瀬川に垂れ流され，下流沿岸地域で田畑や漁業に甚大な影響を与え住民生活に重大な被害を及ぼした．地元選出の代議士・田中正造は，この足尾鉱毒問題の解決に生涯をかけて取り組んだ．

騒音・振動・地盤沈下による公害

騒音は日常生活に関係が深く，発生源も多種多様であるため苦情件数が最も多い．苦情件数の多い発生源は，建設作業，工場，事業場であるが，カラオケの音，家庭からのピアノ，クーラーの音などいわゆる近隣騒音に関する苦情もある．一部の交通施設周辺では自動車，航空機，新幹線鉄道などの運行に伴って発生する騒音が問題となっている．

振動の発生源の主なものは建設作業，工場・事業場，交通である．近年，人の耳には聴き取りにくい低周波空気振動がガラス窓や戸，障子を振動させたり，人体に影響を及ぼしたりする苦情が発生している．都市部では地下水の過剰揚水による地盤沈下も問題となっている．

4—環境衛生

1• 気候，季節

気候とは，ある土地で，1年を周期として繰り返される大気の総合状態で，気温・降水気温，湿度，気流，日照，雲，降水量などにより影響される．季節は，1年を天候の推移に従って分けたときの，それぞれの区切りであり，温帯では春夏秋冬の四季があり，熱帯では乾季と雨季がある．気候や季節は健康と関連しており，冬にはインフルエンザのような呼吸器系の感染症が多くなり，血圧は上がる傾向にある．夏季には熱中症や食中毒が多くなる．春には，花粉症や黄砂の影

表2-5　空気の組成と健康影響

組成		基準	健康影響
酸素	21%	18%(労働安全衛生法)	16%　息ぎれ，吐き気 10%　意識喪失，死の危険性 6%　死亡 酸素過剰，酸素中毒，網膜症
窒素	78%		有害ではないが減圧症に関係する
二酸化炭素	0.03%	1,000 ppm(建築基準法) 5,000 ppm(労働安全衛生法)	室内汚染の指標となる
その他：水蒸気，ヘリウム，アルゴン，ネオン，クリプトン，水素，一酸化炭素(10 ppm建築基準法 50 ppm労働安全衛生法)			一酸化炭素中毒　100 ppm：頭痛 5,000 ppm：1時間以内に死亡

表2-6　快適な温熱環境

要素	内容	単位	快適帯
気温	大気の温度	摂氏 °C，華氏 °F 絶対温度 °K 華氏＝9×摂氏/5＋32＊ 絶対温度＝摂氏＋273.15	夏25〜26°C 冬18〜20°C
湿度	空気中に含まれる水蒸気の量	相対湿度(%)	40〜70%
気流	空気の移動現象	m/sec	0.2〜0.9m/sec
輻射熱	物体に吸収されて生じる熱，赤外線	°C	18°C±1.5°C

＊：10°C＝50°F

響がみられる．

2●空　気

空気なしに人は生きていくことができないのは言うまでもない．人は呼吸により酸素を取り入れ，二酸化炭素を放出する．一方，植物の光合成により二酸化炭素は取り入れられ，酸素が放出されている．生態系のバランスのなかで，空気の成分は地球上で一定に維持されている．**表2-5**のように，酸素21%，窒素78%，二酸化炭素0.03%が含まれ，その他水分，**一酸化炭素**，アルゴン，クリプトンなどが微量に含まれる．酸素欠乏は特殊な産業現場(「CHAPTER 19：産業保健」参照)だけでなく日常生活環境でも見られる．古井戸，駐車場(排気ガスの充満)，温泉地(火山ガスの噴出による)などで酸欠事故が発生している．多くの場合，酸素欠乏は致命的なので特に注意が必要である．二酸化炭素自体は健康に与える影響は少ないが，室内空気の汚染の指標として用いられる．また，産業活動の発展に伴い二酸化炭素は増加する傾向にある．温暖化防止のため，その削減が課題となっている．有害な一酸化炭素もごく微量含まれる．

一酸化炭素中毒
一酸化炭素は不完全燃焼時に発生する無色，無臭，無味，無刺激性のガスである．その有害作用は赤血球のヘモグロビンと強く結合し(酸素の約250倍)，体内での酸素の利用を妨げることにある．一酸化炭素中毒は換気が悪い場所での都市ガス，練炭，灯油の暖房としての利用時，自動車の排気ガスの混入でよく発生する．暖房器具の不具合による一酸化炭素中毒が社会問題となった．

3●温　熱

温熱の因子としては，気温，湿度，気流，輻射熱などがあり，人の体温調節において重要な因子である．**表2-6**に温熱要素の快適帯を示した．総合的温熱尺度として，有効(感覚)温度がある．これは温度，湿度，気流の各因子は総合的に

猛暑日と熱中症
最高気温30℃ 以上の日を真夏日，最低気温25℃ 以上の日を熱帯夜というが，2007年より1日の最高気温が35℃ 以上の日のことを「猛暑日」と呼ぶようになった．地球温暖化や都市化の影響で，1日の最高気温が35℃ 以上の日が1990年以降急増し，東京などの大都市では20年前の約3倍になり，特別な名前で呼ぶべきという意見が強まったためである．猛暑の影響により，熱中症による死亡も近年急増し，2022年6～9月合計の死亡数は1,387人であった．

表2-7　WBGTと運動指針

気温(参考)	WBGT温度	熱中症予防のための運動指針	
35℃以上	31℃以上	運動は原則中止	●特別の場合以外は運動を中止する．特に子どもの場合には中止すべき．
31～35℃	28～31℃	厳重警戒（激しい運動は中止）	●熱中症の危険性が高いので，激しい運動や持久走など体温が上昇しやすい運動は避ける．10～20分おきに休憩をとり水分・塩分を補給する．暑さに弱い人は運動を軽減または中止．
28～31℃	25～28℃	警戒（積極的に休憩）	●熱中症の危険が増すので，積極的に休息をとり，水分・塩分を補給する ●激しい運動では，30分おきくらいに休息をとる
24～28℃	21～25℃	注意（積極的に水分補給）	●熱中症による死亡事故が発生する可能性がある ●熱中症の兆候に注意をするとともに運動の合間に積極的に水分・塩分を補給する
24℃まで	21℃まで	ほぼ安全（適宜水分補給）	●通常は熱中症の危険性は小さいが，適宜水分・塩分の補給は必要である ●市民マラソンなどではこの条件でも熱中症が発生するので注意

（日本スポーツ協会：スポーツ活動中の熱中症予防ガイドブック，2019）

作用することを考慮して，その体感を基礎としてヤグロー(Yaglou) らによって提唱された指標である．不快指数は，アメリカで提唱された気温と湿度を考慮した指標で，不快指数 = 0.72 × (乾球温度 + 湿球温度) + 40.6で計算され，不快指数85以上でほとんどの人が，75以上では半数以上が不快と感じ，70以下では全員が快適と感じるといわれている．暑熱環境を評価する場合には，気温に加え，湿度，風速，輻射(放射)熱を考慮して総合的に評価する必要があり，これらの基本的温熱諸要素を総合したものとして，WBGT (Wet-Bulb Globe Temperature：湿球黒球温度〈単位：℃〉)が提案されている．下記のように計算される．

屋内および屋外で太陽照射のない場合，

$$\mathrm{WBGT} = 0.7 \times \text{自然湿球温度} + 0.3 \times \text{黒球温度}$$

屋外で太陽照射のある場合，

$$\mathrm{WBGT} = 0.7 \times \text{自然湿球温度} + 0.2 \times \text{黒球温度} + 0.1 \times \text{乾球温度}$$

表2-7に日本スポーツ協会によるWBGTを用いた熱中症予防のための運動指針を示した．

4● 上水道と下水道

上水道

水は生命の維持に必要不可欠である．人体の60% は水である．つまり，50 kgの体重の人で，30 kg は水分である．正常成人の1日水分排出量は，尿として1,400 mL，糞便中の水分として100 mL，皮膚(不感蒸泄)から600 mL，呼気から400 mLの合計約2,500 mLである．必要な水の量は1日あたり2,500 mL前後とされている．高温環境では，発汗が促進されるので大量の水分摂取(同時に塩分も

表 2-8　上水道の水質基準

一般細菌	1 mLの検水で形成される集落数が100以下であること
大腸菌	検出されないこと
カドミウム及びその化合物	カドミウムの量に対して，0.003 mg/L以下であること
水銀及びその化合物	水銀の量に関して，0.0005 mg/L以下であること
鉛及びその化合物	鉛の量に関して，0.01 mg/L以下であること
砒素及びその化合物	砒素の量に関して，0.01 mg/L以下であること
亜硝酸態窒素	0.04 mg/L以下であること
シアン化物イオン及び塩化シアン	シアンの量に関して，0.01 mg/L以下であること
硝酸態窒素及び亜硝酸態窒素	10 mg/L以下であること
フッ素及びその化合物	フッ素の量に関して，0.8mg/L以下であること
総トリハロメタン（クロロホルム，ジブロモクロロメタン，ブロモジクロロメタン，ブロモホルムのそれぞれの濃度の総和）	0.1mg/L以下であること
塩化物イオン	200 mg/L以下であること
蒸発残留物	500 mg/L以下であること
有機物（全有機炭素〈TOC〉の量）	3 mg/L以下であること
pH値	5.8以上8.6以下であること
味	異常でないこと
臭気	異常でないこと
色度	5度以下であること
濁度	2度以下であること

（厚生労働省：水質基準に関する省令，2020年4月1日施行）

摂取する必要がある）が必要となる．飲料水以外にも入浴，洗濯，トイレなど生活用水として現代の日本人は1日1人あたり平均214 L（2019年）を使用している．このように清浄で安全な水を供給する水道事業は現代社会にとって不可欠である．

わが国の水道普及率は98.2%（2021年）である．水源は河川，湖沼などの地表水が70%以上であり，地下水が30%程度である．水道法によって定められている水質基準によれば，大腸菌は検出されてはならないこと，有害物質が一定量以下であることなどが定められている（**表2-8**）．近年，塩素消毒に抵抗性のある**クリプトスポリジウム**による汚染事故（集団下痢）が発生し，水質管理の見直しが行われている．

クリプトスポリジウム
（*Cryptosporidium parvum*）
ほかの動物に寄生増殖する単細胞動物（原生動物）の一種である．大腸菌の20～69万倍に相当する塩素耐性をもつため，塩素消毒では死滅しない．クリプトスポリジウム感染による症状は激しい水様性の下痢と腹痛が最も多く，発熱，吐き気，嘔吐，喉の痛み，食欲減退やせきを伴うことがある．1996年に埼玉県で，クリプトスポリジウムが混入した町営水道を介して数千人が発症した．プールを介する集団感染も起こしやすい．

浄水場では，沈殿―濾過―消毒の順に浄水操作が実施される．濾過法には緩速濾過と急速濾過があり，急速濾過の場合は薬品沈殿を併用し，あらかじめ微粒子を凝集沈殿処理しておくことで濾過速度を上げることができる．現在はほとんどの都市で濾過能力の高い急速濾過が用いられている．濾過によってほとんどの菌は除去されるが，完全な消毒および配水中の再汚染防止を目的に通常塩素（Cl_2）による消毒を行う．水に添加された塩素の一部は有機物と反応し，反応しない塩素は$HOCl$（次亜塩素酸）およびOCl^-（次亜塩素酸イオン）を生じ，これらは遊離残留塩素と呼ばれ強い殺菌力をもつ．水中にアンモニアが存在するときはアンモニアと次亜塩素が反応し，NH_2Cl（モノクロラミン），$NHCl_2$（ジクロラミン）を生じ，殺菌力をもつ．その他の消毒法としてオゾンや紫外線を用いた殺菌法がある．

下水道

下水は，生活排水もしくは産業排水（耕作の事業を除く）および雨水からなる．公共下水道，流域下水道，都市下水道に分けられる．下水の排水方法については，①合流式（汚水と雨水を同じ下水管で流す），②分流式（汚水と雨水を別々の下水管に流す），③混合式（分流式に雨水の一部を入れる）があるが，合流式では大雨のときに，雨水と汚水の混合水の一部を未処理で河川に放流するので，最近では主として分流式が取り入れられている．排水には病原微生物や有害物質が含まれるため，直接河川に放流すると環境汚染を引き起こす．下水道は浸水被害対策としても重要である．わが国の下水道普及率は80.6%（2021年）であり，先進国のなかではまだ低い．

下水処理として第1次処理（沈殿），第2次処理（活性汚泥などによる分解），第3次処理（リンと窒素の処理）などが行われている．下水処理の中心となる2次処理は嫌気性処理と好気性処理に大別される．嫌気性処理では嫌気性微生物により有機物を分解するが，アンモニア，硫化水素ガスの発生や処理に長時間を要するという欠点がある．そのため，好気性処理である活性汚泥法が用いられることが多い．この処理法では1次処理した下水に活性汚泥（好気性菌を多数含む泥状物）を加えて，曝気槽で空気を送り込んで攪拌し，好気性菌による分解を行う．その後下水は沈殿槽に送られ，上澄みは塩素消毒後に放流し，沈殿物は再び活性汚泥として利用される．大量の下水を短時間に効率よく処理できる．2次処理の終わった下水中の窒素やリンなどは完全には除去できないため，富栄養化の防止および下水処理水再利用の目的で，オゾン酸化，イオン交換などを用いて高度処理（3次処理）が行われることが多くなった．

5 • 建築物衛生

人にとって，住居は，睡眠，食事，憩いの場であり，読書，勉学の場でもあり，時には仕事場でもある．住居の目的は外界の厳しい気象条件や有害な刺激を緩和し，快適で安全な生活空間を確保し，健康を維持することにある．室内環境としては空気，温熱，照明，電磁環境などがあげられる．建築物衛生については，建築物における衛生的環境の確保に関する法律（建築物における衛生的環境の確保に関する法律．通称，ビル管理法）に基づく建築物環境衛生管理基準が定められ，多数の人が利用する建築物等に適用される．また，労働安全衛生法に基づいて事務所衛生基準規則が定められている．主要な室内環境因子を**図2-1**に示した．

空気環境

室内の空気を清浄に保つには定期的な換気が必要である．ほこりが浮遊しないように室内の掃除をこころがける必要もある．室内での**シックハウス症候群**の対策も必要とされており，ホルムアルデヒドなどの化学物質の室内濃度指針値が決められている．

シックハウス症候群
気密性の高い住居内の建材や接着剤から出るホルムアルデヒド，トルエン，キシレンなどの揮発性有機化合物の汚染により，新築，改築後に頭痛，喉や眼の痛み，皮膚の過敏症，倦怠感を生じると考えられている．厚生労働省では室内濃度指針値として，ホルムアルデヒド0.08 ppm，トルエン0.07 ppm，キシレン0.05 ppmなどを定めている．

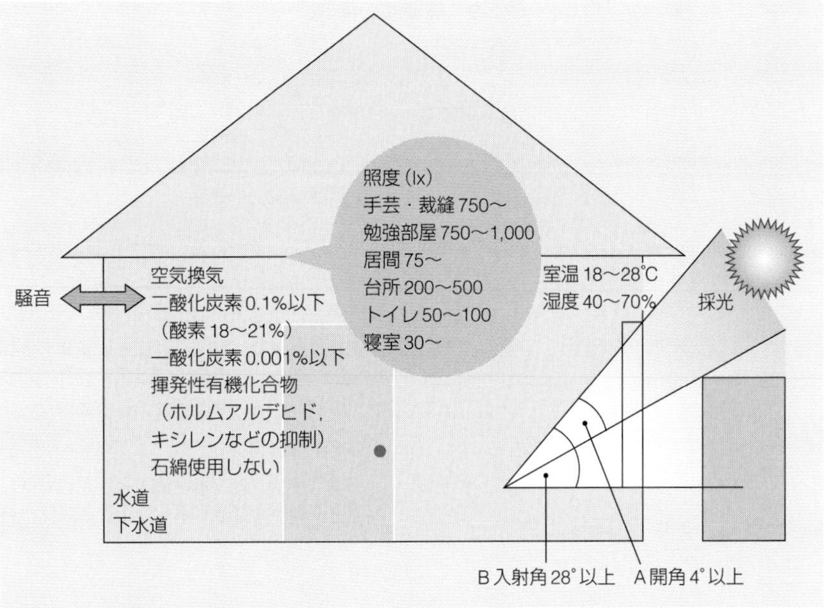

図 2-1　室内環境

温熱環境

快適な室温は夏 25〜26℃，冬 18〜20℃である（**表 2-6**，p.15）．事務所衛生基準規則では室温 18〜28℃，相対湿度 40〜70% になるように努めることとしている．夏季の冷房においては，冷やしすぎや冷風に当たり続けると自律神経の調整がうまくいかず，倦怠感，頭痛，腰痛などを生じる．レジオネラ肺炎（在郷軍人病）のように空調設備を介する感染も見られるので，設備の衛生にも配慮する必要がある．最近では**クールビズ**の推進で，28℃ を目安に室内温度を設定する傾向にある．

クールビズ
政府・環境省は，二酸化炭素などの温室効果ガス削減のために，事業所などにおいて夏のエアコンの温度設定を 28°C（目安）とし，快適性を保つために夏季の軽装（ノーネクタイなど）運動を提唱している．すべての事業所などにおいて，夏の冷房の設定温度を 26.2°C から 28°C に 1.8°C 上げるとすると，ひと夏で約 160〜290 万トンの二酸化炭素を削減することができるといわれる．冬の暖房設定温度を 20°C（目安）にするウォームビズも提唱されている．

わが国の気候は，夏季は湿度が高く，冬季には乾燥する傾向がある．冬季の暖房により，湿度の低下が加速される．乾燥は，喉の痛みや，感染症の要因ともなる．

照明環境

窓から外界の光を取り込んで室内を明るくする（採光）ため，窓の大きさは床面積の 1/5 以上が望ましい．室内のある点と窓の上縁を結ぶ線がその点と窓の外の日光遮蔽物の最上階とつくる角（開角）を 4° 以上，室内のある点と窓の上縁を結ぶ線が水平面となす角（入射角）を 28° 以上とする（**図 2-1**）．採光で十分な明るさが得られない場合や夜間には人工照明を用いる．人工照明には，全般照明，局所照明および直接照明，間接照明がある．照度はルクス（lux；lx）で表す（水平面照度〈lx〉＝光源の光度〈カンデラ；cd〉/光源と水平面との距離〈m〉^{2}）．照度は場所や作業によって異なるが，JIS の照明基準によると，例えば手芸・裁縫をする場合には 750 lx 以上を必要とする．

表2-9　廃棄物の種類

一般廃棄物	生活から出るごみ，し尿 処理は自治体の責務	
産業廃棄物	事業所から出るごみのうち指定された20種（燃えがら，汚泥，廃油，廃酸・アルカリ，廃プラスチック，木くず，繊維くず，金属くず，鉱さい，動物の糞尿など）．その他は一般廃棄物として扱う 処理は事業所の責務	
特別管理廃棄物	「爆発性，毒性，感染性その他の人の健康又は生活環境に係る被害を生ずるおそれがある性状を有する廃棄物」として規定し，特別管理廃棄物に必要な処理基準を設け，通常の廃棄物よりも厳しく規制 PCB，ダイオキシン，石綿，酸・アルカリ，感染性廃棄物などが対象	
医療廃棄物	感染性廃棄物	特別管理産業廃棄物（使用済み注射針，血液の付着したゴム手袋・プラスチック・ガラス類）
		特別管理一般廃棄物（血液の付着したガーゼ，病理組織）
	非感染性廃棄物（点滴ビン，消毒済みの注射針・プラスチック・ガラス類）	
放射性廃棄物	日本アイソトープ協会による回収（放射性同位元素） 放射能レベルが許容濃度以下であれば一般廃棄物	

電磁環境

高圧送電線の周りには電流に対応して電界と磁界の混在する空間ができる，これが電磁界である．高圧送電線と白血病との関連が指摘されているが，まだ結論づけられてはいない．電磁波は電磁界の振動する現象で，光も電磁波の一種である．携帯電話，家電製品から生じる電磁波はきわめて微弱であり，人体影響はほとんどないといわれているが，長期的影響は研究課題である．携帯電話は心臓ペースメーカーなどの医療機器に影響を与える可能性があるので，医療機関内で使用を認めた場所以外や満員電車のように身体が密着してしまうような場所では電源を切るのがよい．

6 • 廃棄物処理

廃棄物処理法による廃棄物は事業活動に伴って排出される産業廃棄物と，し尿，ごみなど主として日常生活に伴って生じる一般廃棄物に分けられる（**表2-9**）．産業廃棄物には事業活動に伴って排出される燃えがら，汚泥，廃油など20種類が定められている．さらに有害物質として水銀またはその化合物，鉛以下10物質が指定され，これらを含む産業廃棄物については特別な処理が義務づけられている．注射針など感染事故の危険性のある医療廃棄物は廃棄物処理法に基づく感染性廃棄物処理マニュアル（環境省）に基づいて処理しなければならない．廃棄物処理については最終処分場の確保が困難になるなどの課題が多く，物の効率的な利用とリサイクルを推進し，環境負荷を軽減する循環型社会の形成に向けた取り組みが推進されている．

7 • 衣服衛生

衣服の保健衛生学的な目的として，①衣服気候（皮膚と衣服の最内層とのあい

表2-10　家畜やペットにかかわる感染症（動物由来感染症）

衛生動物	疾患
サル	細菌性赤痢，マールブルグ（Marburg）病，エボラ（Ebola）出血熱
イヌ	狂犬病，イヌ回虫症，エキノコッカス（*Echinococcus*）
ネコ	トキソプラズマ（*Toxoplasma gondii*）
ウシ	炭疽，ブルセラ（*Brucella*），結核
ウマ	炭疽，ブルセラ，結核
ブタ	日本脳炎
ヒツジ	炭疽，ブルセラ，結核，フィラリア
ウサギ	野兎病
キツネ	エキノコッカス
トリ	オウム病，鳥インフルエンザ，クリプトコッカス（Cryptococcus）
カメ（爬虫類）	サルモネラ（*Salmonella*）

だに空気の層が形成される局所環境）の形成による体温調整，②身体の保護，③清潔の保持，④社会的機能があげられる．衣服の保温力の単位としてはクロー（clo）値を用いる．衣服による健康障害の要因としては，衣服重量，衣服圧，加工処理剤，微生物などがあげられる．

靴は足を圧迫せず足の形に合ったものがよく，ヒールが高い靴は身体への負担が大きく，転倒事故や筋骨格系疾患の原因となる．

ワンヘルス（One Health）
人の健康と動物の健康，それを取り巻く環境（生態系）の保全はそれぞれ独立したものではなく相互に影響しているので，一つのものとして関係者全員が分野をまたがり協力して解決に向けて取り組むという概念である．

8● ワンヘルス：動物と環境と感染症

動物由来感染症

動物から人へ，人から動物へ病原体が感染して起こる病気を動物由来感染症または人畜共通感染症という．最近のペットブームもあり，注意する必要がある．感染する病原体となる微生物や寄生虫にはさまざまなものがある．**表2-10**に代表的な人畜共通感染症を示した．これらを予防するためには，ワンヘルス・アプローチが推進されている．

ネズミ

わが国には，クマネズミ，ドブネズミ，ハツカネズミ，ハタネズミなどの種類がいる．ペスト，ワイル（Weil）病，細菌性やアメーバ赤痢，サルモネラ症，ツツガムシ病，腎症候性出血熱，線虫症，吸虫症，条虫症など多くの感染病原を運ぶため，衛生動物として駆除の対象となる．駆除法には，環境整備のほかに生物学的駆除，捕鼠法，クマリン製剤，硫酸タリウムなどの殺鼠剤を用いることもある．

衛生害虫

衛生害虫とは，ウイルス・細菌・寄生虫などの病原体を運んでヒトに病気を感染させる昆虫（媒介昆虫：ベクター）をいう．日本の代表的な衛生害虫には，日本脳炎を媒介するコガタアカイエカやツツガムシ病を媒介するツツガムシ（ダニの一種）がいる．ダニは感染症だけでなく，アレルギーの原因になり，喘息などを生じる．ゴキブリはチャバネゴキブリ，クロゴキブリ，ヤマトゴキブリ，ワモンゴキブリの4種が知られており，大腸菌，コレラ菌，腸チフス菌などの病原菌を運搬する．ハエも同様に各種の病原体（ポリオウイルス，赤痢菌，コレラ菌）を運搬することは古くから知られている．駆除法には，環境整備のほかに生物学的駆除，化学的駆除（殺虫剤）などがある．

COLUMN

リサイクルに関する法整備の歴史

高度経済成長期以降，大量生産・大量消費が進み，廃棄物（ごみ）の排出量が急激に増加したことにより，最終処分場の不足，不法投棄などが社会問題となってきた．

そのため，1991（平成3）年の廃棄物処理法改正において，同法律の目的に，廃棄物の排出抑制と分別・再生（再資源化）が加わった．また，同年成立の「資源の有効な利用の促進に関する法律（資源有効利用促進法）」では，資源の有効な利用の確保と廃棄物の発生抑制および環境の保全を目指し，製品の設計・製造段階における環境への配慮，事業者による自主回収・リサイクルシステムの構築などのための規定が定められた．これにより，資源ごみの分別収集も全国的に広がった．

その後，容器包装リサイクル法（1995年），家電リサイクル法（1998年），建設リサイクル法（2000年），食品リサイクル法（2000年）が制定された．2000（平成12）年には，循環型社会形成推進基本法により，廃棄物の適正処理よりも，世界的潮流であるリサイクルを始めとする3R（リデュース，リユース，リサイクル）が優先されるようになった．その後も，自動車リサイクル法（2002年），小型家電リサイクル法（2012年），プラスチック資源循環戦略（2019年）が定められている．

CHAPTER

3 健康，疾病，行動にかかわる統計

1—保健統計とは

公衆衛生活動の企画，評価を行う場合，既存の統計資料を十分に吟味して地域の健康水準，保健医療対策の実態を把握する必要がある．政府や地方自治体が公表している人口，健康，疾病，保健医療活動に関する統計資料を保健統計という．

2—人口静態統計

1• 人口の動向

国際連合の推計（World Population Prospects 2022）によると，2021（令和3）年の世界の年央人口は79.1億人で，人口の多い順に並べると，中国14.3億人，インド14.1億人，アメリカ合衆国3.4億人，インドネシア2.7億人，パキスタン2.3億人，ブラジル2.1億人，ナイジェリア2.1億人，バングラデッシュ1.7億人，ロシア1.5億人，日本1.2億人となり，日本は世界第10位である．

人口の分布を地域別にみるとアジアが最も多くを占め，アフリカ，ヨーロッパ，ラテンアメリカと続いている．2020年から2021年にかけての世界の人口増加率は1.17%であり，地域別にはアフリカがぬきんでて高く，2.35%と他の地域の2倍の高率を示している．

2022（令和4）年10月の総務省統計局人口推計からわが国の人口の特性をまとめると**表3-1**のようになる．

2022年の国民生活基礎調査によって明らかになったわが国の世帯数は5,431万世帯である．世帯構造をみると，単独世帯が1,785万2千世帯（32.9%），夫婦のみの世帯が1,333万世帯（24.5%），夫婦と未婚の子のみの世帯が1,402万2千世帯（全世帯の25.8%）となっている．世帯類型をみると，高齢者世帯は1,693万1千世帯（31.2%）であり，増加傾向となっている．平均世帯人員は2.25人で，減少傾向となっている．

2• 人口増減の要因

人口の増減に影響を与える要因として，人口の年齢構成，出生率，婚姻年齢，

表3-1　わが国の人口の概要

1. 人口（2022年）推計人口	
総人口*	1億2,494万7千人（男6,076万人，女6,419万人）
	前年に比べ55万6千人（−0.44%）の減少
日本人人口	1億2,203万人
2. 年齢3区分別人口	
年少人口（15歳未満）	1,450万人（11.6%）
生産年齢人口（15〜64歳）	7,421万人（59.4%）
老年人口（65歳以上）	3,624万人（29.0%）
（75歳以上）	1,936万人（15.5%）
3. 都道府県別人口*	
上位5位まで	東京1,404万人，神奈川923万人，大阪878万人，愛知750万人，埼玉734万人
下位5位まで	鳥取54万人，島根66万人，高知68万人，徳島70万人，福井75万人

〔総務省統計局：人口推計（2022年10月1日現在）〕（*総務省統計局：令和4年国勢調査人口集計結果より）

有配偶者率，死亡率などがあげられる．

日本は晩婚化の傾向が進み，特に20〜24歳の出生率が低くなった．その理由の1つに20〜24歳の有配偶者率が低くなったことがあげられ，その要因として女性の大学進学率および就業率の上昇などが考えられる．そのほかに大都市への人口集中に伴う住宅事情などが出生率の低下要因と考えられ，人口増加を抑える方向に働いている．

何歳の女性が何人の子どもを産むかということを示す女性の年齢別出生率は重要な出生力指標である．この指標を総合化したものとして，再生産率という指標がある．1人の女性が生涯（計算上は15〜49歳を考慮）のあいだに，その年の年齢別出生率で子どもを産むと合計何人の子どもを産むことになるかを示す指標を**合計特殊出生率**といい（粗再生産率ともいう），次の式で表すことができる．

$$\frac{\text{母親の年齢別出生数}}{\text{年齢別女性人口}}\quad\text{（15〜49歳の計）}$$

分子に将来の再生産に直接かかわる女児の出生だけを考慮した場合を，**総再生産率**といい，次の式で示す．

$$\frac{\text{母親の年齢別女児出生数}}{\text{年齢別女性人口}}\quad\text{（15〜49歳の計）}$$

さらに，これに死亡率も考慮した真の意味での人口再生率を示すものとして，**純再生産率**という指標がある．これは次の式に示すとおりである．

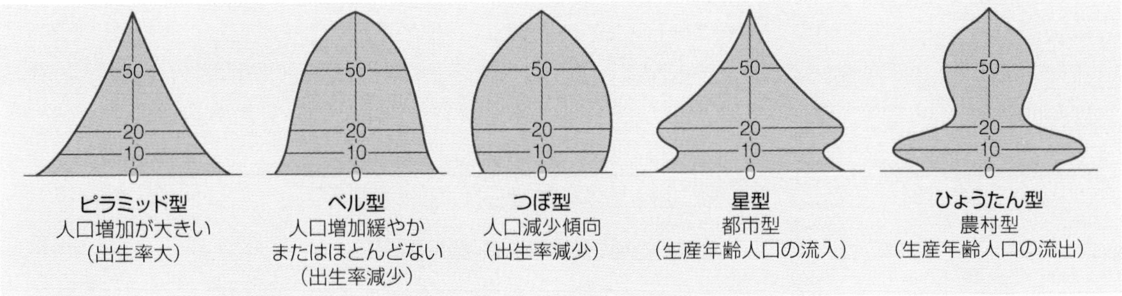

図3-1　人口ピラミッドの類型

$$\frac{(\text{生命表})\mathrm{Lx}}{100{,}000} \times \frac{\text{母親の年齢別女児出生数}}{\text{年齢別女性人口}} \qquad (15\sim49\text{歳の計})$$

わが国の合計特殊出生率（粗再生産率）は2021年1.30（2022年概数1.26），また2021年の総再生産率は0.64，純再生産率は0.63である．純再生産率が1を超えるときは，将来人口は増加する．

一方，死亡数も人口の増減に大きな影響を与える要因である．戦前の日本人口は7,000万人程度であり，年間120万人程度の死亡数がみられた．第二次世界大戦終了後にみられた生活環境の改善，所得増，医療水準の向上により，人口が増加したが死亡数は著しく減少し，1960年代後半には人口は1億人を超したにもかかわらず死亡数は60万人台にまで減少した．その後，寿命の延長による人口の高齢化が進み，1980年代に入って死亡数は増加に転じ，2022年の死亡数は年間157万人になった．

少子高齢化が進み，ここ数年わが国の人口の動きは定常から減少に転じている．国立社会保障・人口問題研究所の推計では，わが国の人口は今後長期にわたって減少し続け，2070年には8,700万人までになると予測されている．

3● 人口構造と人口指標

性，年齢別の人口の全人口に対する割合で示した図を人口ピラミッドという．このピラミッドの形をみれば，その人口集団がどのような状況であるかがよくわかる．**図3-1**に，典型的な人口ピラミッドの類型を示す．出生率が大きく，同時に死亡率も高いときは，裾野の長いピラミッド型を示す．昭和初期までのわが国の人口ピラミッドはこの形であった．人口増加が緩やかになり死亡率が低下してくると，ピラミッドの上部に膨らみがつき，ベル型になる．その状態に出生率の低下が加わると，つぼ型になる．この状態が続くと人口は減少傾向を示すようになる．現在の日本の人口構成はこの形に近い．

人口ピラミッドは人口移動の影響も受ける．大都市には若年労働人口が流入し，星型を示す．また，逆に人口流出の激しい過疎地の農村部では義務教育を終えた若い年齢層が流出し，ひょうたん型を呈する．

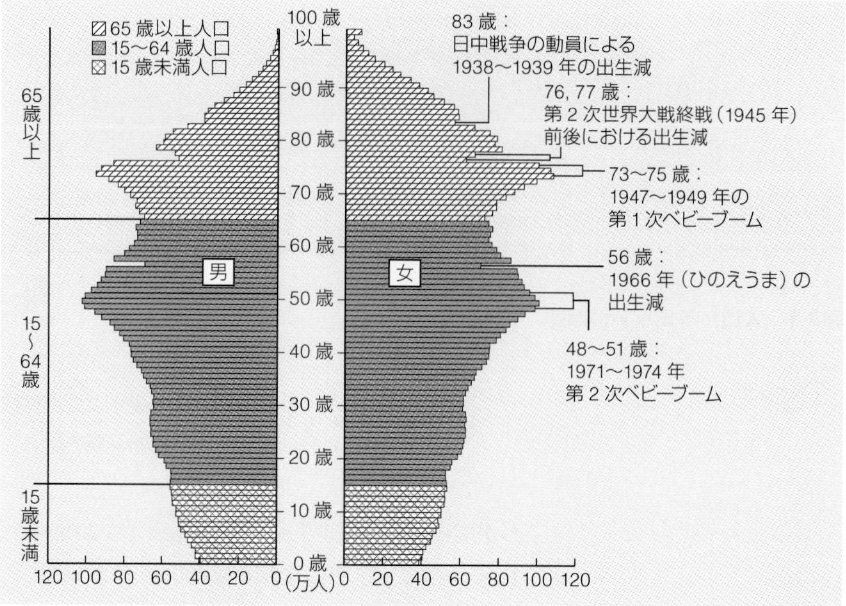

図3-2　わが国の人口ピラミッド(2022年)〔総務省統計局：人口統計(2022年10月1日現在)〕

図3-2に，2022年のわが国の人口ピラミッドを示す．人口ピラミッドはつぼ型に近い形を示すが，同時に当時のさまざまな出来事や世相を反映した特徴も残っている．たとえば，第2次世界大戦による死亡の増加，出生の低下，戦後の第1次ベビーブーム，そのときに生まれた人たちが結婚適齢期になって生じた第2次ベビーブーム，ひのえうまの年における出生減少などの影響がはっきりと残っている．

人口構成の特徴は，各種の人口指標によって示すことができる．人口を年齢によって0～14歳の年少人口，15～64歳の生産年齢人口，65歳以上の老年人口に3区分し，その割合をみるのも1つの方法である．**図3-3**は，各国の年齢3区分別構成割合の推計値をみたものである．図に示した国々のうち，日本(2022年)は最も高齢化の進んだ国で65歳以上は29.0%を占めている．一方，ブラジル，中国，インドネシア，インドなどは，いずれも老年人口割合は10%未満である．

表3-2に主要人口指標の定義式，その意義，わが国の値と特徴を示した．

4 ● 人口の高齢化と公衆衛生

出生率の減少と寿命の延伸は，わが国の老年人口割合を急速に増加させ，65歳以上の老年人口割合は2022年には29.0%になった．老年人口割合が5%から13%に増加するのにフランスでは170年，スウェーデンでは105年かかっているのに対して，日本は45年足らずで到達している．すなわち，わが国の高齢化のスピードは欧米諸国の2～3倍の水準を維持していると考えられ，現時点で最も高齢化の進んだ国になった．

人口の高齢化に伴って国民の疾病構造も大きく変化し，悪性新生物，心疾患，

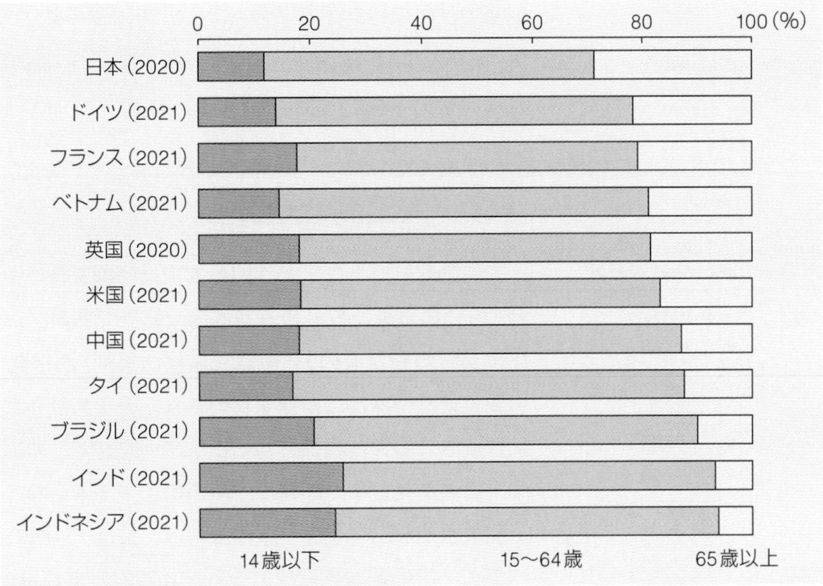

図3-3　年齢3区分別推計人口の国際比較
（UN：Demographic Yearbook 2021／総務省：国勢調査報告，2020／国民衛生の動向2023/2024を参考に作成）

表3-2　主要人口指標の概要（2022年）

種類	定義式	意義	現況
年少人口指数	$\frac{\text{年少人口}}{\text{生産年齢人口}}\times 100$	生産年齢人口100人が扶養すべき年少人口の割合	19.5
老年人口指数	$\frac{\text{老年人口}}{\text{生産年齢人口}}\times 100$	生産年齢人口100人が扶養すべき老年人口の割合	48.8
従属人口指数	$\frac{\text{年少＋老年人口}}{\text{生産年齢人口}}\times 100$	上記2指数の合計	68.4
老年化指数	$\frac{\text{老年人口}}{\text{年少人口}}\times 100$	老年化の程度と老化の将来像を示す指標	249.9

〔総務省統計局：人口推計，2022年10月1日現在〕

脳血管疾患など，いわゆる生活習慣病が健康上の重要問題になってきた．これらの疾患は慢性的に経過し，自覚症状のないままに進展し，次第に生理機能を失うという特徴がある．また，これらの疾患の発生には若いころからの生活習慣，食生活が関係していると考えられている．

したがって，生活習慣病対策は単に治療だけでなく，疾病の発生原因を取り除くことをねらう一次予防，早期発見，早期治療を目指す二次予防を重視しなければならない．また，一度病気にかかった者に対しては罹患後の後遺症を最小限にとどめ，一日も早く社会復帰するための三次予防が必要になる．このように予防，医療およびリハビリテーションを統合した包括的な対策が望まれる．

1950（昭和25）年ころは人口構成からみて，高齢者の割合は生産年齢人口（15〜

64歳）の者12人に1人であったが，2022年の数字では2人に1人に増加した．今後その割合はさらに増加することが予測され，医療と福祉の負担がますます重くなっていくことが予想される．

3—人口動態統計

人口動態統計と人口静態統計
人口動態統計は1年間の件数を統計としたものであり，したがって"動態"という名称がついている．これに対して国勢調査はある一時点の状態を統計としたものであるため，別名"人口静態調査"と呼ぶこともある．

人口動態統計とは，わが国の人口に影響を及ぼす出生，死亡，死産，婚姻，離婚の5つの事象を取り扱う基本的な統計である．戸籍法に基づいて市町村役場に届出が行われたもの（死産は死産届出規則）が保健所，都道府県庁を通じて厚生労働省統計情報部に情報が集約され，毎年集計されている．人口動態統計をもとに作成される保健指標として出生率，死亡率，死因別死亡率，乳児死亡率，死産率，周産期死亡率，婚姻率，離婚率，平均寿命などがあり，どれもわが国における保健水準を示す重要な指標である．最近2年間の概要を**表3-3**に示す．

地域
ここでは"地域"という言葉を用いているが，国全体という地域も含んでいる．

なお，出生数と死亡数はそれぞれ観察対象地域の人口に直接の影響を及ぼし，自然増，自然減と呼ばれている．これに対してほかの地域からその地域への転入やほかの地域への転出は社会増，社会減として扱われる．これらの合計がその地域の人口の増減となる．

1•出　生

1966年の現象
1966（昭和41）年の一時的な出生率の低下は丙午の迷信によるものである．十干十二支の1つである丙午の年（1966年が該当）に生まれた女は夫を殺すという，もともとは関東地方の迷信だがマスコミによって全国に広まった．バースコントロールが普及した証という人もいる．2026年がどうなるのか興味深い．

出生率は人口1,000人あたりの件数で表現する．2022年の出生率は**表3-3**に示すように人口1,000対6.3で，出生数は2016年から100万人を割り，2022年には80万人を下回った．**図3-4**に示すように第2次世界大戦後に高かった出生率〔1947（昭和22）～1949（昭和25）年生まれ，第1次ベビーブーム，いわゆる"団塊の世代"〕はその後下がったが，第1次ベビーブームの世代が親になる時代の1960（昭和35）年以降に上昇に転じた（第2次ベビーブーム）．しかし，1973（昭和48）年をピークに出生率は減少に転じ，その後は一部の例外の年を除いてほとんど毎年減少している．注目すべきは，第2次ベビーブームの世代が親となる時代となっても出生率は上昇に転じていないという事実である．

表3-3　最近の人口動態統計の概要

	年間件数		率		
	2021年	2022年	2021年	2022年	単位
出生	811,622	770,759	6.6	6.3	人口千対
死亡	1,439,856	1,569,050	11.7	12.9	人口千対
乳児死亡（再掲）	1,399	1,356	1.7	1.8	出生千対
死産	16,277	15,179	19.7	19.3	出産千対
婚姻	501,138	504,930	4.1	4.1	人口千対（件）
離婚	184,384	179,099	1.50	1.47	人口千対（件）

（厚生労働省：人口動態統計）

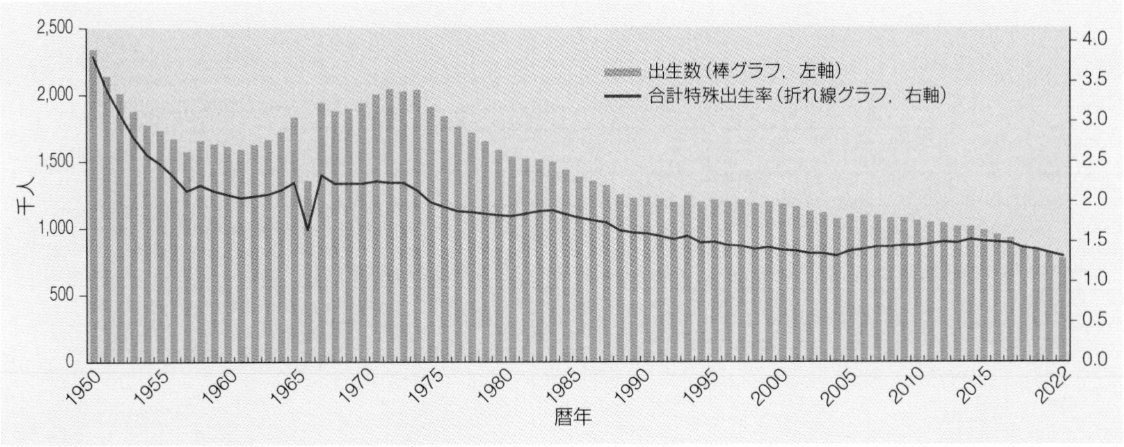

図3-4　わが国の出生数，合計特殊出生率の年次推移　（厚生労働省：人口動態統計）

出生数を用いた別の指標として再生産率がある．合計特殊出生率（粗再生産率）とは，その年の出生率をもとに1人の女性が15歳から49歳までのあいだに産む子どもの数を言う．この数値が2を下回ると人口はやがて減少に転じることは容易に想像できる．総再生産率は同じ考え方で女児だけをカウントしたもの，純再生産率はさらにこの女児が母親となる世代までの死亡率を考慮したものであり，純再生産率が1未満であれば理論的には人口は減少する．わが国の数値は合計特殊出生率が1.26〔2022（令和4）年〕，総再生産率が0.64〔2021（令和3）年〕，純再生産率が0.63（2021年）であった．

誤用
マスコミなどでは合計特殊出生率のことを単に出生率と称しているが，間違えてはいけない．

理論的には
したがって理論的には，合計特殊出生率≧総再生産率≧純再生産率．ただし等号は前者が“生まれてくるのは女のみ”，後者が“死者がいない”という現実的にはありえない状況でしか起こらない．

以前は大都市に青年層が集中し，このようなところで高い出生率が観察されたが，近年はむしろ大都市やその周辺で出生率は低くなっている．都道府県別にみた2022年の合計特殊出生率は1位沖縄（1.70），2位宮崎（1.63），3位鳥取（1.60）が高い3県であり，低いところは45位北海道（1.12），46位宮城（1.09），47位東京（1.04）であった．

出生した子がその母親の第何番目の子に当たるかを示す**出生順位別構成割合**をみると，1950年には第1子が27.2%，第2子が28.0%，第3子以降が44.8%であったのに対して，近年は第1子が50%弱，第2子が40%弱，第3子以降が10%台で推移している．

出生順位別構成割合（2022年）
第1子：46.1%，　第2子：36.5%，第3子以降：17.4%．

母親の年齢別出生率は**図3-5**に示すとおりで，以前は20歳代後半にピークがみられたものが，近年では20歳代の出生率の低下により，20歳代後半と30歳代前半が逆転した．この図からもわかるように近年のわが国の少子化は20歳代の女が子どもを産まなくなってきたことが大きく影響している．このために，出生時の母の年齢の高齢化や，**父母が結婚生活に入ってから第1子出生までの期間**の延長も観察されている．

出生時の母の平均年齢（歳）

年	全体	第1子	第2子	第3子
1960	27.6	25.4	27.8	29.9
2022	32.2	30.9	32.9	34.1

父母が結婚生活に入ってから第1子出生までの期間（平均）
1974年：1.52年
2022年：2.66年

2022年の性別の出生数は男児が395,257人，女児が375,502人で，出生性比（男/女）は1.05であった．出生時の平均体重（2022年）は男児3.05 kg，女児2.96 kgで近

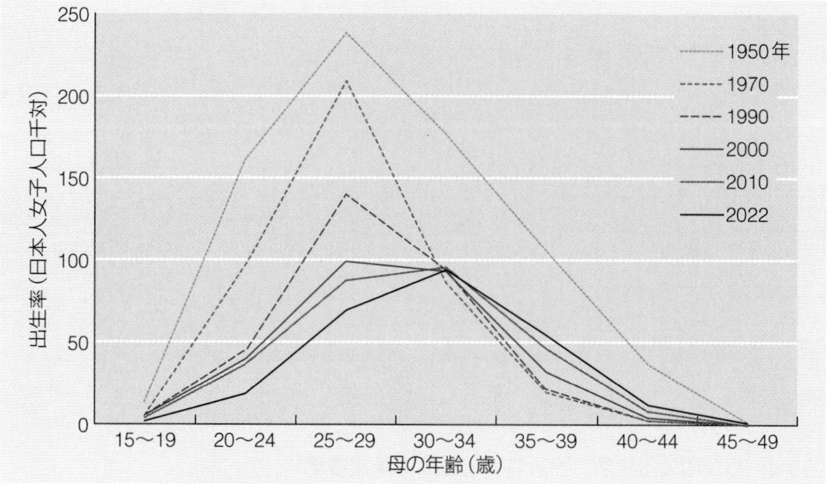

図3-5　わが国の母親の年齢別出生率の年次比較　（厚生労働省：人口動態統計）

年は減少傾向にある．また，2.5 kg未満の低出生体重児の割合も男児8.3%，女児10.6%で上昇している．その背景として生殖補助医療による双胎の割合の増加が指摘されている．出生時の妊娠期間の分布をみると，妊娠満36週までの早期産が5.6%，37〜41週の正期産が94.3%，42週以上の過期産が0.1%であった（2022年）．

2•死　亡

年齢調整に用いる基準人口
通常は厚生労働省が公表している2015年モデル人口を基準人口として，直接法で年齢調整している（図3-6も同じである）．同モデル人口は同年の国勢調査人口をもとに，1966年の丙午の調整などを行った仮想人口である．

死亡率は人口1,000人あたりの数値で評価する．2022年のわが国の死亡率は人口1,000対12.9人であった．**図3-6**に示すように，近年，年間の死亡数は増加傾向にあるが，これは人口の高齢化によるところが大きい．「CHAPTER 4：疫学」で述べているが，死亡率は時代的な変化も地域的な違いも，どちらも人口構成が大きな交絡要因となるために，年齢調整して相互比較する必要がある．**図3-6**に示すように1980年代後半から粗死亡率は上昇しているが，年齢調整死亡率は減少しており，粗死亡率の上昇は人口の高齢化によるものと考えられる．なお，2011年の死亡状況は東日本大震災のため，前年までと少し異なる傾向を呈している．また，2020〜22年の死亡に与えた新型コロナウイルス感染症の影響は今後検証されなければならない．

予防
死亡率は罹患率×致命率と考えてよい．一次予防は罹患率の低下を目指し，二次予防では致命率の低下を目指す．したがってどちらの予防が功を奏しても死亡率は低下する．

年齢別死亡率をみると，第2次世界大戦以前には20歳代の死亡率が高かったが，これは結核によるものであった．戦後は次第にこのような減少はみられなくなった．**図3-7**に示すように乳幼児期はそれ以降に比べて死亡率が高いが，最近では目立たなくなってきている．40歳ごろから死亡率は徐々に高くなるが，どの年齢層においても最近になるほど同一の年齢の死亡率は低下している．

死因別の死亡者数，死亡率，全死亡者に占める割合は**表3-4**に示すとおりである．悪性新生物，心疾患，脳血管疾患の古典的な3大死因で死亡全体の約半数を占めている．なお，2011（平成23）年からは死因の第3位が脳血管疾患から肺炎

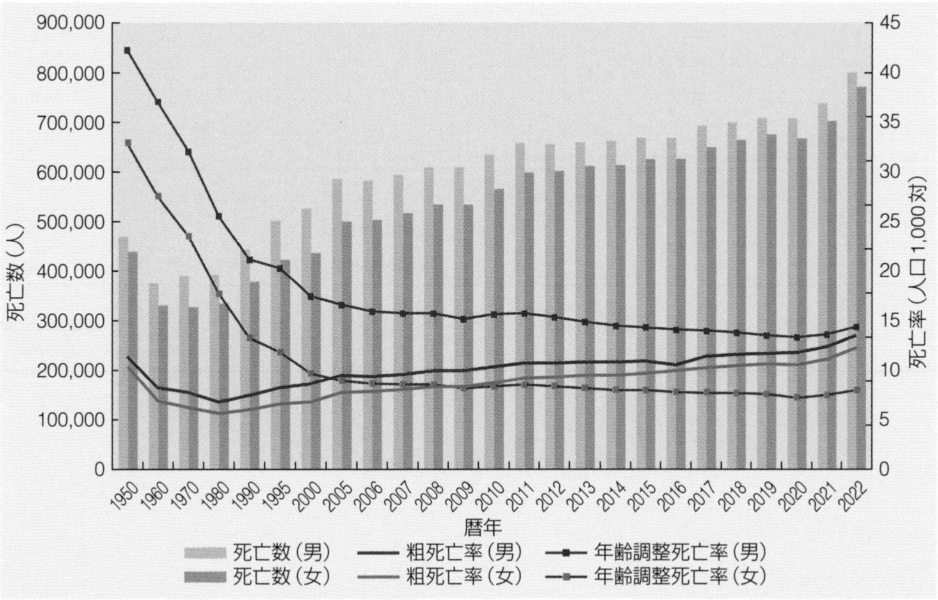

図3-6　わが国の死亡数，死亡率の年次推移　（厚生労働省：人口動態統計）

年齢調整は2015年モデル人口を基準人口とした直接法で行った．

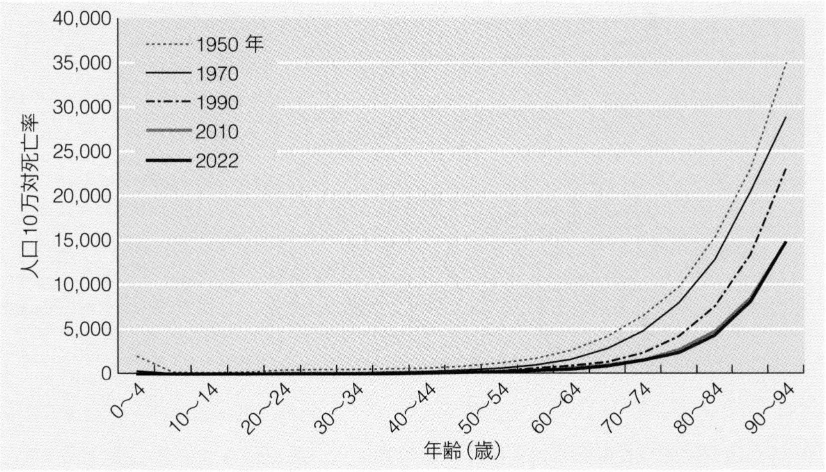

図3-7　年齢別死亡率の年次比較　（厚生労働省：人口動態統計）

表3-4　死因別死亡率

順位	死因	死亡数	死亡率（人口10万対）	全死亡数に対する割合（%）
	全死亡	1,569,050	1285.8	100
1位	悪性新生物〈腫瘍〉	385,797	316.1	24.6
2位	心疾患	232,964	190.9	14.8
3位	老衰	179,529	147.1	11.4
4位	脳血管疾患	107,481	88.1	6.9
5位	肺炎	74,013	60.7	4.7
6位	誤嚥性肺炎	56,069	45.9	3.6
7位	不慮の事故	43,420	35.6	2.8
8位	腎不全	30,739	25.2	2.0
9位	アルツハイマー病	24,860	20.4	1.6
10位	血管性等の認知症	24,360	20.0	1.6

（厚生労働省：人口動態統計，2022）

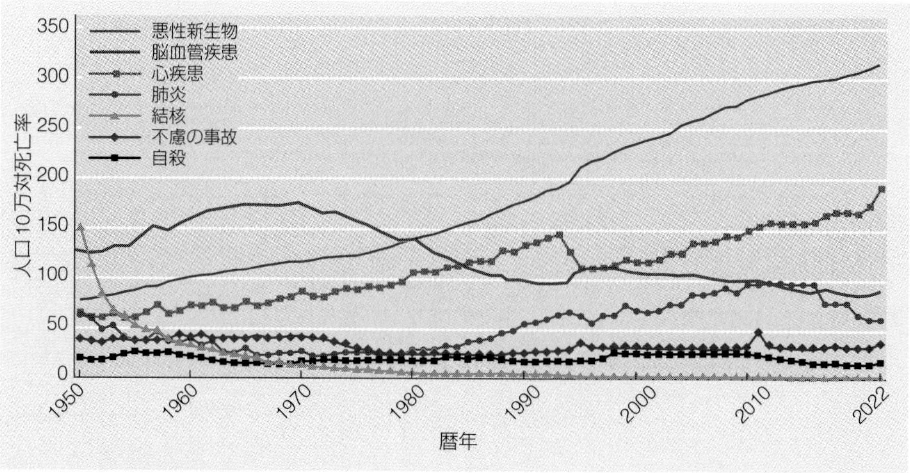

図3-8　主要死因別死亡率の年次推移　（厚生労働省：人口動態統計）

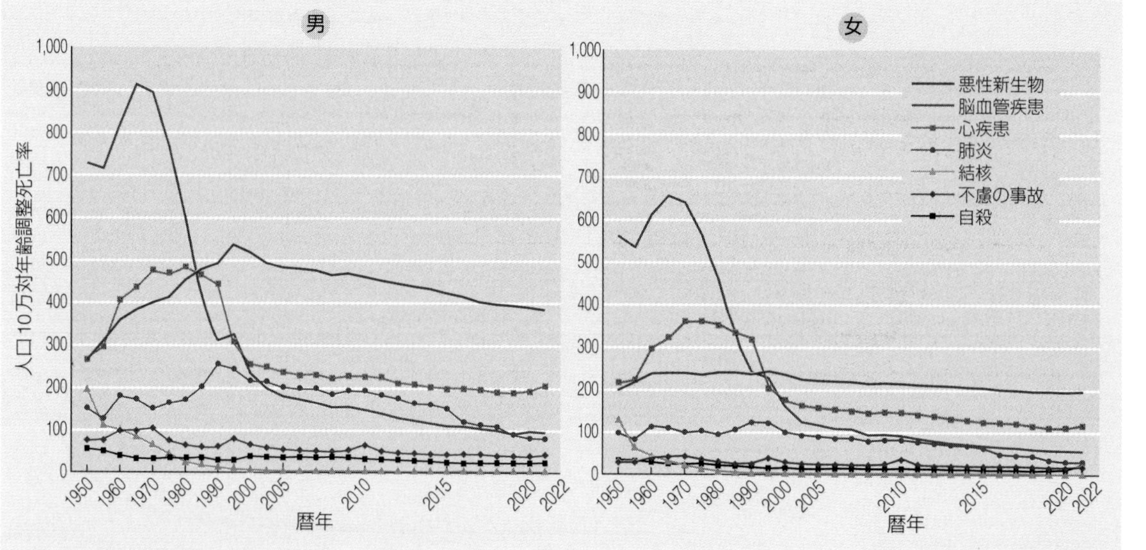

（厚生労働省：人口動態統計）

図3-9　主要死因別年齢調整死亡率の年次推移

年齢調整は2015年モデル人口を基準人口とした直接法で行った．

に入れ替わったが，2022年は3位が老衰，5位が肺炎であった．近年の老衰の死亡順位の上昇は人口の高齢化によるものである．主要死因別死亡率の年次推移を**図3-8**および**図3-9**に示す．**図3-8**に示した粗死亡率では悪性新生物の死亡率の上昇が顕著であるが，**図3-9**の年齢調整死亡率では近年は男女とも低下傾向が認められる．1960年代まで高く，死亡原因の第1位を占めていた脳血管疾患は1960年代後半から低下し始め，2011年には第4位となっている．1950年まで死亡の第1位を占めていた結核は死亡数・死亡率ともに低下したが，それでも2022年には1,664人（人口10万対1.4）が死亡している．自殺による死亡率は1990年代後半〔特に1998（平成10）年〕から上昇していたが，特に中年男性での死亡率の上

表3-5　年齢別死因第1位

	男性	女性
全年齢	悪性新生物	悪性新生物
0歳	先天奇形，変形および染色体異常	先天奇形，変形および染色体異常
1～ 4歳	先天奇形，変形および染色体異常	先天奇形，変形および染色体異常
5～ 9歳	悪性新生物	悪性新生物
10～14歳	自殺	自殺
15～19歳	自殺	自殺
20～24歳	自殺	自殺
25～29歳	自殺	自殺
30～34歳	自殺	自殺
35～39歳	自殺	悪性新生物
40～44歳	自殺	悪性新生物
45～49歳	悪性新生物	悪性新生物
50～54歳	悪性新生物	悪性新生物
55～59歳	悪性新生物	悪性新生物
60～64歳	悪性新生物	悪性新生物
65～69歳	悪性新生物	悪性新生物
70～74歳	悪性新生物	悪性新生物
75～79歳	悪性新生物	悪性新生物
80～84歳	悪性新生物	悪性新生物
85～89歳	悪性新生物	悪性新生物
90～94歳	悪性新生物	老衰
95～99歳	老衰	老衰
100歳以上	老衰	老衰
65歳以上（再掲）	悪性新生物	悪性新生物
75歳以上（再掲）	悪性新生物	老衰
80歳以上（再掲）	悪性新生物	老衰

（厚生労働省：人口動態統計，2022）

昇が著しく，不況の影響といわれていた．しかし，近年は目立たなくなった．一方で女性の死亡者数の上昇がみられている．1995（平成7）年に心疾患および脳血管疾患の死亡率が大幅に変化しているが，これは後述の死因コードの変更による人工的なものである．

年齢別に観察した死因別の死亡状況（**表3-5**）は，4歳までの乳幼児期は先天奇形・変形および染色体異常，不慮の事故，周産期に特異的な呼吸障害などが多く，5～9歳では悪性新生物，10～34歳では自殺と不慮の事故，35～40歳代では自殺と悪性新生物，50歳代では悪性新生物，心疾患，自殺が多い．55歳以上では3大死因が大きな割合を占めている．

悪性新生物の部位別死亡者数と死亡割合は**表3-6**に示すとおりである．男性では肺がんが最も多いが，女性では大腸がんが多く，肺がんが第2位である．この違いには喫煙率の男女差が影響を与えている．年次推移を観察すると**図3-10**のとおりである．かつて男女ともに第1位であった胃がんは，食生活の変化による罹患率の低下と検診や診断・治療の進歩により低下し，男性では，第1位を肺がんに譲っている．かつて女性の第2位であった子宮がんも罹患率の低下と検診や治療の進歩による致命率の低下により，死亡率が大幅に低下した．

外因死の死因

外因死（病気以外の原因による死亡）は1人の死亡に対して“損傷，中毒およびその他の外因の影響”と“損傷および死亡の外因”の2つの死因がコーディングされる．たとえば前者が農薬による中毒であっても，後者は大きく分けて“不慮の事故”，“自殺”，“他殺”に大別される．

脳血管疾患は脳内出血，脳梗塞およびクモ膜下出血に大きく分類できる．**図3-11**に病形別の死亡率の年次推移を示す．以前は脳内出血が大多数を占めてき

表 3-6　部位別悪性新生物死亡者数と割合

	計		男		女	
	人数	割合（%）	人数	割合（%）	人数	割合（%）
全部位	385,797	100	223,291	100	162,506	100
口唇，口腔および咽頭	8,429	2.2	5,960	2.7	2,469	1.5
食道	10,918	2.8	8,790	3.9	2,128	1.3
胃	40,711	10.6	26,455	11.8	14,256	8.8
結腸	37,236	9.7	18,215	8.2	19,021	11.7
直腸 S 状結腸移行部および直腸	15,852	4.1	9,884	4.4	5,968	3.7
肝および肝内胆管	23,620	6.1	15,717	7.0	7,903	4.9
胆のうおよびその他の胆道	17,756	4.6	9,470	4.2	8,286	5.1
膵	39,468	10.2	19,608	8.8	19,860	12.2
喉頭	798	0.2	723	0.3	75	0.0
気管，気管支および肺	76,663	19.9	53,750	24.1	22,913	14.1
皮膚	1,806	0.5	893	0.4	913	0.6
乳房	16,021	4.2	109	0.0	15,912	9.8
子宮	7,157	1.9	—		7,157	4.4
卵巣	5,182	1.3	—		5,182	3.2
前立腺	13,439	3.5	13,439	6.0	—	
膀胱	9,598	2.5	6,388	2.9	3,210	2.0
中枢神経系	3,107	0.8	1,736	0.8	1,371	0.8
悪性リンパ腫	14,231	3.7	7,826	3.5	6,405	3.9
白血病	9,759	2.5	6,007	2.7	3,752	2.3
その他のリンパ組織，造血組織および関連組織	4,392	1.1	2,230	1.0	2,162	1.3
その他の悪性新生物	29,654	7.7	16,091	7.2	13,563	8.3
大腸（再掲）	53,088	13.8	28,099	12.6	24,989	15.4

（厚生労働省：人口動態統計，2022）

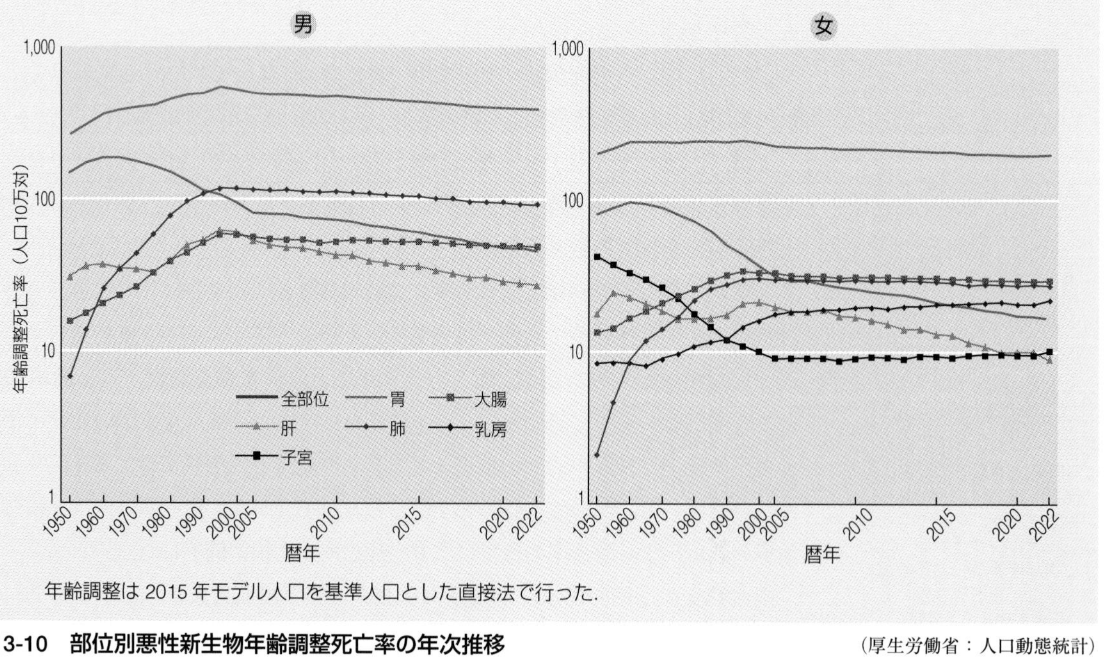

年齢調整は 2015 年モデル人口を基準人口とした直接法で行った．

図 3-10　部位別悪性新生物年齢調整死亡率の年次推移　（厚生労働省：人口動態統計）

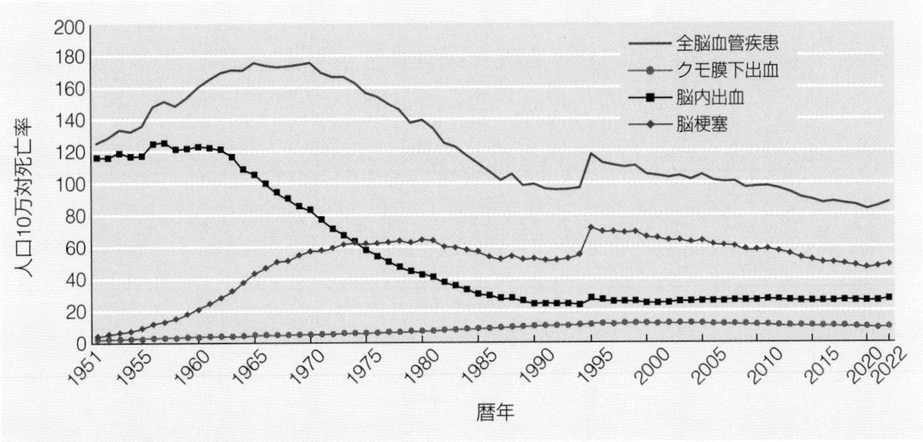

図3-11　脳血管疾患死亡率の年次推移　（厚生労働省：人口動態統計）

たが，1960（昭和35）年ごろから脳梗塞の死亡率が上昇し，1975（昭和50）年には入れ替わっている．クモ膜下出血は徐々に上昇してきているが，CTやMRIの普及により診断がつきやすくなった影響もある．

自殺の原因
人口動態統計では自殺の手段の統計はあるが，自殺の原因までは報告されていない．警察庁の統計では遺書があった約3割の自殺について性・年齢別に大まかな原因の統計を出している．これによると最も多いのは“健康問題”で次いで“経済・生活問題”だが，後者は圧倒的に男性が多い．

不慮の事故による死亡率は乳幼児で高く，学童期では低く，青年期では交通事故が影響し高くなっている．成人では年齢とともに高くなる傾向がある．しかし学童期や青年期，若年成人層では全体の死亡率が低いため，全死亡に対する不慮の事故による死亡の割合は高くなっている．5～44歳では交通事故死が不慮の事故死の3分の1（あるいはそれ以上）を占めている．2011年は東日本大震災の影響で「地震による受傷者」に分類される死亡が18,837件あった（2010年は0件）．

年齢別自殺死亡率の年次推移を**図3-12**に示す．以前は目立っていた20歳代での高い死亡率は最近では目立たなくなった．また，高齢者の死亡率も減少傾向にある．一方で，20歳代から50歳代の女性の死亡率の上昇が目立つ（不慮の事故についてはp.110～，自殺についてはp.109～を参照）．

3 • 乳児死亡，死産，周産期死亡

乳児死亡率は“比”である
“率”ではない．したがって，出生数の少なかった1966年の乳児死亡率は高く，翌年は低い．なぜか考えよう．

乳児死亡率は，ある1年間の乳児（生後1年未満の子ども）の死亡数をその年の出生数で除して出生1,000対で表したものである．母子保健の指標としてだけでなく，その地域社会全体の住民の健康水準を示す指標の1つとして，国際比較などによく用いられる．さらに同じ分母で新生児死亡率（生後28日未満の死亡が分子）や早期新生児死亡率（生後7日未満の死亡が分子）を観察することがある．**図3-13**に乳児死亡率などの推移を示す．半世紀で約20分の1に低下したことがわかる．また，生後28日以降の乳児死亡の減少に比較してそれ以前，特に7日未満の減少の程度が小さいのは，生後間もない時期での死亡は先天異常などの医療の進歩でもなかなか改善しないものが多く含まれているためである．わが国の乳児死亡率（出生1,000対1.8，2022年）は世界でも最も低い数値となっている．

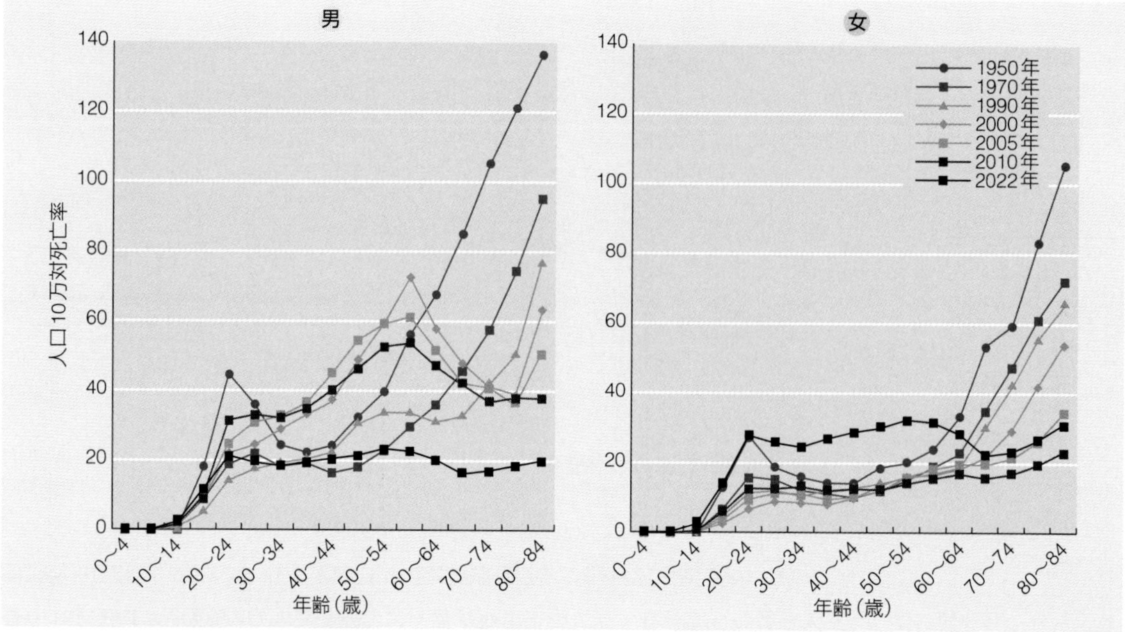

図3-12　年齢別自殺死亡率の年次比較

（厚生労働省：人口動態統計）

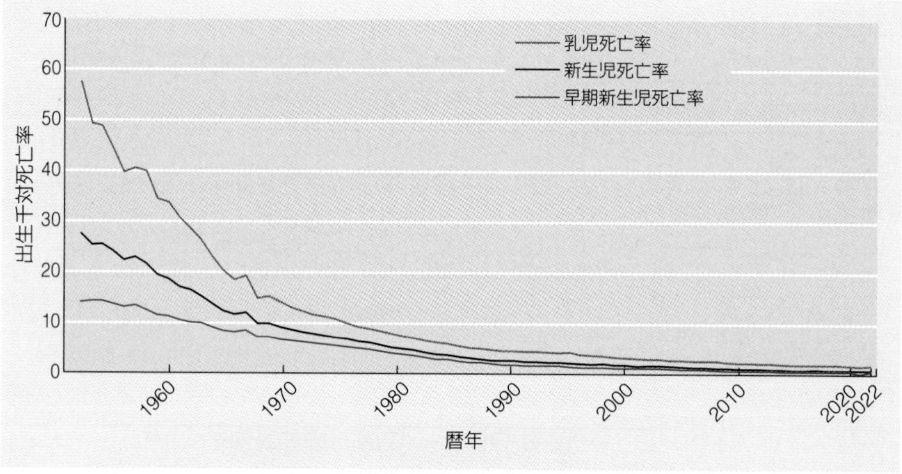

図3-13　乳児死亡率，新生児死亡率，早期新生児死亡率の年次推移

（厚生労働省：人口動態統計）

なぜ，周産期死亡率を国際比較では用いるのか？

国によって"出生"の定義が異なるためである．生まれて2日以内の死亡は"出生＋死亡"（わが国の取り扱い）ではなく，"死産"として取り扱うところもある（したがって子どもは3日間生きて，初めて"生まれた"ことになる）．このような国では乳児死亡率が低くなることは理解できるだろう．

人口動態統計では妊娠満12週以降の死産（人工妊娠中絶を含む）を対象としている．出産（＝死産＋出生）1,000に対する死産数を死産率としている．2022年のわが国の死産数は15,179件であり，死産率は出産1,000対19.7であった．このうち48.7%が自然死産で残りの51.3%が人工死産であった．

死産の一部である妊娠満22週以降の死産と生後7日未満の早期新生児死亡を加えたものを周産期死亡と呼び，これを出産数で除したものを**周産期死亡率**として，国際比較などで用いている．2022年には2,527件で，周産期死亡率は出産（出生＋妊娠満22週以降の死産）1,000対3.3であった．この数字は母体の健康水準を表すため，国際比較でよく用いられる．

母体の健康状態を示す指標として妊産婦死亡率も用いられる．出産10万（国際比較では出生10万のこともあるので，注意）に対する直接または間接産科的死亡数である．2022年の妊産婦死亡数は33人で，妊産婦死亡率は出産10万対2.9であった．

4● 婚姻と離婚

人口1,000に対する婚姻件数，離婚件数をそれぞれ婚姻率，離婚率と呼んでいる．2022年のわが国の婚姻件数は504,930件で，婚姻率は人口1,000対4.1であった．平均初婚年齢は夫31.1歳，妻29.7歳であり，再婚は全婚姻中男18.6%，女16.0%であった．離婚は179,099件であり，離婚率は人口1,000対1.47である．離婚の88%は**協議離婚**であり，8%は調停，5%は和解，審判または判決である（2022年）．

協議離婚はわが国特有の制度
夫婦が離婚届に署名して市町村役場に提出すれば，すなわち裁判所などの第3者がまったく関与せずに離婚が成立する協議離婚の制度は，世界的にみても珍しい，わが国独特の制度である．

5● 人口動態統計特殊報告

以上は毎年の報告で，報告書の様式も毎年ほぼ一定している．これに対して特定の状況に焦点を当てた集計・解析を行い「人口動態統計特殊報告」として公表されている．最近のテーマには「自殺死亡統計の概況」，「人口動態保健所・市区町村別統計の概況」，「悪性新生物死亡統計について」，「離婚に関する統計」などがある．

4―生命表

ある年の年齢別の死亡率がそのまま継続すると仮定した場合，その年に生まれた10万人が年次とともに死亡によって減っていく過程を年齢ごとに示すことができる．これを生命表と呼んでいる．これをもとに年齢ごとに“現在の死亡状況が続けば，平均してあと何年生きることができるか”という平均余命を計算することができる．0歳の平均余命を平均寿命と呼んでいる．

わが国では国勢調査の年に**完全生命表**を作成し，その他の年は簡易生命表を作成しているが，完全生命表と簡易生命表の食い違いはほとんどない．最近の平均余命の推移を**図3-14**に示す．2022年の平均寿命は男81.05年，女87.09年であり，世界有数の長寿国となっている（**表3-7**参照）．

図3-14に特定の年齢の平均余命の年次推移を示す．どの年齢においても1960年ごろから着実に上昇していることがわかる．0歳の平均余命（＝平均寿命）がほかの年齢よりも上昇の程度が大きいのは，乳児死亡率の低下が寄与している．

近年は死亡をエンドポイントとした平均寿命とは別に，自立した生活を送ることができる期間である**健康寿命**が地域保健活動などで用いられるようになった．

完全生命表
西暦が5で割り切れる年に国勢調査が実施されるために，完全生命表もその年に作成される．2020年の生命表として第23回完全生命表が作成された．

健康寿命の計算
通常，サリバン法という方式を用いて算出している．わが国では全国および都道府県別健康寿命は国民生活基礎調査の結果を用いて算出し，市町村では介護保険による要介護認定率を用いて計算するのが一般的である．したがって，都道府県の健康寿命と市町村の健康寿命は使用するデータが異なるので，直接は比較できない．

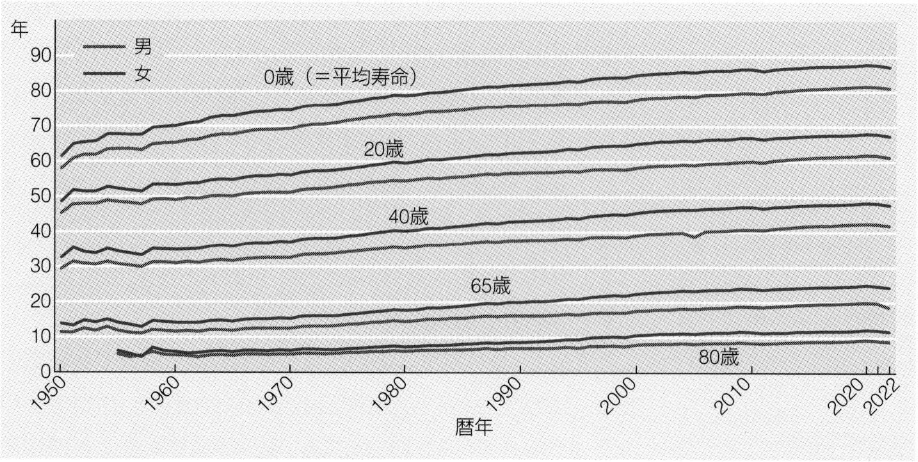

図3-14　特定の年齢の平均余命の年次推移　（厚生労働省：生命表）

表3-7　世界各国の平均寿命（年）

国名	作成基礎期間	男（年）	女（年）	国名	作成基礎期間	男（年）	女（年）
日本	2022	81.05	87.09	ロシア	2020	66.49	78.43
韓国	2020	80.5	86.5	エジプト	2021	73.4	75.9
中国	2015	73.64	79.43	チュニジア	2021	72.7	77.5
タイ	2020	73.2	80.3	南アフリカ	2020	62.5	68.5
インド	2015～2019	68.4	71.1	カナダ	2018～2020	79.82	84.11
イスラエル	2018～2020	80.80	84.88	米国	2020	74.2	79.9
英国	2018～2020	79.04	82.86	メキシコ	2021	72.5	78.2
フランス	2021	79.26	85.37	アルゼンチン	2020	74.90	81.44
ドイツ	2019～2021	78.54	83.38	ペルー	2015～2020	73.7	79.2
ベルギー	2021	79.2	84.0	ブラジル	2020	73.31	80.31
イタリア	2021	80.24	84.89	オーストラリア	2018～2020	81.19	85.34
スウェーデン	2021	81.21	84.82	ニュージーランド	2019～2021	80.48	84.06

（国際連合：Demographic Yearbook など）

平均寿命から健康寿命を減じた数値が短いほど「不健康期間」が短いということで，これを目標とする活動も盛んになってきている．

5—傷病統計

致命率と死亡統計
たとえば，発病後数年以内の致命率がほぼ100%のクロイツフェルト・ヤコブ（Creutzfeldt-Jakob）病は死亡統計からある程度の罹患状況は把握できる．一方，たとえば白癬（水虫）など，その病気が原因で死亡することがほとんどないものでは，死亡統計に表れていたとしても小さな数字で，これをもとに罹患状況を推測することなどは，到底不可能である．

人口動態統計による死亡統計はわが国における疾病の蔓延状況をある程度表している．しかし，**致命率**の低い疾患は**死亡統計**からはその実態はよくわからない．そこで傷病統計が必要となる．

厚生労働省では傷病統計として患者調査と国民生活基礎調査を実施している．患者調査は3年に1度，全国の医療機関から対象を無作為に抽出して，調査月（9月）に退院した患者，調査日（10月中の3日間のうちの1日）に受診（入院，通院）した患者の情報を集め，全国の医療機関の患者の受診状況を明らかにしている．

2020年の患者調査では人口10万人あたりの受療率(推計患者数)は入院で960人，外来では5,658人(男女計)で，疾患(大分類)別にみると入院では「精神及び行動の障害」が最も高く188人，次いで「循環器系の疾患」157人，「新生物」100人，外来では「消化器系の疾患」1,007人，「筋骨格系及び結合組織の疾患」718人，「循環器系の疾患」652人，などが高い受療率を示していた．受療率は調査日当日に医療機関に入院・通院していた推計患者数に関する数値であり，外来患者のなかには医療機関の受診を定期的に継続していても調査日当日には受診しなかった者も大勢存在する．このような患者まで含めた数値が**総患者数**として示されており，2020年の患者調査では高血圧性疾患1,511万人，歯および歯の支持組織の疾患860万人，糖尿病579万人，脳血管疾患174万人などが報告されている．

疾患名の正確さ
患者調査は医療機関が患者情報を匿名化して報告しているので，一般人が報告する国民生活基礎調査よりも疾患名は正確である．また，国民生活基礎調査では対象者が申告したくないと考える健康状態(たとえば性感染症など)は報告されない．

総患者数
基本的には“入院患者数＋通院患者数/平均通院間隔×6/7”という式で推計している．6/7という係数は医療機関の窓口が日曜日は開いていないと考えた場合の調整係数である．

国民生活基礎調査は毎年実施されているが，3年に1度の大規模調査の際に健康に関する調査を実施している．最近の大規模調査については2022年の結果が公表されている．国勢調査の調査区から無作為抽出を行い，該当調査区内のすべての世帯を対象としている．すなわち，住民を直接の対象者としている．病気やけがなどで自覚症状がある者は全国で3,380万人(全体の30.6%)で，男性では1,454万人(27.3%)，女性では1,927万人(33.6%)と推計されている(入院患者を除く)．また，入院している者が165万人(1.4%，男75万人[1.3%]，女90万人[1.4%])，通院している者が5,103万人(40.6%，男2,369万人[40.2%]，女2,734万人[43.2%]であった．また，健康上の問題で日常生活に影響がある者(6歳以上)が1,479万人(13.9%，男646万人[12.6%]，女833万人[15.0%])で，影響を受ける事項としては仕事・家事・学業(621万人)，日常生活動作(593万人)，外出(563万人)，運動(496万人)の順で多かった．

国民生活基礎調査
小規模調査の年には世帯票と所得票，大規模調査の年にはこれに貯蓄票，健康票，介護票(2022年)が加わる．世帯あたりの平均貯蓄額などもこの統計で示されている．

保険診療に伴うレセプトのデータや保険者が実施する特定健康診査の個人別の結果を匿名化してデータベース化した「レセプト情報・特定健診等データベース(National Data Base：NDB)」が利用できるようになった．健診の結果がその後の医療にどのような影響を及ぼすかなど，解析結果が保健活動に直結する有意義なシステムで，一部ではその成果が出始めてきている．一方で，①いわゆる**ビッグ・データ**なので解析が難しいこと，②個人情報保護の観点から利用制限が厳しいこと，③人口動態統計(死亡)とリンクしていないことなど課題もある．また，レセプト情報は診療情報そのものではなく，診療費の請求書情報であることにも留意する必要がある．

ビッグ・データ
そもそもはNDBのような，変数が多く，客体別に「あり/なし」が異なり，そのために従来の解析手法では解析が難しいデータをいう．近年は単に「標本サイズ(n)が大きなデータ」のことをビッグ・データと称することも多いが，単に標本サイズが大きい場合はコンピュータの性能向上により，その解析は従来の手法とはそれほど違いなく行うことができる．

病人の把握
国民生活基礎調査は住民を直接の対象者としているので，医療機関を受診していないような自覚症状がある者の状況も把握できる．また，医療機関ではない施術所(按摩，鍼，灸など)を利用している者も含まれる．これに対して患者調査で報告される患者はあくまでも医療機関(病院，診療所，歯科診療所)を受診している者だけである．このように患者調査と国民生活基礎調査は一長一短があるので，並行して実施されている．

6―その他の保健統計

以上のほかにも一部の疾患に関する国民の健康状態や健康に関連する国民の状態，さらにこれらに関連する施設やその従事者などの実態を明らかにするための調査・統計が多数存在する．一部について概要を**表3-8**に示す．

このような統計を利用するときに注意しなければならないことがいくつかあ

表3-8　その他の主な保健統計

統計・調査名	概要	明らかになる事項
医療施設調査	3年に1度の年末の状況を調査する静態調査と，毎月の開設・廃止などの変更をまとめた動態調査がある	医療機関数，病床数など
医師・歯科医師・薬剤師調査	2年に1度の年末の状況の届けを集計したもの	性，年齢，業務の種別，従事場所など
国民健康・栄養調査*	毎年11月に実施　全国で300地区を無作為抽出	栄養摂取状況，身体状況，喫煙率，飲酒率など
循環器疾患基礎調査	おおむね10年に1度実施．前回は2010年11月に第6次調査が行われた．2020年は新型コロナウイルス感染症のため見送り	30歳以上の血圧，総コレステロール，心電図所見，生活活動強度，喫煙・飲酒状況など
結核登録者情報調査	全国の保健所を通じて報告される結核登録者の状況	結核の罹患率，有病率，死亡者数など
感染症発生動向調査週報(IDWR)	感染症法に基づく医師からの届出を集計	届出を要する感染症の発生状況
学校保健統計調査	学校保健安全法による健康診断調査の集計（幼稚園・学校単位の抽出標本）	児童等の発育状態や健康状態
社会医療診療行為別調査	全国健康保健協会管掌健康保険，組合管掌健康保険，国民健康保険及び後期高齢者医療制度の6月請求分を集計	診療行為・調剤行為の状況，薬剤の使用状況など
国民医療費調査	各種統計の再構成	わが国全体の医療費を，財源別（公費，保険，自費など），傷病分類別，年齢階級別などに推計
21世紀出生児縦断調査	2001年1月10〜17日，7月10〜17日に生まれた全ての子供（約5万3千人）を対象に追跡調査	家族構成，保育者，生活習慣，身長・体重，病気など（成長にあわせて項目を変更）
21世紀成年者縦断調査	2002年を初年度として実施	結婚，出産，就業などの実態と意識の経年変化

*2020・2021年は新型コロナウイルス感染症のため中止．

る．まず第1にそれぞれの統計の対象，データ収集方法，その統計で使用されている用語などを十分に理解したうえで利用しなければならない．前述のとおり，患者調査と国民生活基礎調査では情報源が異なり，したがって扱っている対象者も異なっている．患者調査の“受療率”と“総患者数”は概念が異なっている．このようなことを理解したうえで使わないと，間違いを犯すことになるので十分な注意が必要である．国が作成した統計では報告書の冒頭に調査方法などが記載されているので，面倒でもきちんと読んだほうがよい．

経年的な変化を観察する場合には，調査票への記載方法の変更や，疾病分類の変更などが問題となる．**図3-8**に示す死因別死亡率の観察で1990年代半ばに心疾患による死亡が激減した．これは当時の厚生省が1995年からのICD-10（次項参照）使用を前に，死亡診断書に“疾患の終末期の状態としての心不全や呼吸不全は記載しない”という指導を行ったためである．これは少し話が違うが，以前，患者調査が毎年行われていたころ，受療率の経年変化をみると1971（昭和46）〜72（昭和47）年で大きく落ち込み，1980年も少しへこんでいた．これは，1971年は調査日が**保険医総辞退**の期間に当たっていたこと，1972年は全国的な，1980（昭

保険医総辞退
当時の日本医師会と厚生省の対立から，医師会員が保険医を辞退した．そのために患者は医療機関で健康保険証が使えず，いったん全額自費で医療費を医療機関で支払ったうえで保険者から保険診療分を後に返還してもらう，という複雑な手続きで受療しなければならず，そのために受療率が低下した．

天候と受診
特に1972年の調査日（7月12日）は近年まれにみる悪天候だったと語り継がれている．慢性疾患の外来患者は天気が悪いと受診を延期する，ということであろう．

和55）年は関東以西で雨または暴風雨であったために，特に外来患者が少なかったことに起因している．なお，以上の事実はたとえば「昭和56年患者調査」の報告書に正式に記載されている．

7—死因統計と死因分類

特定の地域（国を含む）の健康状態を把握する指標として，その地域の住民の疾患別罹患率や有病率が最も望ましい．しかし有病率の観察は住民の疾病の有無に関する情報を入手する必要があるし，罹患率となると新たな疾病発生の情報となり，いずれもデータ収集に労力と財政的な負担がかかる．一方で死亡統計は，通常は何らかの形で**死亡の届出**が必要なため，罹患状況の把握よりは難易度が低く，悉皆《しっかい》性も高い．そのために，健康状態の地域比較（国際比較や国内での地域別比較）や時間的推移（経年比較）などには死因統計が用いられることが多い．

死亡の届出
わが国では，人が死亡すると基本的には遺族が医師の死亡診断書（または死体検案書）がついた死亡届を市町村役場に提出する（死亡日を入れて7日以内）．これに基づき，市町村長は埋葬許可書を発行する．埋葬許可書がないと埋葬（多くの場合には火葬）ができないので，通常の死亡は100％届出がなされる．

世界保健機関（World Health Organization；WHO）は疾病，傷害および死因の国際比較を可能にするために国際疾病分類（International Classification of Diseases；ICD）を制定している．第2次世界大戦後は1956，1965，1975，1989年に改訂され，それぞれ第7回修正（ICD-7），第8回修正（ICD-8），第9回修正（ICD-9）および第10回修正（ICD-10）分類表として刊行されている．現在第11回修正（ICD-11）が完成しており，日本語版も整備され，近々ICD-11が使用されるようになる．わが国の死因分類は，1958年まではICD-6，1959～1967年はICD-7，1968～1978年はICD-8，1979～1994年はICD-9，そして1995年以降はICD-10を使用している．**表3-9**に現在使用しているICD-10の大分類を示す．なお，ICDは人口動態統計の死因の分類だけでなく，たとえば患者調査の傷病分類などにも使用されている．

死亡原因の二重登録
疾患による死亡（“内因死”と呼んでいる）では1人の死亡に対して1つのコードが付されるが，損傷および中毒（外因死）では“損傷，中毒およびその他の外因の影響（S00～T98）”と“損傷および死亡の外因（V01～Y98）”からそれぞれ1つずつの計2つのコードが付される．

基本分類表は，ICD-9までは3桁または4桁の数字であったが，ICD-10からは“アルファベット1文字＋2桁の数値＋ドット＋最後の数値”とその体系が大幅に変わった．たとえば胃底部悪性新生物は“C16.1”だが，最初のCは疾患の大まかな分類を表す（**表3-9**に示すように新生物はCかD）．C16が胃の悪性新生物であり，ドットの後の1が部位（胃底部）を示す．最後の数字は詳細な発生部位，または病気の原因などに使用されている．

8—政府統計の総合窓口（e-Stat）

国の統計は，以前は冊子体で公表されたものを図書館などで閲覧するか，そのような手段がない場合には購入して使用するしかなかった．また，紙に印刷されたデータなので，これを加工するのにも結構手間がかかっていた．

ところがありがたいことに，インターネットの普及とともに各省庁で自分のところで作成した統計をインターネットを通じて公開するようになった．各省庁で

表3-9　第10回修正ICDの分類体系

	章の番号	内容
全身症	I	感染症及び寄生虫症（A00～B99）
	II	新生物（C00～D48）
	III	血液及び造血器の疾患並びに免疫機構の障害（D50～D89）
	IV	内分泌，栄養及び代謝障害（E00～E90）
解剖学的系統別の疾患	V	精神及び行動の障害（F00～F99）
	VI	神経系の疾患（G00～G99）
	VII	眼及び付属器の疾患（H00～H59）
	VIII	耳及び乳様突起の疾患（H60～H95）
	IX	循環器系の疾患（I00～I99）
	X	呼吸器系の疾患（J00～J99）
	XI	消化器系の疾患（K00～K99）
	XII	皮膚及び皮下組織の疾患（L00～L99）
	XIII	筋骨格系及び結合組織の疾患（M00～M99）
	XIV	尿路性器系の疾患（N00～N99）
分娩・奇形・新生児疾患	XV	妊娠，分娩及び産褥（O00～O99）
	XVI	周産期に発生した病態（P00～P96）
	XVII	先天奇形，変形及び染色体異常（Q00～Q99）
症状，徴候および異常臨床所見・異常検査所見で他に分類されないもの（R00～R99）	XVIII	
損傷及び中毒	XIX	損傷，中毒及びその他の外因の影響（S00～T98）
	XX	傷病及び死亡の外因（V01～Y98）
健康状態に影響を及ぼす要因および保健サービスの利用（Z00～Z99）	XXI	

なぜ，無料？
e-Statの利用は無料で，登録も必要ない．「国は気前が良い」と考えるのではなく，そもそも税金で作成した統計なので，国民のものであり，国民がいつでも無料で利用できて，当然である．

ばらばらに行うのでは使い勝手が悪いということで「政府統計の総合窓口（e-Stat）」としてこれらがまとめられている（https://e-stat.go.jp/）．多くの統計が相当以前から掲載されている（たとえば，人口動態統計は1980（昭和55）年から，国勢調査は1920（大正9）年の第1回から）．以前のものはpdfファイルだが，最近のものはエクセルファイル，またはCSVファイル（エクセルで直接使用できる）で公表されており，利用も格段に便利になった．一度は覗いてほしいサイトである．

COLUMN

70年前と現在の寿命の変化

第二次世界大戦直後の1950年の65歳以上の老年人口割合は男4.3%，女5.6%であり，同時期の寿命（0歳平均余命）は，男59.57年，女62.97年であった．以来約70年後の数字をみると，寿命（2022年）は男81.05年，女87.09年となり，男で20年以上，女で約25年の著しい延びがみられた．寿命の延伸に伴い人口構成も大きく変化し，老年人口割合（2022年）は，29.5%（男26.4%，女32.5%）となり，男女共約6倍に増加したことになる．

人生50年時代に比べて，人生80年時代には高齢者人口の割合が著しく増加したために疾病構造にも大きな変化がみられ，がん，心疾患，脳血管疾患などの生活習慣病や，認知症，寝たきりなどに対する施策が重要な課題となってきた．

CHAPTER

4 健康状態・疾病の測定と評価

1―疫学の概念

英語の“epidemiology”という言葉を“疫学”と訳したために，疫学とは“はやりやまい”すなわち急性流行病のことを研究する学問であるという誤解がある．もともとepidemiologyという言葉は，語源的にはギリシア語のepidemiologiaからきており，epi = upon（上に），demos = people（人びと），logia = science（学）の3つの言葉が組み合わされたもので，人びとの上に覆いかぶさる（人びとのあいだに多発する）事象について研究する学問ということになる．中国では“流行病学”と訳しているが，疫学よりは適訳かもしれない．しかし，疫学は急性伝染病の流行機序を明らかにし，その予防を目的としていたので，その意味では“疫学”という言葉は内容を的確に示していたといえよう．

予防接種の普及，新しい抗生物質の開発，生活環境の改善などにより，多くの急性伝染病はほぼ完全にコントロールできるようになった．その結果，疫学研究の対象は，時代とともに結核，性病などの慢性伝染病に移り，最近は悪性新生物，脳卒中，心疾患などの非伝染性のいわゆる生活習慣病や原因不明の難病へと広がってきた．

現代の疫学を定義するならば「疫学とは，人間集団を対象にして，人間の健康および疾病異常の原因を宿主（host），病因（agent），環境（environment）の各面から包括的に考究し，健康増進と疾病予防を図る学問」ということができる．

かつてアメリカ合衆国の公衆衛生学者Winslowが「結核菌だけが結核の原因ではない」と言ったように，結核菌の曝露を受けたものはすべて結核になるわけではなく，結核の発病には結核菌に対する感受性や生活環境など多くの要因が関与していることを忘れてはならない．特に生活習慣病や難病の発生には，さらに多くの要因が関与していると考えられ，発病までの長年にわたる生活様式（lifestyle）を考慮しなければならない．疾病異常の発生に多くの要因が関与するという考え方を多要因原因説という．

2―疫学指標

疫学の対象は人間集団であり，集団における疾病異常の頻度を測定するための

表4-1　罹患率，有病率および相対頻度の定義と計算

項目	定義	計算例
罹患率 （incidence）	●新発生数の単位人口および単位時間に対する比率（スピード） （単位時間→年，月，週，日，時間など） （単位人口→100，1,000，10万など） ●人口は厳密には危険人口（population at risk）で，すでに発病しているものは除くべきであるが，一般にはわかっている人口で代用しても問題はない	●ある年1年間に全国の保健所に届出のあった結核新発生患者は，22,700人であった わが国の人口を12,620万人として罹患率（人口10万人対）を計算せよ $I = \frac{22,700 \times 100,000}{126,200,000 \times 1\text{年}} = 18.0$ わが国における結核罹患率は人口10万対18.0である
累積罹患率 （cumulative incidence）	●一定期間内の新発生数の単位人口に対する割合（単位人口→100［%］，1,000，10万など） ●累積罹患率は分子，分母ともに人数であり，したがって累積罹患率には単位がなく，一定期間内に目的とする疾患にかかる確率を表す	●B町で500人の集団を5年間観察したところ10人が新たに糖尿病を発症した．5年間の糖尿病累積罹患率を計算せよ $\mathrm{CI} = \frac{10}{500} \times 1,000 = 20$ B町における5年間の糖尿病累積罹患率は人口1,000対20である
有病率 （prevalence）	●一時点における疾病異常者の単位人口に対する割合（単位人口→100［%］，1,000，10万など）［点有病率ともいう］ ●一定期間（たとえば1年間）に疾病異常の状態にあったもの全員（観察開始時有病者と期間内新発生者の和）の観察期間平均人口に対する割合を期間有病率という	●A町で高血圧検診を実施したところ，受診者1,200人のうち高血圧者は250人であった．高血圧有病率（%）を計算せよ $P = \frac{250}{1,200} \times 100 = 20.8$ A町における検診実施時の高血圧有病率は20.8%である
相対頻度 （relative frequency）	●対象とする疾病異常の相対的な頻度を示す指標で，全がん中の胃がん，全受診者中の循環器疾患受診者，全死亡中の特定死因など分子同士の相対的な頻度（通常%で示す）	●ある年のわが国の死亡数は，1,253,000人で，そのうち50歳以上の死亡者は1,199,000人であった．全死亡中50歳以上のものの相対頻度（%）を求めよ $RF = \frac{1,199,000}{1,253,000} \times 100 = 95.7$ 相対頻度は95.7%である．全死亡中50歳以上のものの割合のことをPMI（proportional mortality indicator）ともいう

共通の物差しが必要になる．このような物差しのことを疫学指標という．代表的な疫学指標としては，罹患率，有病率，死亡率，致命率，相対頻度などがある．また，2つの集団間の比較をしたいときは，率の比（相対危険；relative risk）または率の差（寄与危険；attributable risk）を用いることが多い．

表4-1に，罹患率，有病率および相対頻度について定義と計算例を示す．罹患率と有病率の計算には分母の人口が必要になるが，分母に関する情報が得られない場合はやむをえず分子同士の相対頻度を計算する．

表4-2　死亡率および致命率の定義と計算例

項目	定義	計算例
死亡率 （mortality rate）	● 一定期間内における死亡数の単位人口に対する割合 一定期間　→　通常1年 単位人口　→　1,000，10万	● ある年1年間のわが国のがん死亡数は357,000人であった．わが国の人口を12,620万人としてがん死亡率（人口10万対）を計算せよ $M = \frac{357,000}{126,200,000} \times 100,000 = 282.9$ その年のわが国におけるがん死亡率は人口10万対282.9である
致命率 （fatality rate）	● 対象とする疾病異常に罹患したもののうち，その疾病異常が原因で死亡したものの割合 単位患者数　→　通常100（%で示す）	● ある国で発生したAIDS患者374人のうち170人がAIDSが原因で死亡した AIDSの致命率を求めよ $F = \frac{170}{374} \times 100 = 45.5$ AIDSの致命率は45.4%である（ただし，長期にわたって死亡が発生しうる疾患では観察期間の長さによって致命率は変わるので，発病からの期間を明示したほうがよい）

人口の情報が十分に得られない開発途上国の健康状態を示す指標として，全死亡中に占める50歳以上の死亡者の割合を計算することがある．この指標のことをPMI（proportional mortality indicator, proportional mortality ratio ; PMR）という．死亡年齢の高齢化，人口の高齢化によって，この値は大きくなる．

罹患率（I）と有病率（P）とのあいだには一般に，

P：有病率
I：罹患率
L：有病期間

$P = I \times L$　（ただしLは平均有病期間を示す）

の関係が成り立つといわれている．

表4-2に死亡率および致命率（または致死率）の定義と計算例を示す．死亡率は資料が豊富であり，疾病発生状況の年次比較，国際比較などによく用いられる．しかし，致命率の低い疾患，有病率の高い疾患では，死亡率は疾病の蔓延状況を正しく表すとは限らない．**表4-3**には，2つの集団のあいだで疾病の発生や，死亡の頻度に違いがあるかどうかを比較するための指標として用いられる相対危険と寄与危険についてその概要を示す．

3—疫学の方法

疫学の方法は，観察研究と介入研究の2つに分けることができる．観察研究は，観察集団の健康状態，疾病発生状態，生活習慣，社会環境などを観察することにより，集団の健康水準の変化や疾病異常の発生に関与する要因を明らかにする方

表4-3　相対危険と寄与危険の概要

項目	定義	計算例
相対危険 （relative risk）	●危険因子に曝露された集団からの罹患率，死亡率と，曝露されない集団からの率との比 $R=\frac{P1}{P0}$ 曝露群からの率 $P1$ 非曝露群からの率 $P0$	1. 曝露によって罹患率，死亡率が何倍になるかを示す 2. 危険因子の作用の強さを表し，因果関係の追求に用いる指標
寄与危険 （attributable risk）	●危険因子に曝露された集団からの罹患率，死亡率と，曝露されない集団からの率との差，相対危険は単位がないが，寄与危険は単位人口（100,1,000,10万など）あたりの率で表す $A=P1-P0$ 曝露群からの率 $P1$ 非曝露群からの率 $P0$	1. 危険因子への曝露により，疾病異常の発生が単位人口あたりどれだけ増えたかを示す 2. 危険因子が集団に与える影響の大きさを表し，公衆衛生的な意味をもつ

計算例　英国の医師を対象としたコホート研究によると，非喫煙者と1日25本以上の喫煙者の肺がんおよび虚血性心疾患による死亡率（年間人口10万対）は表に示すとおりである

区分	非喫煙者	喫煙 25本以上
肺がん	7	166
虚血性心疾患	422	599

1. 25本以上喫煙者の非喫煙者に対する相対危険

肺がん死亡　$R=\frac{166}{7}=23.7$

虚血性心疾患　$R=\frac{599}{422}=1.4$

2. 25本以上喫煙者の非喫煙者に対する寄与危険

肺がん死亡　$A=166-7=159$
（人口10万対）

虚血性心疾患　$A=599-422=177$
（人口10万対）

法であり，記述疫学，横断研究，生態学研究（地域相関研究ともいう），症例対照研究，コホート研究などがある．

介入研究は人為的に健康に影響を及ぼす疑いのある要因（曝露要因）を操作することにより，疾病の発生や予後への影響を明らかにする方法であり，野外研究と臨床研究に分けることができる．

1●観察研究

記述疫学

記述疫学は，目的とする疾病異常の出現状況を人の属性，時間，場所の面から観察する．人の属性は，大きく生物学的要因と社会的要因に分けることができる．**表4-4**に，代表的な要因の種類と具体的な例を示す．これらの要因のうち，すべての疾患の解析で必ず考慮しなければならない要因として，性と年齢があげられる．性差は，男女の生物学的な感受性の差によっても生じるし，また，男女の生活環境の差によることもある．

表4-4　人の属性に関する要因の種類と具体例

種類	生物学的要因	先天的要因：性，年齢，人種，両親の年齢，出生順位など 後天的要因：栄養，発育，免疫，既往歴，喫煙，飲酒，食生活など
	社会的要因	生活水準，職業，居住環境，家族構成，配偶関係，教育歴など
具体例	生物学的要因	
	性	男/女比は，肺がん死亡率2.5〜3，全身性エリテマトーデス有病率0.1
	年齢	がん罹患率は年齢とともに増，ベーチェット病有病率は30歳代に山
	性と年齢	サルコイドーシスは男20歳代に山，女20歳代と50歳代に2つの山
	人種	日本人は胃がんが多く，欧米諸国では大腸がん，乳がんが多い
	両親の年齢	ダウン症候群の発生率は高年初産に多い
	栄養	高脂肪食のものは乳がん，結腸がんの罹患率が高い
	婚姻状態	未婚者の死亡率が高い．若年結婚は子宮頸がん，高年結婚は子宮体がん，乳がんの死亡率が高い
	既往歴	高血圧既往のある者は脳卒中のリスクが高い
	家族歴	乳がん，大腸ポリープ，糖尿病は家族歴出現率が高い
	体型	肥満者は糖尿病，虚血性心疾患，乳がんの罹患率が高い
	社会的要因	
	生活水準	貧困者に結核罹患率が高い
	職業	虚血性心疾患は管理，専門職に多い
	教育水準	乳がん患者には教育歴の長いものが多い
	宗教	ユダヤ人には子宮頸がんが少ない
	習慣，嗜好	酒と肝硬変，たばこと肺がん

すべての疾患の発生には必ず年齢差がみられる．たとえば，伝染病の年齢分布は人の病原微生物に対する感受性，免疫の程度，感染機会などの年齢による変化と関係してくる．脳卒中，がんなどの罹患率と死亡率は，年齢とともに高くなっている．おそらく，長期にわたるいろいろな生活習慣，環境条件などのいわゆるライフスタイルと生理的な老化現象が関係しているのであろう．

疾病の時間的な分布は，疾病の発生原因と密接な関係がある．たとえば，食中毒や消化器系伝染病の集団発生などは単一の曝露によって起こることが多いが，その場合は日別の分布をみると1峰性の山をつくる．2次感染があるときや曝露が複数回起きるときは，2峰性，3峰性の山ができる．

疾病によっては3年間隔，6年間隔などの周期をもって流行するものがある．たとえば麻疹は，2〜3年おき，風疹は6〜10年おきに流行があった．季節変動を示す疾患もある．猩紅熱は秋から冬にかけて増加するし，脳卒中の発作を起こす時期も冬が多い．年次的な観察も必要である．

疾病異常の場所による差も記述疫学で明らかにしなければならない．

疾病の頻度と分布を，人の属性，時間，場所について客観的に記述する主な目的は，疾病の発生原因に関する仮説を設定することにある．

横断研究

横断研究は，問診，検診，診療情報などにより，個人単位の曝露に関する情報と疾病罹患に関する情報を同じ時点に調べる方法である．両者に関連があっても曝露と発病の時間的な関係が明らかでなければ意味付けが難しい．一般的に曝露状態が長期間変わらないような要因，たとえば人種，性，血液型，宗教，社会経済水準，職業などを問題にするような研究では横断的な研究で目的を達成することができる．

生態学的研究（地域相関研究）

生態学的研究は，見方によっては記述的研究の一部ともいえる．この方法は，人口集団ごと（国，都道府県，市町村，職域，学校などいろいろな集団に応用できる）に疾病異常と疾病の発生に関連があると考えられる要因の頻度を比較し，相関関係を観察する方法である．他の目的で収集した地域単位の既存資料を利用することができる．たとえば，都道府県別喫煙率と肺がん死亡率の間に順相関の関係（喫煙率の高い地域ほど肺がん死亡率が高い）という結果が得られたからといって，喫煙は肺がんの原因であるということはできないが，喫煙は肺がんの原因かもしれないという疑いをもって，以下に述べる症例対照研究やコホート研究を実施することを支持する所見であるといえる．

症例対照研究とコホート研究

記述疫学，横断研究，生態学的研究で設定された仮説を検証し，容疑要因を確認する方法として，症例対照研究とコホート研究が用いられる．症例対照研究は，目的とする疾患にかかっている者（症例群）とかかっていない者（対照群）の両集団を対象にして仮説に立てられた因子への曝露状況を比較する方法である．この方法は，過去に振り返って要因への曝露に関する情報を集めるので，後ろ向き研究ともいう．

コホート研究は，目的とする容疑要因の曝露を受けている者と受けていない者の集団を設定して，両集団を将来に向かって追跡し，疾病の発生状況を比較するもので，一般的に前向き研究ともいう．**図4-1**に両研究の概要と特徴を示す．なお，コホート研究の例外的な方法として，過去に収集された情報を利用するために，その時点まで振り返って，そこから現在までの観察結果を分析する場合もある．これを後ろ向きコホート研究という．

2• 介入研究

介入研究は，目的とする疾病に罹患していないものを対象にして，目的とする因子への曝露状態を人為的に変更することにより疾病の発生状況または治療効果を評価しようとする方法である．通常，研究参加者を介入群と非介入群に割り付け，介入群に対しては，一定の決められた方式を用いて，評価しようとする薬剤，治療方法，ワクチン，食生活，身体活動，環境などを人為的に与える，または人為的に変化させるなどの介入を行う．一方，非介入群に対しては，特別な介入を行わない．この方法で，地域の一般集団を対象とする場合，野外研究という．

介入研究のうち，医療機関受診の患者を対象にして薬剤の治療効果，手術の効果，早期退院の影響などを評価するものを臨床試験という．臨床試験では，対象患者を介入群と対照群に無作為に割り付けて，治療効果を評価するので，ランダ

症例対照研究

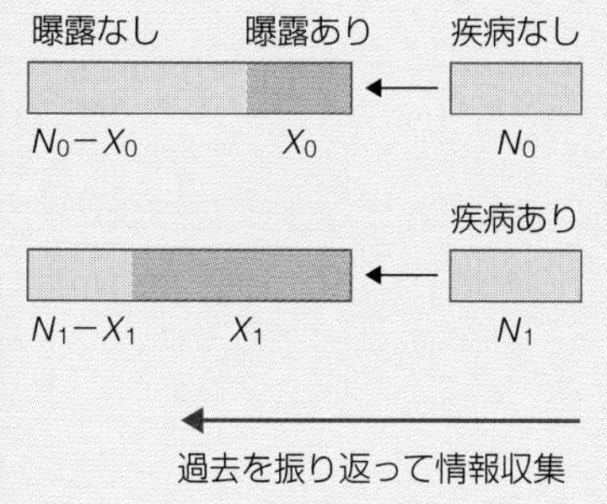

1. 関連の推定
疾病あり群（症例群）と疾病なし群（対照群）の両群について，要因への曝露ありの曝露なしに対する比（Odds）を比較することにより，要因の曝露と疾病発生とのあいだに関連があるかどうかを調べる

疾病なし群 $\dfrac{X_0}{N_0-X_0}$

疾病あり群 $\dfrac{X_1}{N_1-X_1}$

$$\frac{X_1}{N_1-X_1} > \frac{X_0}{N_0-X_0}$$

のとき，疾病あり群はなし群に比べ，曝露を受けているものが多い

2. 罹患率の比の推定
曝露あり群からの罹患率（I_1）と曝露なし群からの罹患率（I_0）の比は，以下の式から推定できる

$$RR = \frac{I_1}{I_0} = \frac{\dfrac{X_1}{N_1-X_1}}{\dfrac{X_0}{N_0-X_0}} = \frac{X_1\ (N_0-X_0)}{X_0\ (N_1-X_1)}$$

コホート研究

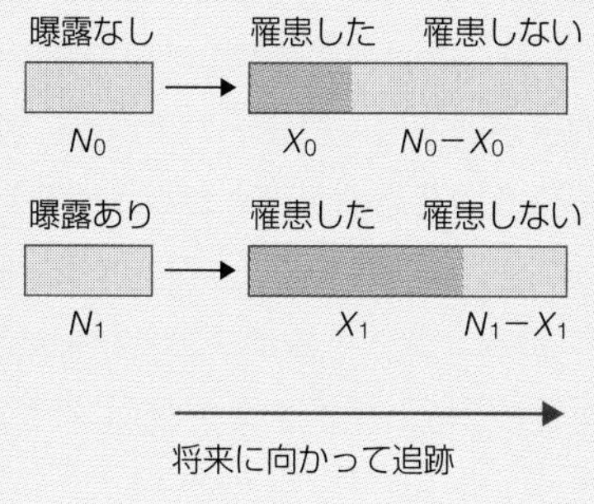

1. 関連の推定
曝露なし群，曝露あり群の両群を将来に向かって追跡し，目的とする疾病の罹患率を両群で比較することにより，曝露と疾病発生とのあいだに関連があるかどうかを調べる．両群よりの疾病発生状況の差異は罹患率の比（相対危険）または罹患率の差（寄与危険）で比較する

2. 罹患率の比 $RR = \dfrac{\dfrac{X_1}{N_1}}{\dfrac{X_0}{N_0}} = \dfrac{X_1N_0}{X_0N_1}$

3. 罹患率の差 $AR = \dfrac{X_1}{N_1} - \dfrac{X_0}{N_0}$
（人口10万対，1,000対，%などの単位を明記）

図4-1　症例対照研究とコホート研究の概要と特徴

ム化比較試験（Randomized controlled trial；RCT，無作為割付介入試験）ともいう．ランダム化比較試験は疫学研究が導き出しうる最も強力な因果関係の証拠を提供するといわれる．

4—バイアスと交絡の制御

性や年齢構成の異なる集団のあいだで特定部位のがん死亡率や罹患率を比較する場合，当然のことながら高年齢者の多い集団のほうが若年齢者の多い集団より高い値をとる．比較の目的はどちらの集団に特定部位のがんが多く，その原因は何かを知ることにあるが，年齢構成が異なるために罹患率や死亡率の真の姿が見えなくなってしまう．罹患率や死亡率に影響を及ぼす他の要因（性，年齢など）の分布が異なるために生ずる現象をバイアスまたは偏りという．バイアスは疫学研究や調査の過程で起こり，研究結果を誤って解釈する可能性がある．ときには研究結果に重大な影響を与えるので，慎重な研究計画の策定と結果の解釈が要求される．バイアスの発生にはいろいろな原因が考えられる．研究対象の選択のと

表4-5　年齢調整死亡率計算のための架空データ

	A県B町			A県C町			A県全体		
	人口	死亡数	死亡率（1,000対）	人口	死亡数	死亡率（1,000対）	人口	死亡数	死亡率（1,000対）
総数	18,000	114	6.3	18,000	145	8.1	720,000	5,355	7.4
0～29歳	9,000	9	1.0	6,000	4	0.7	300,000	255	0.9
30～59歳	6,000	27	4.5	6,000	21	3.5	240,000	960	4.0
60歳以上	3,000	78	26.0	6,000	120	20.0	180,000	4,140	23.0

きに生ずる選択バイアス，観察集団から情報を得るときに起きる情報バイアスなどがある．

性年齢分布の相違以外にも，調べようとする危険因子以外の表面に出ない別の因子が健康異常の発生に影響を及ぼす場合がある．たとえば，飲酒と食道がんの発生との関係を調べたところ，飲酒者は非飲酒者に比べて食道がんの発生が多いという結果が出たと仮定する．その場合，単純に飲酒が食道がんの発生要因と結論づけることはできない．もし喫煙者の割合が非飲酒者に比べて飲酒者に多く，喫煙が食道がんの発生要因だとすると，やはり同じ結果が得られるはずである．このように表面にでない要因で，健康異常の発生に影響を及ぼす要因を交絡因子（confounding factor）という．一般的には，調べようとする疾病または健康異常に影響を及ぼす潜在的な要因が存在し，比較しようとする2つの集団で異なった分布を示す要因のことをいう．

バイアスの影響を小さくするように研究計画の段階で考慮する必要がある．交絡の影響は研究計画または解析の段階で考慮する．交絡の影響を研究計画の段階で行う方法として，無作為化，対象の制限，マッチングなどがあり，解析の段階で行う方法として，層化，標準化，モデリングなどがある．

年齢構成が異なる人口集団のあいだで罹患率や死亡率の地域差を比較する場面がしばしばあるので，ここでは標準化の方法について，詳しく説明することにする．年齢構成の影響を除くための標準化の手順を年齢調整という．

たとえば，**表4-5**はA県B町とA県C町およびA県全体の年齢3区分別人口，死亡数，死亡率を比較したものである（どちらも単純化した架空のデータ）．B町は若年齢者が多く，C町は高年齢者が多い．A県全体はその中間の年齢構成である．B町の全年齢平均死亡率は人口1,000対6.3であるのに対して，C町は8.1と高い．しかし，年齢ごとに比較すると，どちらもC町が低い．C町では死亡率の高い高年齢者の割合が多いためである．また，A県全体の全年齢平均死亡率は7.4となり，両地区の中間の値をとる．

このような場合，年齢構成の影響を除外するために，標準的な人口集団（ここでは両町の属するA県全体の人口を標準人口集団にした）を仮定して，死亡率を計算する方法がある．このようにして計算された死亡率を年齢調整死亡率という．年齢調整死亡率の計算方法には，2とおりの方法，すなわち直接法と間接法

直接法

B町，C町の年齢別死亡率を基準人口（A県全体，合計720,000人）に当てはめて予測死亡数を計算し，予測死亡数の合計を出して基準人口1,000対の率を計算する．

年齢	基準人口（A県全体）	B町		C町	
		死亡率（1,000対）	予測死亡数	死亡率（1,000対）	予測死亡数
0～29歳	300,000	1.0	300	0.7	210
30～59歳	240,000	4.5	1,080	3.5	840
60歳以上	180,000	26.0	4,680	20.0	3,600

B町

死亡数　$300 + 1{,}080 + 4{,}680 = 6{,}060$

調整死亡率　$\frac{6{,}060}{720{,}000} \times 1{,}000 = 8.4$

C町

死亡数　$210 + 840 + 3{,}600 = 4{,}650$

調整死亡率　$\frac{4{,}650}{720{,}000} \times 1{,}000 = 6.5$

A県を基準人口としたB町の年齢調整死亡率は人口1,000対8.4，C町では6.5となり，B町のほうが高い．

間接法

B町，C町全体の死亡率と人口構成がわかっていても年齢別死亡数がわからないときは，基準人口の年齢別死亡率をB町，C町の人口構成に当てはめる（予測死亡数）．
実測死亡数と予測死亡数の比（標準化死亡比SMRという）を出し，この値に基準人口の死亡率を乗ずる．

年齢	基準人口の死亡率（1,000対）	B町		C町	
		人口	予測死亡数	人口	予測死亡数
0～29歳	0.9	9,000	8	6,000	5
30～59歳	4.0	6,000	24	6,000	24
60歳以上	23.0	3,000	69	6,000	138

B町

実測死亡数　（表4-5から）114
予測死亡数　$8 + 24 + 69 = 101$

標準化死亡比　$\frac{114}{101} = 1.13$

調整死亡率　1.13 × 7.4（表4-5から）= 8.4

C町

実測死亡数　（表4-5から）145
予測死亡数　予測死亡数　$5 + 24 + 138 = 167$

標準化死亡比　$\frac{145}{167} = 0.87$

調整死亡率　0.87 × 7.4（表4-5から）= 6.4

図4-2　年齢調整死亡率の計算方法

がある．**図4-2**に計算の手順を示す．

5―因果関係の判定

疫学調査の結果に基づいて調べようとする疾患と容疑をかけた要因とのあいだに因果関係があるかどうかを判断する基準として，Hillは，**表4-6**に示す9項目の条件を提示した．目的とする疾患と容疑要因とのあいだに統計学的な相関関係があっても，直ちに因果関係があるとは限らない．原因と結果が逆であっても，

表4-6　因果関係を判定するための条件

項目	内容
1. 強固性	要因に曝露した集団からの発生と曝露しない集団からの発生の比（相対危険）大
2. 一致性	方法，場所，条件，時，集団が異なっても同じ結果
3. 特異性	要因への曝露と疾病の発生との関連が必要かつ十分条件
4. 時間性	原因と考えられる要因への曝露は疾病の発生より先
5. 証拠の整合性	記述疫学的な特徴が要因の曝露水準の分布とよく一致
6. 生物学的傾斜	曝露が多いほど罹患率が高い（量と反応の関係）
7. 生物学的妥当性	細胞，組織の反応が，生物学の知識に矛盾しない
8. 実験的な証拠	たとえば容疑要因の除去により発生がなくなる
9. 類似性	原因がすでにわかっている類似疾患の疫学像，臨床像などとよく一致

参考：1964年にアメリカ合衆国の喫煙と健康に関する委員会は，一致性，強固性，特異性，時間性，整合性の5項目を判定条件として取り上げ，Hillは1965年に6～9の4項目を加えた条件を提示している．

文献：(1) U.S. Department of Health, Education, and Welfare (1964). Smoking and Health : Report of the Advisory Committee to the Surgeon General of the Public Health Service. USPHS Publication No. 1103. Washington, DC : U. S. Government Printing Office.
(2) Hill, A. B. (1965). The Environment and Disease : Association or Causation? Proceedings of the Royal Society of Medicine 58 : 295-300.

統計的な関連はみられることに注意しなければならない．

6—スクリーニング

1● 意　義

人口集団の中には，一見健康に見えても潜在的にある疾病の初期状態にある者が含まれている．この時点に適切な措置を講じないと重症化したり致命的な結果を招くことがある．スクリーニングは，本人が気づく前にこのような人たちを見つけ出して，早い時期に必要な医療や保健指導を実施して，疾病の発症や重症化を防ぐことを目的としている．

2● 妥当性

スクリーニングは，疾病異常のある人を正しく識別する能力（妥当性）の高いものでなければならない．妥当性を評価する具体的な指標として，敏感度（または感度），特異度，陽性反応的中度，陰性反応的中度がある．敏感度と特異度は一方を高くすれば他方が低くなる関係（トレードオフの関係という）があり，これを図で示したのが，ROC曲線（receiver operating characteristic curve，受信者動作特性曲線）と呼ばれている．

表4-7は，目的とする疾病異常の有無とスクリーニング結果との関係を示すものである．スクリーニングは，比較的簡便な方法を用いて疾病異常者または疾病ハイリスク者を選別する方法であり，疾病ありの者を陽性（真陽性），疾病なし

表4-7　スクリーニングの妥当性

		疾病異常		
		あり	なし	計
スクリーニング結果	陽性	a（真陽性 TP）	b（偽陽性 FP）	a＋b
	陰性	c（偽陰性 FN）	d（真陰性 TN）	c＋d
	計	a＋c	b＋d	a＋b＋c＋d

表4-8　スクリーニング能力の評価指標

指標	数式	指標の定義
敏感度（ST）	a/（a＋c）	疾病異常ありの者を陽性と判断する割合
特異度（SP）	d/（b＋d）	疾病異常なしの者を陰性と判断する割合
陽性反応的中度（PPV）	a/（a＋b）	スクリーニング検査陽性者のうち疾病異常ありの者の占める割合
陰性反応的中度（NPV）	d/（c＋d）	スクリーニング検査陰性者のうち疾病異常なしの者の占める割合

の者を陰性（真陰性）と正しい判断のできる方法が望ましい．言い換えると，疾病ありの者を陰性（偽陰性），疾病なしの者を陽性（偽陽性）と誤った結果が得られる割合が小さいほどよいスクリーニングといえる．

3 • 評価の指標

表4-8は，スクリーニング能力を評価するための4つの指標，敏感度（STと略），特異度（SPと略），陽性反応的中度（PPVと略），陰性反応的中度（NPVと略）の数式と定義を示す．

架空の数字を当てはめた応用例を**表4-9**，**表4-10**に示す．前者は有病率の低い集団（有病率＝6%），後者は有病率の高い集団（有病率＝37%）で，どちらも同じ能力を有するスクリーニングを用いるという想定である．STは定義により83%，SPは88%である．STとSPはともに高いほどよいスクリーニングであるが，その評価は相対的なものであり，採用するためにはどの値以上でなければならないかという固定した基準があるわけではない．

STとSPが同じ値のスクリーニングであっても，対象とする集団の有病率によって，PPVとNPVは異なる．ここに示す有病率の低い集団ではPPVは29%，NPVは99%であるが，有病率の高い集団ではPPVは81%，NPVは90%であり，有病率の低い集団ではPPVは低くなり，有病率の高い集団ではNPVが低くなる．スクリーニングの効率はスクリーニングそのものの能力と対象集団の有病率の両者が関係してくる．

血圧，血糖値，血清コレステロール値，BMI，ヘモグロビン濃度などの連続量を計測し，連続量のどこかで区分（Cut off pointという）して，一方を陽性（または異常），他方を陰性（または正常）とすることが多い．この場合，どこを分岐点とするかによってSTとSPの値が異なってくる．

表4-9　応用例による各指標の計算（有病率の低い集団）

		疾病異常		
		あり	なし	計
スクリーニング結果	陽性	25（a）	60（b）	85
	陰性	5（c）	450（d）	455
	計	30	510	540

有病率＝30/540＝0.06（6%）

指標	数式	計算	結果
敏感度（ST）	a/（a＋c）	25/（25＋5）	0.83（83%）
特異度（SP）	d/（b＋d）	450/（60＋450）	0.88（88%）
陽性反応的中度（PPV）	a/（a＋b）	25/（25＋60）	0.29（29%）
陰性反応的中度（NPV）	d/（c＋d）	450/（5＋450）	0.99（99%）

表4-10　応用例による各指標の計算（有病率の高い集団）

		疾病異常		
		あり	なし	計
スクリーニング結果	陽性	250（a）	60（b）	310
	陰性	50（c）	450（d）	500
	計	300	510	810

有病率＝300/810＝0.37（37%）

指標	数式	計算	結果
敏感度（ST）	a/（a＋c）	250/（250＋50）	0.83（83%）
特異度（SP）	d/（b＋d）	450/（60＋450）	0.88（88%）
陽性反応的中度（PPV）	a/（a＋b）	250/（250＋60）	0.81（81%）
陰性反応的中度（NPV）	d/（c＋d）	450/（50＋450）	0.90（90%）

図4-3は，疾病異常者を陽性とする率（敏感度）と疾病異常のないものを陽性とする率（100－特異度）の関係を示すもので，検査A，検査Bの特性曲線と基準線および偽陽性の許容範囲の4本の線からなる．このようなグラフのことをROC曲線といい，スクリーニング方法の優劣や分岐点の妥当性の判断に用いる．たとえば，疾病のないものを陽性とする率を30%まで許容するならば，敏感度は，検査Aでは90%，検査Bでは70%となり，検査Aが優れた方法である．このように，それぞれの検査について目的に合致するような分岐点を選ぶのに役立つ．

一般的なスクリーニングは，まずハイリスク者を選別し，次のステップとしてさらに詳しい検査を実施して確定診断を行うという流れをとる．分岐点を高いところに設定すれば，少ない人数から効率よく疾病異常者を発見することができるが，陰性と判断されたものの中に含まれている大勢の疾病異常者を見逃すことになる（敏感度が低くなる）．もし分岐点を低いほうまで広げると疾病異常のない

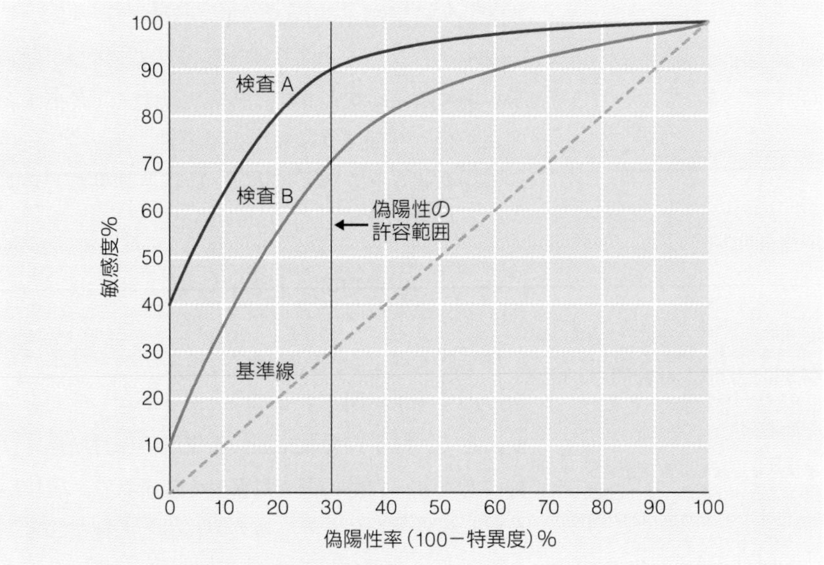

注：偽陽性の許容範囲は状況により異なる

図 4-3　ROC 曲線による敏感度と偽陽性率の関係

表 4-11　スクリーニング実施の条件

1. 頻度と予後	・有病率が高い ・発見が遅いと重症化，死亡，後遺症をもたらす ・家族・社会の負担大
2. 初期の異常検出	・症状発現前に検出可能 ・遺伝性疾患は胎児期からの検出可能
3. 適切なスクリーニング技術	・妥当性の高い検出方法（敏感度，特異度） ・信頼性の高い検出方法（再現性，検者間の一致） ・迅速で簡単な方法 ・苦痛なく，受け入れやすい ・利用しやすい ・安全 ・安価 ・容易な判定
4. 治療法の確立と受け入れ体制	・治療法が確立している ・医療の受け入れ体制 ・保健指導体制
5. 費用と効果	・費用対効果大

ものが大勢陽性と判断される（特異度が低くなる）．敏感度と特異度はトレードオフの関係にあり，どこに分岐点を置くかの判断は難しい．対象とする疾病の発見が遅れた場合に予測される予後が悪い疾病異常であれば，特異度が低くなっても陽性と判断する範囲を広げたほうがよいが，その場合は疾病異常のない大勢の対象者を含めた精密検査を実施しなければならないので，費用と要精密検査とされた人たちの精神的な負担が増大する．

4 • スクリーニング実施の条件

あるスクリーニングを実施するかどうかを判断する基準を**表4-11**に示す．成果が期待できるかどうかを判断するチェックポイントとして，その疾病異常の頻度と予後，初期の異常検出の可能性，適切なスクリーニング技術の利用可能性，治療法の確立と受け入れ体制，費用と効果などがあげられる．

7—疫学研究と倫理

疫学研究は，人間の集団を対象に疾病や健康異常の頻度や分布を調査して，その原因や発生に関与する要因を明らかにして，有効な予防方法や治療方法を明らかにして，医学の発展や国民の健康の保持増進に役立てるものである．調査の実施にあたり，大勢の調査対象者の健康状態，居住環境，生活習慣など，個人情報を取り扱うことになり，個人の尊厳と人権を守るとともに円滑な研究環境を整えるための倫理指針*が策定された．この指針では，研究機関の長・研究責任者の責務，いわゆるバンク・アーカイブに関すること，研究に関する登録・公表，倫理審査委員会の機能強化と審査の透明性確保，**インフォームド・コンセント**，**オプトアウト**，個人情報の保護，**利益相反**《りえきそうはん》の管理，試料・情報の保管，モニタリング・監査などが決められている．

研究倫理を考えるうえで，研究者にとって特に大切なキーワードとして，「インフォームド・コンセント」と「利益相反」がある．この両者は，研究に協力する人々の尊厳と人権を守り，公正な研究結果の確保を担保するうえで重要な要件である．

*文部科学省，厚生労働省，経済産業省：人を対象とする生命科学・医学系研究に関する倫理指針

インフォームド・コンセント
研究に参加する個人または患者に対して，研究の目的と方法，研究参加によって起こりうる危険，さらに，研究不参加による不利益がないことを丁寧に説明し，十分に理解を得たうえで，自由意思による自発的な研究参加を承諾するという手続きである．

オプトアウト
研究対象に通知したり，容易に知り得るようにわかりやすいホームページなどを開設し，研究が実施または継続されることについて，研究対象者が拒否できる機会を保障することである．

利益相反
医学研究を実施する場合，外部からの圧力や経済的な利益関係などにより，研究結果に不当な影響を及ぼし，データの改ざん，企業など特定団体等の圧力によって公正な判断が損なわれていることが懸念される状況をいう．研究調査の実施，学術講演，学術雑誌への結果の公表の場合，利益相反の状態にあることを開示しなければならない．

8—リスクアナリシス（リスク分析）

人の健康や環境に悪影響を及ぼす危険（リスク）に適切に対処するためには，政策決定者，科学者，公衆衛生活動従事者，医療従事者，一般市民などが，リスクに対する共通の認識と理解をもたなければならない．環境汚染，食の安全，感染，食習慣など幅広い分野で健康に悪影響を及ぼす可能性があり，適切な対策を講じるための手順としてリスクアナリシスを実施する．リスクアナリシスには，リスクアセスメント（リスク評価），リスクマネジメント（リスク管理），リスクコミュニケーション（リスクの情報伝達）のステップが含まれる．

1 • リスクアセスメント

特定の健康阻害要因への曝露によって生じる健康異常の程度を，量的または質的に評価することである．すなわち，問題とする健康阻害要因による曝露の程度，健康影響の可能性，被害の及ぶ範囲，重症度などを，過去の統計データなどを用いて，疫学的な手法により，将来予測をする過程をいう．

2● リスクマネジメント

問題になる健康阻害要因の重要性を政策的および社会的に判断する過程であり，曝露を受ける個人およびコミュニティのリスクに対する理解，リスクと利益とのバランスなどを考慮して，政策を選択する過程である．

3● リスクコミュニケーション

環境汚染，食の安全，感染，食習慣など，人の健康に悪影響を及ぼすリスクに関する正しい情報を公衆衛生活動従事者，医療従事者などの保健医療業務従事者および一般市民に開示して，共通の認識をもつためのプロセスをいう．これにより，過剰な社会不安を解消し，一般市民ならびに関係機関・団体の理解と協力のもとに適切な対策を講じることができる．

COLUMN

死亡率と出生率の誤用

新型コロナウイルスに100人罹患して，そのうち5人死亡したとき，新聞やテレビで，死亡率5%と報じられるのをしばしば耳にする．この値は，罹患した患者のうち死亡した者の割合であり，死亡率ではない．正しくは「致命率」または「致死率」である．死亡率の分母は罹患した患者数ではなく，対象となる集団の人口であることを忘れてはならない．

同じように，出生率もしばしば誤用されている．1人の女性が一生の間に平均1.5人出生する状態を，出生率1.5と表現されているのをしばしば目にする．この値は，正しくは「合計特殊出生率」または「粗再生産率」である．出生率とは，出生数を対象となる集団の人口1,000に対する率で表したものである．

CHAPTER

5 情報とコミュニケーション

1―情報とは

地球の狭さ
恐ろしい話だが，となりの部屋にいる人にでも，地球の裏側にいる人にでも，同じように電子メールで連絡をし，場合によっては即座に返事が返ってくる．

情報収集は“無駄を省く”ために行う．研究でも健康教育でも，今から取り組もうとする課題がすでに誰かが行ったものであれば，それを利用することによって手間を省くことができる．逆に誰も取り組んだことがない課題であれば，成し遂げるためには困難を伴うことも多いが，うまく成し遂げられた暁には報酬（名誉，名声，研究費，財産，地位など）を得ることもある．誰かが取り組んだことがあるかどうかを判断する材料が情報である．

現代社会が“情報（化）社会”といわれて久しい．この情報社会の定義はさまざまだが，いずれも“大量の情報の流通が容易に行われる”ということが前提となっていることには異論がない．そこで情報社会の前提として通信制度・技術の発展と，最近40年ほどのあいだでは飛躍的なコンピュータの進歩・普及がある．

電子カルテ
診療録（カルテ）やX線写真の電子化は，保管場所の節約という大きな利点がある．

印刷技術の発展が大量に同じ印刷物を作成することを可能とし，これによって社会が大きく変化した．これと同程度の社会の変革といわれているのがインターネットである．インターネットのおかげで世界中に情報を，時間的な遅れもなく発信することが可能となった．また，情報のデジタル化により大量の情報が質を落とすことなく複製できるようになり，保管においても場所の節約が可能となった．また，種々の情報の検索も高速化され，大量の情報のなかから必要な情報を素早く検索して抽出できるようになった．以上の例からもわかるように，コンピュータ/インターネットなどの開発・発展を基礎とする情報化は社会の進歩に貢献するのではなく，社会のあり方を変えたといっても過言ではない．

2―エビデンスに基づいた医療（EBM）および保健対策（EBPH）

疫学データ
あくまでも疫学データはヒトを対象としており，したがって余計なメカニズムなどを考えずに，結果をそのままヒトに当てはめることができる．たとえば疫学データでは喫煙は虚血性心疾患の危険因子であることは明らかであり，メカニズムを考えることなく喫煙対策が虚血性心疾患の一次予防につながる．

Evidence-based Medicine（EBM；根拠に基づく医療）という言葉が医学の世界で1990年代半ばから盛んに唱えられている．これを模倣して公衆衛生の世界でもEvidence-based Public Health（EBPH）といった言葉が使われている．経験をもとにしたこれまでの医療ではなく，根拠をもとにした医療を目指す動きである．この場合の根拠とは“試験管内の実験（*in vitro*）や動物実験ではなく，実際にヒトを対象とした研究による知見”を意味している．すなわち根拠とされるもののほ

表5-1　臨床医学研究の科学的根拠レベル

Ia	体系的レビュー，無作為割付試験のメタ解析
Ib	無作為割付試験
IIa	非無作為割付試験
IIb	その他のタイプの準実験的研究
III	観察研究（比較研究，相関研究，症例・対照研究）
IV	専門委員会の報告や権威者の意見

（Agency for Health Care Policy and Research；AHCPR, 1993）

とんどは疫学，あるいは臨床疫学によってつくられたものである．

根拠は当然のことながら，信頼できそうなものから怪しいものまで種々存在する．示されたデータ（根拠）の作成方法によって信頼度の評価が試みられている．カナダのTask Force on the Periodic Health Examination（1979），米国のClinical Preventive Services Task Force（1986）やAgency for Health Care Policy and Research（AHCPR；1993年，現在のAgency for Health Care Research and Quality；AHRQ）の評価基準などが代表例である．AHCPRによる臨床医学研究の科学的根拠のレベルを**表5-1**に示す．

体系的レビューとは，文献データベースを用いて関連論文を体系的に検索し，これによって抽出された論文を評価することによって全体を総括するものである．従来からの権威者による総説と比較して，客観性が高い．また，**メタ解析**は同様（曝露とアウトカムが同一）の研究結果を複数集め，個々の結果を統合した解析を行うものである．特に無作為割付試験は割り付ける項目以外の交絡因子はすべて介入群・非介入群で均等に分布することが期待されるために，メタ解析の結果の解釈が容易となるので，よく利用されている．一般的にはメタ解析を行うことによって標本サイズが大きくなるので，精度の高い結果（統計学的に有意になる，幅の狭い95%信頼区間）が得られる．

体系的文献検索
従来の総説は権威者がいわば恣意的に論文を選んで執筆していた．そうではなく，文献データベースを指定し，文献検索の方法も示せば，検索結果に再現性が出てきて，検索が客観的になる．

観察研究とメタ解析
観察研究では交絡因子の制御が完全ではなく，したがって同様の研究結果を集めてきてメタ解析を行っても，結果の解釈が難しい．観察研究はメタ解析にはなじまないのかもしれない．

しかしながら，科学的根拠レベルの高い体系的レビューやメタ解析も万能ではない．最も問題となるのは“出版バイアス（publication bias）”である．レビューもメタ解析も雑誌に掲載された論文がもととなっているが，一般的傾向として有意差が観察された研究は掲載されやすく，有意差が観察されなかった研究は掲載されにくい．体系的レビューやメタ解析を行う研究者が意図しなくても，有意差が観察されなかった研究を除外して検討を行うこととなり，得られた結果もバイアスがかかったものとなる．このようなことを防ぐためには，行ったすべての研究の成果が正確に報告される必要があり，近年は，特に介入研究や臨床研究については事前の研究の登録が求められるようになった．

Real World
近年まで最強の根拠を提供するとされていたRCTだが，近年は見直しも行われている．（1）極めて限定的な，条件が限られた者しか対象として採用されない，（2）介入した項目以外の状況については配慮されていない，などの理由による．観察研究を総合した，「現実の状況（real world）」を重視しようという，一種の揺り戻しが起こっている．

無作為割付介入試験も科学的根拠レベルの高い結果を提供するが，問題も多い．最大の問題は“ヒトに危害を加える事項の割付は倫理的に許されない”ということである．喫煙と肺がんの関係を明らかにする疫学研究で最も根拠としてレベルが高いのは，ランダム化比較試験（randomized controlled trial；RCT，無作為割付介入試験)，すなわち非喫煙者をリクルートし，無作為に2群に分けて，一方の群にはたばこを吸わせるというものである．たとえ参加者の同意があったとしても，喫煙の健康への影響を考えた場合，このような研究は倫理的には許されない．また，すでに観察研究で結果が明らかな事項(たとえばよく例に出されるのは，大量失血の際の輸血，心停止の際の自動体外式除細動器〈AED〉の使用など)も，対照群への倫理的な問題から無作為割付介入試験にはなじまない．このような場合には観察研究が重要であり，科学的な手法を用いた観察研究の必要性はもっと強調されなければならない．

AED
automated external defibrillator

また，近年はRCTがreal worldを反映しないとして，従来の観察研究の見直しも始まっている．すなわち，RCTでは①特別な条件の対象候補者から，②無作為割付けに同意が得られた者だけを対象に実施するために，得られた結果の一般化が難しい(「外的妥当性(外部妥当性)が低い」と表現する)ことが指摘され，診療録のデータを用いた観察研究の見直しも行われている．

なお，近年は体系的レビュー結果などをもとにした疾患ごとの診療や診断の**ガイドライン**の作成も盛んになっている．その時点での最も適切な医療を提供するという側面から，医療従事者のみならず，患者にとっても標準的な医療を受けることができるという望ましい側面がある．一方で，ガイドライン作成者には絶えず情報の更新が求められる．

ガイドライン作成の大変さ
日本高血圧学会は2019年に「高血圧治療ガイドライン2019」を刊行したが，これは2014年版に続くものである．表紙の後に関係者215人の氏名が掲載されており，作成がいかに大変な作業であったかがしのばれる．

3—情報収集

1 • 文献(論文)

すでに論文や書籍として公開されている文献のなかから，自分がこれから行おうとする研究や仕事に関連したものを探し出すのは，結構たいへんな作業である．しかし，データベース化が進んだ現在の状況は，以前の状況と比較するとはるかに楽で，簡単である．容易に利用できるデータベースとして，**国立国会図書館オンライン検索用目録**，**国立情報学研究所の学術情報サービス**，**医学中央雑誌**(「医中誌」と省略している)などがある．前2者はインターネットを通じて無料で検索できる．医中誌は有料のサービスで医学部などは図書館が契約し，その組織に所属する教員や学生が利用できるようにしているところが多い．また，個人では**パーソナルWeb版**を有料で利用することができる．さらに医中誌パーソナルWeb DDS (Document Delivery Service)を利用すると，インターネット上で申し込んだ文献のコピーを郵送またはファクシミリで入手することができる．また，これ以外では国立研究開発法人科学技術振興機構が関与する**JDream Ⅲ**なども所定の料金で個人利用が可能である．

国立国会図書館
https://www.ndl.go.jp/

国立情報学研究所
https://www.nii.ac.jp/

医学中央雑誌刊行会
https://www.jamas.or.jp/

JDream Ⅲ
https://jdream3.com/

日本語以外の文献を探す場合には，最も有名な医学文献データベースであるMedline (メドライン)が有用である．Medlineは米国の国立医学図書館(National

Library of Medicine）が提供しており，医学だけでなく，看護，介護，薬品などの文献が，英語の論文を中心に収録されている．冊子で提供していたIndex Medicus（インデクス・メディクス）を電子媒体にしたものであり，このデータベースにアクセスするにはいくつかの方法がある．教育研究機関の図書館などではMedlineを含むほかのデータベースを検索できるソフトをもつ会社と契約している場合が多い．そのような環境にない場合には，インターネットを使って無料でアクセスできる方法であるPubMed（パブメド）を利用するとよい．PubMedは米国国立医学図書館が提供している無料のインターネット版（Web版）Medlineである．インターネットにつながる環境であればいつでもどこからでも使用可能である．**日本語の入り口**も提供されている．ただし，この文献データベースは英語の論文に偏っているという難点がある．

PubMed（パブメド）
https://www.ncbi.nlm.nih.gov/pubmed

どのデータベースも，①キーワードを入力し，これでヒットする文献リストを眺める，②機械的に文献を絞り込む（別のキーワード，あるいは条件〈たとえば“最近5年間”など〉をかけて），③最後は文献リストを見て，必要な文献かどうかを確認する，という手順が無難である．必要な文献の数が数百件にも及ぶことは通常はない．せいぜい50件ぐらいであろうか．このくらいの数までに絞り込む作業を①と②だけで“お手軽に”行うと，重要な文献を外してしまう可能性がある．最後は自分の目で確認するのがよい．

たとえば日本人女性がサプリメントから摂取するビタミンDの量を知りたいとする．キーワードとしては“ビタミンD”，“サプリメント”，“女”，“日本”といったキーワードを入力し，**“and”**で結合する．そうすると入力したキーワードすべてをもつ論文の一覧が出てくる．ここで数が多ければさらに絞り込みを行うし，逆に数が少なければ，主要でないキーワード（ここでは“日本”，“女”）から順次外していくとよい．

“and”と“or”
情報学の世界では“and”は“ともに条件を満たす場合”，“or”は“少なくとも一方の条件を満たす場合”とされている．一般的にはor（または）は“どちらか一方だけ”というイメージがあるが，両方満たしていても構わない．

近年の学術雑誌の電子化に伴い，サーバーの移転などに伴うURLの変更に対応するために，デジタルオブジェクト識別子（Digital Object Identifier；DOI）が使用されるようになってきた．多くの学術論文に記載されるようになり，PubMedでも表示されている「10.」で始まる数字とアルファベット，記号の組み合わせである．インターネットで当該文献を検索したい場合には「https://doi.org/」の後に当該論文のDOIを付けて検索を行えば，当該論文が掲載されているサイトに飛ぶようになっている．

2• 書 籍

書籍のデータベースは，わが国のすべての出版物の納品が法律で義務づけられている，**国立国会図書館**のものが最も充実している．インターネットで蔵書の検索が可能であるし，近年は蔵書そのものをインターネットで公開している．大学の図書館などでも蔵書の検索を一般に公開しているところが多い（たとえば，**東京大学附属図書館，自治医科大学図書館**）．

国立国会図書館オンライン
https://ndlonline.ndl.go.jp/

東京大学附属図書館
https://www.lib.u-tokyo.ac.jp/

自治医科大学図書館
http://www.jichi.ac.jp/toshokan

アマゾン
https://www.amazon.co.jp/

紀伊國屋書店
https://www.kinokuniya.co.jp/

丸善ジュンク堂書店
https://www.maruzenjunkudo.co.jp/

出版社のサイトでも書籍の検索は可能だが，自社の出版物に限られているところがほとんどなので，網羅的に検索するには不十分である．それよりも書店のサイトのほうが書籍の検索は出版社の制限がなく，網羅的に行える．たとえば，**アマゾン**，**紀伊國屋書店**，**ジュンク堂書店**などが代表的である．書店のサイトで検索すると，それぞれの書籍の売れ具合，在庫の有無などがわかり，通信販売による到着までの期間なども明らかになるので便利である．一方，その時点で廃版になって書店で流通していない書籍は通常の書店サイトでは検索できない（アマゾンでは古書も取扱っていて，新品と古書から選ぶことができる書籍もある）．

日本の古本屋
https://www.kosho.or.jp/

スーパー源氏
https://www.supergenji.jp/

一般には古書については，古書店専門のサイトを利用する．全国の古書店の在庫が検索できる**日本の古本屋**，**スーパー源氏**などが有名である．

3• インターネット

厚生労働省
https://www.mhlw.go.jp/

日本医師会
http://www.med.or.jp/

日本看護協会
http://www.nurse.or.jp/

日本栄養士会
https://www.dietitian.or.jp/

インターネットによる情報検索が盛んになってきた．サイトを検索する方法にはおおむね3種類ある．すでにサイトのURL（Uniform Resource Locator）が判明している場合（例として**厚生労働省**，**日本医師会**，**日本看護協会**，**日本栄養士会**など）にはブラウザの入力ボックス（Internet Explorerでは“アドレス”，Microsoft Edgeでは“検索またはWebアドレスを入力”）にURLをそのまま入力する．

多くのサイトには関連するサイトにリンクが張られていて，ここをクリックするとそのサイトにジャンプし，新たな情報源となる．たとえば厚生労働省のサイトでは国のすべての省庁のサイトにリンクが張られている．

Yahoo! Japan
https://www.yahoo.co.jp/

Google
https://www.google.co.jp/

goo
https://www.goo.ne.jp/

もう1つの検索方法として検索エンジン（search engine）と呼ばれるサービスを利用する方法がある．Google，Yahoo! Japan，gooなどが一般的である．検索エンジンにはサイトをカテゴリーに分けて検索しやすくしているディレクトリ型検索と，キーワードを入力するとサーチロボットというプログラムによってサイトを検索して当該キーワードが用いられているサイトの一覧表を提供するロボット型検索がある．

厚生労働統計一覧
https://www.mhlw.go.jp/toukei/itiran/

政府統計の総合窓口e-Stat
https://e-stat.go.jp/

公衆衛生の領域では，**厚生労働統計一覧**，政府統計の総合窓口であるe-Statなどが役に立つ（「CHAPTER 3：健康，疾病，行動にかかわる統計」p.41参照）．時間があるときに訪れてみて，どのようなものがあるのかを確認しておくとよい．

go.jp，gov
わが国のサイトのURLで最後が“go.jp”で終わっているものは政府，あるいは国に関係する機関であり，ある程度信用できる．米国では“gov”である．

サイトは玉石混淆である．まじめで有益な情報を得ることができるサイトもあれば，お遊び半分，あるいは意図的に一方的な（時には誤った）情報を流しているところもあるので，質の見分けが肝要である．行政機関や公の組織のサイトはある程度信用してもよいが，個人のサイトの情報は十分吟味してから使用する必要がある．

4• どのようなかたちの情報が信用できるか

New England Journal of Medicine
米国で刊行されている，世界でも最も評価の高い医学雑誌の1つである．
https://www.nejm.org/

雑誌に掲載された論文は，特に有名な学術雑誌であればそれだけ信用に値する．時には結果として誤った論文もあるが，そのような場合でも「*New England*

Journal of Medicine に掲載された論文だし，それが誤っているとは思いもよらなかった」ということで，誤った結果を用いても免責されるケースもある．学会が刊行している雑誌のほとんどは，論文の投稿があるとまずその論文のテーマに詳しいほかの研究者に当該論文を評価させるという査読システムを導入している．査読をする研究者と編集委員会が“掲載に値する”と判断した場合だけ雑誌に掲載されるので，一定の質は保証される．

書籍は編集者による“売れるかどうか”の判断が，出版されるかどうかの決定に関与する部分が大きい．営利団体（株式会社など）はいうまでもなく，非営利団体（公益法人など）も，社会的な意義を重視する場合などの例外を除いては，赤字を出してまで出版することはない．したがって価値がなく売れない出版物が世の中に出てくるメカニズムはないと考えてよい．逆に“価値は二の次でとにかく売れさえすればよい”という場合もある．あるいは近年は自費出版が盛んで，数十万円から数百万円あれば出版社から書籍を刊行することができるし，出版社もこれを商売としているところがある．“価値があるから出版された”と考えるのは早計であろう．

インターネットは雑誌や書籍刊行に至るプロセスがまったくなく，一定の資金（しかも，書籍出版よりははるかに少額の）さえあれば誰でもサイトを開設することが可能である．そのために雑誌や書籍と比べて情報源として利用するに値しないものの割合が比較にならないほど高い．インターネット，書籍，学術雑誌の順で，個々の情報を利用できるかどうかを吟味する能力が要求される．

近年，冊子体ではなくネット上のみで閲覧できる雑誌も増えてきた．従来からの伝統ある医学雑誌が冊子体を廃止して電子版のみになったり，電子版だけの雑誌が新たに刊行されたりすることも多い．その中で「オープン・ジャーナル」と言われるものは，刊行に要する経費をすべて著者が負担する雑誌で，読者は図書館などを経由せずに直接無料で閲覧することができる．しかし，これを「商売」にして，アカデミズムとは無関係の人や団体が刊行している雑誌もあり，雑誌の質の吟味も必要である．

4—情報マネジメント

以上のようにして収集した情報は自分で評価したうえで整理して，初めて使用できるようになる．基本的にはデータベースを管理するアプリケーション（マイクロソフト社のアクセスなど）を用いて登録し，後から検索できるようにしておくのが基本であろう．また，表計算用のエクセルでも検索機能があるので，複雑な作業を想定しなければエクセルによるデータベース作成も可能である．

以上が情報管理・データベース作成の基本だが，コンピュータの進歩がここでも世の中のあり方を変えつつある．情報をすべて磁気化し，少し長めの**ファイル名**で**磁気媒体**に書き込んでおく．検索はコンピュータに備え付けられている**ファ**

無料のサイト開設サービス
最近では無料でサイトを開設できるサービスも盛んになってきている．当然のことながらスポンサーがいるし，中には怪しいものもある．「タダより高いものはない」という言葉もある．

Open Journal
とはいえ，学術的にもきちんとしたものも数多く存在することも事実である．加えて，「研究方法が正当であれば，結果はどのようなものであっても掲載する」という，考えようによっては学術的には極めてまっとうなポリシーをもつ雑誌もある．

情報の磁気化
紙の情報はスキャナで読み取るのが最も一般的な方法であるが，スマホやデジタルカメラで撮影してもよいだろう．カメラのなかには文書を撮影するのに最適の条件を指定できるものもある．

ファイル名には日付を入れる
どのような場合でも，ファイル名に作成した日付を入れておくと，検索だけでなく，新旧の判断などに役立つ．ただし，半角のスラッシュ（/）はファイル名には使えないので，たとえば8桁の数値（2023年5月22日であれば，“2023/5/22”ではなく，“20230522”）を使うなどの工夫が必要である．

ファイル検索機能
たとえば最近はこの名前はあまり表に出てこないが，Windowsに付属しているExploreにも当然のことながらファイル検索機能はついていて，結構使える．

イル検索機能を使い，蓄積した目指す情報にたどり着く，という方法である．ハードディスクの大容量化と，コンピュータの高速化による検索機能の充実が実現させた，まさに裏技（あるいは世の中を変えた技術）であろう．

近年，デジタル・トランスフォーメーション（digital transformation；DX）が盛んに唱えられている．情報のデジタル化により情報分野のみならず，個人の生活や社会活動，組織活動，文化など社会全体が変革する過程を意味している．例えば，スマートフォンを利用した個人の健康管理などがDXに当たる．今後，どのように展開し，社会全体がどのように変革していくのか注目される．

5—人工知能（AI）

理解や推論を人間に代わってコンピュータに行わせる技術を人工知能（artificial intelligence；AI）という．人間にしかできないと考えられていた認識，推論，言語運用，創造などの知的活動をコンピュータに行わせること（あるいはこれを研究する学問体系）を指す．AIは日進月歩で進化し，インターネット上で最新のものが有料・無料で利用できる．キーワードを入力するだけで求める成果が得られ，参考になり役立つ．一方で，いわゆるインターネット上の玉石混淆の情報を集めて整理しただけのものでもあるので，その成果をそのまま利用するのは危険である．必ず自分の目で確認する必要があるため，使い方によってはそれほど利便性がないこともある．

6—個人情報の保護

プライバシーの権利は，基本的には個人の自分の情報に関する自己決定権である．すなわち，自分の情報をどのように使うのか（あるいは使わないのか）を決定する権利はその情報の主体者にあるということである．

そこで個人情報を収集する際には，対象者に使用目的や使用方法を明確にし，目的外使用をする場合には原則として主体者の同意を再度得ることが原則となる．しかしながら疫学研究など公益性の高い目的外使用については情報を匿名化し，倫理審査委員会の承認を得るなどの一定の手続きをとれば主体者の同意なしに利用できるようになっている．

研究における倫理指針
文部科学省，厚生労働省，経済産業省が定めた「人を対象とする生命科学・医学系研究に関する倫理指針」で，このようなことが規定されている．詳細は，https://www.mhlw.go.jp/content/000757566.pdf

7—情報の守秘管理（セキュリティ）

情報の守秘管理は，情報取扱者が意図しないかたちで情報が流出し，取扱者の管理外となることを防ぐことである．守秘管理ができていなければ前述のプライバシーの権利は保護されないが，“守秘管理ができているのでプライバシー保護ができている”というのは誤解である（両者はそもそも異なる概念である）．なお，守秘管理が破られる大きな原因としてデータの漏洩と破壊がある．

セキュリティを確保するためには，①施錠の励行，②認められた者以外は情報がある場所に入れないようなシステム（指紋認証システムなど）など，ハード面の整備とともに，関係者の日ごろの人間関係を確立しておくなどソフト面の対策も必要であろう．

コンピュータのセキュリティ管理については，①不必要なデータの複製を行わない，②しかしながら，必要なバックアップはまめに取っておく，③パスワードによる管理（容易に推測されるようなパスワードを使用しないことも含めて），④Windowsなどの基本ソフトの更新，⑤ウイルス対策ソフトの使用，⑥発信源が不確かなサイトにはアクセスしない，⑦供給源が不確かなソフトをインストールしない，⑧不審な電子メールは開封せずに削除する（返信したり，添付ファイルの開封は絶対にしない），などの注意が必要である．また，可能であれば，コンピュータをLANやインターネットに物理的に接続せず，他のコンピュータとの接続の可能性を断ち切ることも検討する．

部外者

部外者が一目でわかるような細かな人間関係が確立した組織では，外部からの物理的な進入は難しい．

パスワードの管理

国家公安委員会の「情報システム安全対策指針」（https://www.npa.go.jp/cyber/policy-past/antai_sisin/kokuji.htm）では，パスワードの留意点について次をあげている．

(1) メモを残さないなど，パスワードの秘匿に努めること

(2) 次のような，他者が容易に推測できる語句等をパスワードとして使用しないこと

ア 短いもの又は単純なもの

イ 辞書に記載されているもの

ウ 家族の名前，生年月日等，ユーザ自身に関係するもの

エ 過去に使用したもの

(3) 適切な期間ごとにパスワードを変更すること

COLUMN

エビデンスと健康政策

政策と科学は異なる．しかし一方で，政策は科学的根拠に基づいて実施されなければならない．日本国憲法第25条の規定により，国（地方公共団体も）には国民の健康増進を通じた生存権を保障する責務がある．たとえば，「食塩過剰摂取→高血圧→脳血管疾患や虚血性疾患の発症リスク増大」という一連の流れは，疫学的には因果関係が明らかである．したがって，集団全体としての，あるいは個人としての食塩摂取量の減少という政策を進めることは，エビデンス（根拠）に基づく健康政策の推進という点では理にかなっている．また，科学的知見と政策が一致した成果であろう．

2020年から世界的に流行している新型コロナウイルス感染症では，どうであったか．名前の通り「新型」なので，当然のことながら最初はエビデンスがなく（そのうち徐々に増えてきたが，それでも既存の感染症と比較すると不足していることは間違いない），そのようななかで，予防や，流行の収束に向けての政策を策定するのに苦労の跡がうかがえた．しかし一方で，科学と政策の「領域侵犯」，あるいは「責任の押し付け合い」も問題となった．

ここでの教訓は，まず科学者はその時の知見に基づいた正確な根拠を提示するということである．一方で，これをどのように取捨選択するかは政策担当者の責任であり，科学者の責任ではない．逆に科学者はどの根拠を政策に反映させるかについて責任はなく，また，責任の取りようもない（政策担当者は議会や，最終的には選挙で責任を問われる）．この点を，根拠を作成する科学者も政策担当者もきちんと理解し，自分の立場をわきまえるべきであろう．

科学者の立場から言えば，無責任な科学者が多すぎる．「にわか専門家」となり，マスコミ受けする断定的な発言をし，そのような発言はマスコミも喜んで取り上げるきらいがある．「『新型』なのに，そこまで言い切ることができる根拠は何ですか？」と問いたい．常に批判的にものを考えたいものである．

CHAPTER

6 生活習慣(ライフスタイル)の現状と対策

1—生活習慣と健康

健康問題に関連した代表的な生活習慣には食事，運動・身体活動，休養，そして喫煙や飲酒がある．

食事は生命維持に不可欠であり，人類は長い歴史のなかで食料欠乏への対策を獲得してきた．甘く，脂肪が多い食物はエネルギーに富み，そのような食物をできるだけ多く摂取し，高い身体活動度を確保することが生存に有利であった．しかし，わが国では豊富な食料供給と低い身体活動度を特徴とする社会が出現した．また，喫煙はニコチンへの薬物依存が主要因で，長年にわたり日本の文化社会に肯定的に受容されてきた行動である．

生物心理社会モデルは，人の認知や行動を，生物医学的のみならず，心理・行動科学的，および文化や歴史，社会環境も含めた社会的視点から包括的に説明するモデルである．個人や集団の栄養管理においても必要な考えであり，多職種連携が不可欠である．食行動や身体活動などの生活習慣と健康との関連の解明や，生活習慣の改善に用いられている．

1 • 食生活と栄養

健康増進法による国民健康・栄養調査では，肥満や糖尿病に関連した総エネルギー摂取量や脂質摂取量，高血圧などの循環器疾患との関連が深い食塩摂取量，および野菜などの各種食品の摂取状況が調査されている．

総エネルギー摂取量は1990年ごろから減少傾向にあり，2000(平成12)年頃からは，2,000 kcal/日を下回った．脂肪からのエネルギー摂取割合は20%以上30%未満が目標量とされるが，2019(令和元)年では，脂肪エネルギー比率30%以上の割合は，20歳以上の男女を合わせて40%であった．

体格指標であるbody mass index(BMI)，

$$\mathrm{BMI} = 体重(\mathrm{kg})\ /身長(\mathrm{m})^2$$

が25以上の人は心筋梗塞や脳卒中の発症リスクが高いとされる．その割合は，2019(令和元)年調査で，男性では20歳以上で33%，女性では22%で，過去10年間女性はほぼ同じであるが，男性は近年増加している．肥満者の割合は，男性では40〜50歳代をピークとし，女性では60歳以上で高かった．一方，わが国で脳出血の危険が上昇することが報告されたBMI 18.5未満は，20歳以上の男性で4%，女性で12%であった．BMI 20以下の低栄養傾向の者の割合は，65歳以上の男性12%，女性21%であった．

1日あたりの食塩摂取量は，2019（令和元）年では10.1 g，男性10.9 g，女性9.3 gであった．

食品別にみると，野菜類の1日摂取量の目標値は350 gとされているが，2019年では全体でおおよそ280 gであり，多く摂取する60歳以上でも目標値に達していない．魚介類と肉類の摂取量は，男女とも肉類が多く，70歳代からは魚介類が多い．果実の1日摂取量は，全体でおおよそ100 gであり，100 g未満の者の割合は62%であった．

2 ● 身体活動・運動

身体活動度，特にそのなかでも余暇時の身体活動が低いほど総死因死亡の危険が高く，循環器疾患，結腸がん，乳がんによる死亡率も高い．逆に身体活動度が高いほど，肥満や2型糖尿病および高血圧の危険度が低く，動脈硬化の進展を妨げる血清HDLコレステロール値は上昇する．高齢者では，身体活動度が高いほど骨密度が高く身体機能も良好である．そのため転倒骨折が少なく，それらによる要介護状態のリスクが低下する．

HDL
high-density lipoprotein 高比重リポ蛋白

国民健康・栄養調査では「運動習慣のある者」を，1回30分以上の運動を週2回以上実施し，1年以上継続している者としている．2019（令和元）年では男性の33%，女性の25%が該当し，男性では40歳代，女性では30歳代で最も低い．

「健康づくりのための身体活動基準2013」（厚生労働省）では，生活習慣病やロコモティブシンドローム，認知症などの予防の観点から，特定健診の結果別に，年齢を考慮した身体活動と運動の推奨値が示されている．

3 ● 睡眠・休養・ストレス

国内外の疫学研究からは，死亡率は睡眠時間が7時間程度の人で最も低く，それより短いあるいは長い人で増加する．2019（令和元）年国民健康・栄養調査では，睡眠時間が5時間未満の人が男性9%，女性9%，5時間以上6時間未満が男性29%，女性32%，8時間以上が男性10%，女性6%であった．

1994（平成6）年に策定された休養指針では，うつ病などの精神疾患の予防や早期対応として生活リズムを整えることの重要性が示され，「睡眠指針2014」では，健康づくりのための快適な睡眠のためにライフステージ別に12箇条のきめ細やかな具体的対策を明示している．

身体や心に悪影響を及ぼすストレスに対し，上手な付き合い方を考え適切な対処方法をしていくことをストレスマネジメントという．

2022（令和4）年の国民生活基礎調査では「こころの状態」としてK6という尺度

表6-1　喫煙習慣者(%)，性・年齢階級別

年齢＼性	男	女
20歳代	25.5	7.6
30歳代	33.2	7.4
40歳代	36.5	10.3
50歳代	31.8	12.9
60歳代	31.1	8.6
70歳以上	15.1	3.0
総数	27.1	7.6

（厚生労働省：国民健康・栄養調査，2019）

が使われている．これは一般住民を対象とした調査で，心理的ストレスを含む何らかの精神的な問題の程度を表す指標として広く利用されている．

4● 喫　煙

たばこの煙の主な成分には，生体にさまざまな有毒作用を及ぼす一酸化炭素，依存性をはじめ多彩な薬理作用をもつニコチン，そして多くの発がん物質を含むタール成分がある．

多くの疫学および臨床医学的研究は，喫煙は肺がんをはじめとする悪性新生物，動脈硬化性循環器疾患，慢性閉塞性肺疾患，消化性潰瘍などの多岐にわたる健康障害を引き起こすことを明らかにした．特に悪性新生物と喫煙量のあいだには明瞭な用量依存性がある．現在，がんのうち肺がんはわが国男性の死亡原因第1位である．また，たばこの煙への曝露（受動喫煙）は非喫煙者にも肺がんの危険性を増加させる．

わが国の男性喫煙率は，1970（昭和45）年ごろまでは約80%と高かったが，2017（平成29）年には初めて30%を下回った．男女とも70歳以上の高齢者で低い傾向がある（**表6-1**）．

たばこ対策には，未成年，特に小学生への喫煙開始予防，喫煙者の禁煙支援，受動喫煙の防止などがある．青少年期の喫煙開始には，喫煙に対する社会の受けとめ方の影響が大きな役割を果たす．喫煙を好ましい行動として認容する社会・文化や，それを反映した地域保健行政のもとでは，青少年の喫煙開始予防は容易ではない．わが国のたばこの価格は多くが500円程度であり，1,000円前後である他の先進国に比べて安い．

喫煙継続ではニコチンへの薬物依存が果たす役割が大きい．たとえ喫煙者が喫煙継続による健康障害についての十分な知識をもち，禁煙の必要性を理解しても，ニコチン依存からの離脱が容易でないため，禁煙の達成自体に大きな不安を覚え，それを実行できないことが多い．これに対して，2006（平成18）年からは禁煙支援が医療保険の適用となり，医療機関が本格的に関与することとなった．

表6-2　日本人における飲酒の程度と総死因死亡の相対危険── "飲まない"を基準とした場合

飲酒頻度		相対危険度
飲まない		1.00
2週に1日		0.84
1週間のアルコール摂取量	149 g以下	0.64
	150〜299 g	0.87
	300〜449 g	1.04
	450 g以上	1.32

（Tsugane S, et al : Alcohol consumption and all-cause and cancer mortality among middle-aged Japanese men : seven-year follow-up of the JPHC study Cohort I. Japan Public Health Center. Am J Epidemiol, 150（11）: 1201-7, 1999）

そして2016（平成28）年には，若年者への禁煙治療の保険適用が拡大され，2020（令和2）年からは，加熱式たばこ使用者も対象として認められた．

健康日本21（第一次）の計画以降，わが国においてもさまざまなたばこ規制対策が実施されている．2003（平成15）年には健康増進法が施行され，受動喫煙の予防を含め社会全体で喫煙対策を行う体制に移行した．2018（平成30）年の健康増進法の改正では受動喫煙の予防の強化が行われ，学校・病院・児童福祉施設等での敷地内禁煙の徹底が図られ，加熱式たばこの規制などが盛り込まれた．

5 ● 飲　酒

飲酒が健康に及ぼす影響にはさまざまな側面がある．飲酒は，中高年者では悪性新生物や循環器疾患，肝臓疾患などとの関連が強く，若年者では事故等による死亡と関連する．

アルコール摂取量と健康の関係を見ると，生活習慣病による死亡が多い中高年者では，全死亡と循環器疾患死亡は，軽および中等量摂取者で低く，非飲酒者と多量飲酒者で高いJ型の関係が報告されている（**表6-2**）．これに対して，疾患によっては摂取量が多いほど，罹患率が高いものもある．これまでの疫学研究からは，ある一定量の飲酒は循環器疾患の予防などに有用な可能性を示した．しかしながらアルコールの健康への影響はより広範で複雑であり，WHOはアルコール摂取を健康増進へ用いることを現在は推奨していない．

また，摂取量が同じでも，短期間に一度に摂取する多量飲酒者ほど健康障害を起こしやすい．日本人の成人1人あたりのアルコール消費量は1992（平成4）年をピークにその後は減少傾向にある（**図6-1**）．国民健康・栄養調査の定義で，1日あたりの純アルコール摂取量が，男性で40 g以上，女性20 g以上とする「生活習慣病のリスクを高める量を飲酒している者」は，2019年は男性15%，女性9%であった．

アルコール健康障害対策基本法が，アルコール依存症その他の多量の飲酒，未

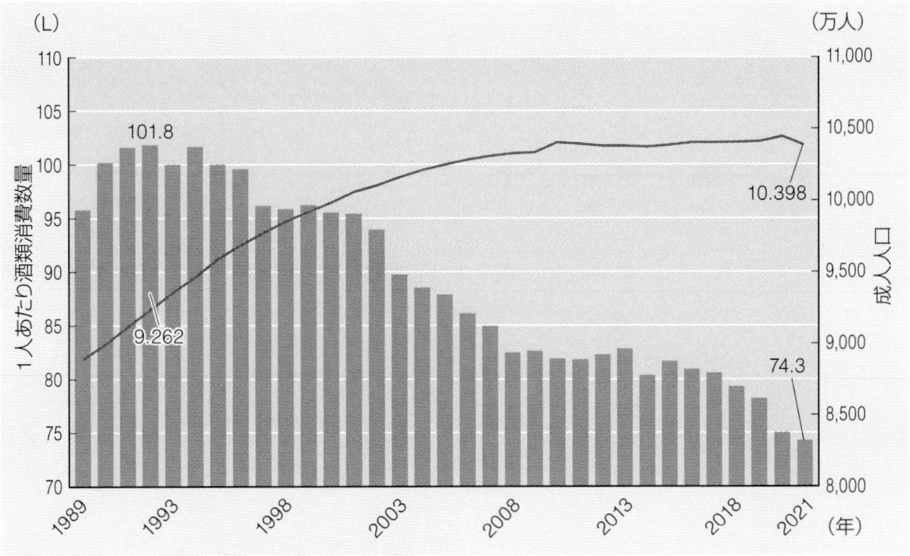

図 6-1　成人 1 人あたりの酒類消費数量の推移

注）1 人あたり酒類消費数量（左軸）に沖縄分は含まない.

（国税庁：酒のしおり．2023 年 6 月 https://www.nta.go.jp/taxes/sake/shiori-gaikyo/shiori/2023/index.htm）

成年者の飲酒，妊婦の飲酒等の不適切な飲酒の影響による心身の健康障害などのアルコール健康障害への対策を総合的かつ計画的に推進して，国民の健康を保護し，安心して暮らすことのできる社会の実現に寄与することを目的として，2014（平成 26）年に施行された．この法律では，国・地方公共団体・国民・医師等・健康増進事業実施者の責務とともに，酒類の製造または販売（飲用に供することを含む）を行う事業者の責務として，アルコール健康障害の発生，進行及び再発の防止に配慮する努力義務が規定されている.

6 ● 歯科口腔保健

歯と口腔の健康は，食物咀嚼や言語機能を確保し会話を楽しむなど，全般的な生活の質と密接に関係している．歯のう蝕と歯周病は，中高年期において歯の喪失だけでなく，全身の健康を阻害する原因である．歯周病は早産，低体重児出産の危険因子である．また，動脈硬化性疾患，糖尿病，メタボリックシンドロームや骨粗鬆症との関連が報告されている.

高齢化社会の到来に伴い，高齢者における歯科口腔保健の重要性が増大している．残存歯数が少ないほど介護を必要とするリスクが高い．歯周病は，要介護高齢者の直接的死因の上位を占める誤嚥性肺炎の原因の 1 つである.

2016（平成 28）年の歯科疾患実態調査では，80 歳になっても自分の歯が 20 本以上ある 8020（はちまるにいまる）を達成した人の割合が 51% であった．歯肉の状況として，4 mm 以上の歯周ポケットをもつ人は高齢になるにつれ増加した．う

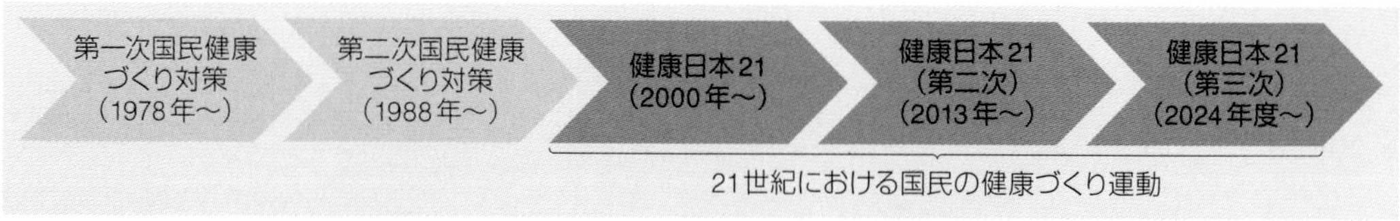

図6-2　健康づくり対策のながれ

表6-3　健康日本21（第三次）国民の健康の増進の推進に関する基本的な方向

- 健康寿命の延伸と健康格差の縮小
- 個人の行動と健康状態の改善
- 社会環境の質の向上
- ライフコースアプローチを踏まえた健康づくり

（厚生労働省：健康日本21（第三次）．https://www.mhlw.go.jp/content/001102474.pdf）

蝕の予防にはブラッシングなどの物理的手法による口腔清掃とフッ化物製剤の併用に加え，シーラントの咬合面への使用も有効である．歯周病の予防には，禁煙や適切な食行動の維持などの生活習慣病対策も有効である．さらに，歯間清掃用具使用や歯石除去など，プラークリテンションファクター（歯垢を付着したままにする因子）の除去をはじめとする専門的口腔ケアがある．

歯科口腔保健の推進に関する基本法である「歯科口腔保健の推進に関する法律（歯科口腔保健法）」が2011（平成23）年に制定され，乳幼児期のう歯予防から要介護者を含む高齢者の口腔保健と医療までの生涯にわたる総合的な対策が実施されている．

2—健康日本21

わが国の健康づくり対策としては，第一次国民健康づくり対策（1978年～），第二次国民健康づくり対策（1988年～）と基盤整備を進めてきたが，これらの成果を踏まえて21世紀における国民健康づくり運動として健康日本21（2000年～）が第三次国民健康づくり対策として開始された（**図6-2**）．

健康日本21は，すべての国民が健やかで心豊かに生活できる活力ある社会として，生活習慣の改善，健康増進・生活習慣病予防，壮年期死亡の減少，健康寿命の延伸を目指している．一次予防の重視や健康づくり支援のための環境整備，具体的な目標設定と評価，多様な実施主体による連携のとれた効果的な運動の推進などが特徴である．健康日本21の開始から12年後には，健康寿命の延伸と健康格差の縮小を最終的な目標とする健康日本21（第二次）（2013年～）が公表され，国民の健康づくりが推進され健康寿命は着実に延伸した．

2023（令和5）年には，健康日本21（第三次）が策定され，2024（令和6）年度から

表6-4　生活習慣および社会環境の改善に関する目標

(1)栄養・食生活
①適正体重を維持している者の増加 （肥満，若年女性のやせ，低栄養傾向の高齢者の減少） ②児童・生徒における肥満傾向児の減少 ③バランスの良い食事を摂っている者の増加 ④野菜摂取量の増加 ⑤果物摂取量の改善 ⑥食塩摂取量の減少
(2)身体活動・運動
①日常生活における歩数の増加 ②運動習慣者の増加 ③運動やスポーツを習慣的に行っていないこどもの減少
(3)休養・睡眠
①睡眠で休養がとれている者の増加 ②睡眠時間が十分に確保できている者の増加 ③週労働時間 60 時間以上の雇用者の減少
(4)飲酒
①生活習慣病（NCDs）のリスクを高める量を飲酒している者の減少 ②20 歳未満の者の飲酒をなくす
(5)喫煙
①喫煙率の減少（喫煙をやめたい者がやめる） ②20 歳未満の者の喫煙をなくす ③妊娠中の喫煙をなくす
(6)歯・口腔の健康
①歯周病を有する者の減少 ②よく噛んで食べることができる者の増加 ③歯科検診の受診者の増加

（国民の健康の増進の総合的な推進を図るための基本的な方針の全部を改正する件（https://www.mhlw.go.jp/content/10904750/001102267.pdf）より作成）

開始される．「全ての国民が健やかで心豊かに生活できる持続可能な社会の実現」をビジョンとして，「誰一人取り残さない健康づくり」「より実効性をもつ取組の推進」に重点を置いた．第三次における基本方針（**表6-3**）と生活習慣の改善の目標（**表6-4**）を示す．

COLUMN

たばこの歴史と新型たばこ

たばこは15世紀末に新大陸から欧州にもたらされ，16世紀末にはわが国に伝来したとされる．喫煙は加工したタバコの葉を燃焼させ，その煙に含まれる成分を吸引する行動で，ニコチンへの物質依存と様々な健康障害を起こす．吸引には，当初は煙管（きせる）などの喫煙具が用いられ，19世紀からは葉巻あるいは紙巻きたばことして直接点火する方法が普及し，世界的市場が形成された．燃焼以外のたばこ成分の摂取法としては，嗅ぎたばこや噛みたばこ等の「無煙たばこ」がある．

20世紀末に，加熱式たばこや電子たばこなどのいわゆる「新型たばこ」が登場し，21世紀に入ると，わが国をはじめ世界的に広がった．加熱式たばこは，タバコ葉を燃焼させずに加熱し，ニコチンを含むエアロゾルを生成・吸引する．電子たばこは，ニコチンを含んだ液体を，電熱線の発熱により気化させて吸引する．日本ではニコチン含有電子たばこの販売は許可されていないが，特殊な液体で代用した製品が家電として販売されている．

新型たばこは，基本的にニコチン摂取の手段であり，ニコチン依存状態を継続させる．2019年には日本呼吸器学会が，以下の見解と提言を示している．

●加熱式タバコや電子タバコに関する日本呼吸器学会の見解と提言

見解：

1. 加熱式タバコや電子タバコが産生するエアロゾルには有害成分が含まれており，健康への影響が不明のまま販売されていることは問題である．
2. 加熱式タバコの喫煙者や電子タバコの使用者の呼気には有害成分が含まれており，喫煙者・使用者だけでなく，他者にも健康被害を起こす可能性が高い．

提言：

1. 加熱式タバコや電子タバコが紙巻タバコよりも健康リスクが低いという証拠はなく，いかなる目的であってもその喫煙や使用は推奨されない．
2. 加熱式タバコの喫煙や電子タバコの使用の際には紙巻タバコと同様な二次曝露対策が必要である．

（日本呼吸器学会，2019）

CHAPTER

7 主要疾患の疫学と予防対策

このCHAPTERに記述するのは，主として加齢や生活習慣が関連する慢性疾患である．なお結核，認知症，その他の主要疾患については，CHAPTER 8〜10に記載される．

1—生活習慣病

生活習慣病とは「食習慣，運動習慣，休養，喫煙，飲酒等の生活習慣が，その発症・進行に関与する疾患群」である*．近年は，NCDsという用語を併記する公文書が増えている（COLUMN，p.90参照）．生活習慣病のうち，かつて3大成人病とよばれたがん，心疾患，脳血管疾患は，全死因に占める割合が戦後急増して1981年に62.4％となり，その後は減少に転じた（**図7-1**）ものの，2022年の人口動態統計でもがんが1位（24.6％），心疾患が2位（14.0％），脳血管疾患が4位

*生活習慣に着目した疾病対策の基本的方向性について（意見具申），公衆衛生審議会，1996年．
なお，この意見具申中には，①食習慣（インスリン非依存糖尿病，肥満，高脂血症，高尿酸血症，循環器病，大腸がん，歯周病等），②運動習慣（インスリン非依存糖尿病，肥満，高脂血症，高血圧症等），③喫煙（肺扁平上皮がん，循環器病，慢性気管支炎，肺気腫，歯周病等），④飲酒（アルコール性肝疾患等）が例示されている．

NCDs（non-communicable diseases）
非感染性疾患．WHO．
不健康な食事，運動不足，喫煙，過度の飲酒，大気汚染などにより引き起こされる慢性疾患．

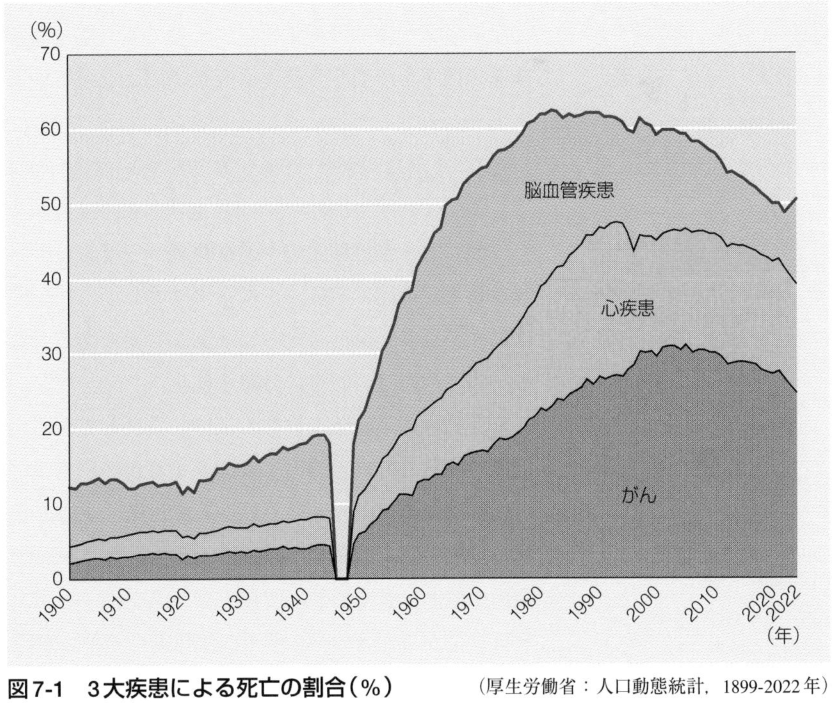

図7-1　3大疾患による死亡の割合（%）　（厚生労働省：人口動態統計，1899-2022年）

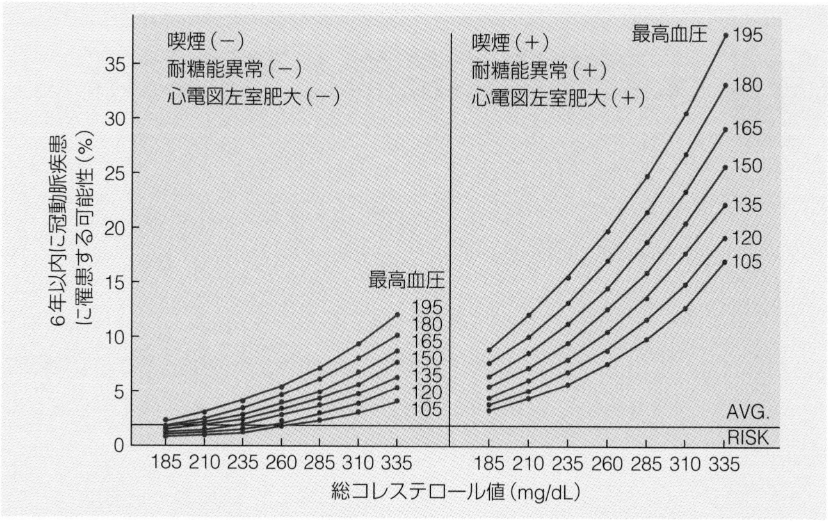

図7-2　複数のリスク因子による相乗作用の例　（米国フラミンガム研究，1971）

（11.4%）と死因の上位を占めており（**表3-4**，p.31），2022年の簡易生命表ではこの3大疾患を除去すると平均寿命が男6.11年，女5.07年も延びるとされる．また，2020年の医科医療費の総額30.7兆円のうち，がん13.4%，心疾患6.6%，脳血管疾患5.9%と3大疾患が25.9%を占め，いずれも**医療計画**に記載が必要な項目とされる[*1]など今日でも最重要の疾患群である．

生活習慣病は一般に遺伝，加齢，生活習慣，社会環境などが複合して発生するが，ある疾病が他の疾病のリスク因子となったり，複数のリスク因子が相乗効果をもたらす場合や（**図7-2**），喫煙のように1つのリスク因子が複数の疾病の要因となる事実が多くの疫学研究によって明らかとなり，こうした成果が複雑な因果関係の機序を解明する基礎研究の糸口となっている．

2―がん

「がん」は，**悪性新生物**や**悪性腫瘍**の一般的な用語であり，公文書等では互いに読み替えが可能である．ただし例外として，**がん登録**（p.79参照）における「がん」は良性腫瘍の一部も含むので注意が必要である．なお，がんは癌種，肉腫，悪性中皮腫，造血器のがんに**分類**される．

正常細胞は遺伝子の複数の部位が変異してがん化する．がん化には世代間の遺伝以外に個人の後天的因子も関係するが，双生児の研究や日本人と日系米国人との比較研究等により，多くのがんでは遺伝よりも後天的因子の寄与が大きいとされる．**表7-1**に，国内の研究によって検証された部位別のリスク因子[*2]を示す．喫煙や飲酒は多くのがんで確実なリスク因子とされる．また感染症との関係ではピロリ菌が胃がんの，B型・C型肝炎ウイルスが肝がんの，HPVが子宮頸がんの確実なリスク因子とされる．

[*1]医療法第30条の4の規定に基づき，がん，脳卒中，心筋梗塞等の心血管疾患，糖尿病及び精神疾患の5疾病並びに救急医療，災害時における医療，へき地の医療，周産期医療及び小児医療（小児救急医療を含む），新興感染症等の6事業並びに居宅等における医療を，医療計画に記載することとされている．

悪性新生物（悪性腫瘍）
異常な細胞増殖のうち，過形成，肥大，化生，異形成は可逆的で，周辺組織との接触により抑制されるが，新生物（腫瘍）の増殖は不可逆的で制御が効かない．新生物のうち，がん（悪性新生物）は隣接臓器に浸潤し，遠隔臓器に転移し，末期は全身が衰弱する悪液質になるが，良性新生物（良性腫瘍）は原則として浸潤や転移がない．

がんの分類
がんは，上皮（皮膚，粘膜）から発生する「癌腫」，間質（筋肉，骨，血管）から発生する「肉腫」，中皮（心膜，胸膜，腹膜）から発生する悪性中皮腫，造血器から発生する白血病，骨髄腫，悪性リンパ腫などに区分される．

[*2]科学的根拠に基づくがんリスク評価とがん予防ガイドライン提言に関する研究，国立がん研究センターがん対策研究所．
1980-90年代に開始した国内の10のコホート研究をまとめて解析している．

HPV
human papillomavirus　ヒトパピローマウイルス

表7-1　国内の疫学研究によって検証されたがんのリスク因子（↗促進，↘抑制）

部位	リスク	科学的根拠としての信頼性の強さ		
		確実である	ほぼ確実である	可能性がある
全部位	↗	喫煙，飲酒		やせ（男，BMI＜18.5），肥満（女，BMI≧30），糖尿病と関連マーカー
食道	↗	喫煙，飲酒	熱い飲食物	
	↘		野菜，果物	
胃	↗	喫煙，ピロリ菌感染，食塩・塩蔵品	飲酒	穀類
	↘	ピロリ菌の除菌治療		野菜，果物，緑茶（女）
結腸	↗	喫煙，飲酒	肥満，高身長	糖尿病と関連マーカー，加工肉/赤肉（女）
	↘		運動	食物繊維，カルシウム，魚由来の不飽和脂肪酸，コーヒー（女）
直腸	↗	喫煙，飲酒	肥満	糖尿病と関連マーカー，加工肉/赤身（女）
	↘			食物繊維，カルシウム，魚由来の不飽和脂肪酸
肝	↗	喫煙，飲酒，肥満，B型・C型肝炎ウイルス感染	糖尿病と関連マーカー	
	↘	C型肝炎の治療	コーヒー	
膵	↗	喫煙	糖尿病と関連マーカー	肥満（男，BMI≧30）
肺	↗	喫煙，受動喫煙	職業性アスベスト	肺結核
	↘			果物
乳房	↗	肥満（閉経後）	飲酒（閉経前）	喫煙，受動喫煙，肥満（閉経前，BMI≧30），ホルモン剤（閉経前）
	↘			運動，授乳，大豆，イソフラボン
子宮頸部	↗	喫煙，HPV16・18感染		
	↘	HPVワクチン		魚
子宮体部	↗			肥満，糖尿病と関連マーカー
	↘			コーヒー
卵巣	該当なし			
前立腺	↘			大豆，イソフラボン
膀胱	↗	喫煙		
頭頸部	↗	喫煙，飲酒		
血液	↗		喫煙（急性骨髄性白血病）	

〈科学的根拠としての信頼性の強さ〉

確実である：疫学研究の結果が一致していて，逆の結果はほとんどない．相当数の研究がある．なぜそうなるのか生物学的な説明が可能である．

ほぼ確実である：疫学研究の結果がかなり一致してはいるが，その方法に欠点（研究期間が短い，研究数が少ない，対象者数が少ない，追跡が不完全など）があったり，逆の結果も数あったりするために決定的ではない．

可能性がある：研究は症例対照または横断研究に限られる．観察型の研究の数が十分でない．疫学研究以外の，臨床研究や実験結果などからは支持される．確認のために，もっと多の疫学研究が実施され，その理由が生物学的に説明される必要がある．

（国立がん研究センター：科学的根拠に基づくがんリスク評価とがん予防ガイドライン提言に関する研究．2023年9月現在より一部改変）

表7-2　全国がん登録におけるがんの年齢調整罹患率（2019年）

部位	全部位	口腔・咽頭	食道	胃	結腸	直腸	肝	胆嚢・胆管	膵	喉頭	肺	皮膚	乳房	子宮	子宮頸部	子宮体部	卵巣	前立腺	膀胱	*腎・尿路	脳・中枢神経系	甲状腺	悪性リンパ腫	多発性骨髄腫	白血病	大腸（再掲）
総数	387.4	10.1	10.1	41.6	36.2	22.0	12.0	6.1	14.6	1.8	42.4	7.8	51.4	-	-	-	-	-	7.1	11.9	3.3	11.3	14.7	2.6	7.2	58.2
男	445.7	14.9	17.6	63.4	43.4	29.8	19.0	8.0	17.3	3.6	61.9	9.2	0.6	-	-	-	-	68.2	12.2	17.8	3.7	5.8	16.8	3.1	8.9	73.2
女	346.7	5.7	3.4	23.1	30.0	14.9	6.0	4.6	12.3	0.3	26.1	6.9	100.5	34.3	13.9	20.2	15.7	-	2.9	6.6	2.9	16.8	12.9	2.1	5.7	44.9

*腎・尿路は膀胱を除く.
年齢調整は直説法〔1985（昭和60）年モデル人口〕.

（国立がん研究センターがん情報サービス：がん統計．全国がん登録）

表7-3　近年のがんの年齢調整率の傾向

	部位	食道	胃	結腸	直腸	肝	胆嚢・胆管	膵	肺	女性の乳房	子宮	子宮頸部	子宮体部	卵巣	前立腺	甲状腺	悪性リンパ腫	白血病	大腸（再掲）
年齢調整罹患率	男	↗	↘	→	→	↘	↘	↗	↘	−	−	−	−	−	↗	→	↗	→	→
	女	↗	↘	↗	↗	↘	↘	↗	↗	→	↗	↗	↗	↗	−	→	↗	→	↗
年齢調整死亡率	男	↘	↘	↘	↘	↘	↘	↗	↘	−	−	−	−	−	↘	↘	↘	↘	↘
	女	↘	↘	↘	↘	↘	↘	↗	↘	?	↗	↗	↗	↘	−	↘	→	↘	↘

（国立がん研究センターがん情報サービス，2022年3月31日更新より一部改変）

HTLV
human t-cell leukemia virus
ヒトT細胞白血病ウイルス

EBV
Epstein-Barr virus　エプスタイン・バール・ウイルス

この他の国内外の研究によると感染症との関係では，HTLVが白血病やリンパ腫の，EBVが上咽頭がんのリスク因子とされ，職業上の曝露ではベンジジンやβ-ナフチルアミンが膀胱がんの，ヒ素，6価クロム，ニッケルが肺がんや皮膚がんの，ベンゼンが白血病などの造血組織のがんの，アスベストが悪性中皮腫のリスク因子であるとされる．

1● 主要部位のがん

*国立がん研究センターがん情報サービス「がん統計」.

全国がん登録*（p.79参照）によると，2019年に新たに診断されたがんは99.9万人（男56.6万人，女43.3万人），年齢調整罹患率（人口10万対）は387.9（男445.7，女346.7）であり，男は大腸，前立腺，肺，胃が，女は乳房，大腸，子宮が高かった（**表7-2**）．2018年のデータによると，がんの生涯累積罹患リスクは男が65.0%，女が50.2%，また，2009～2011年にがんと診断された人の5年相対生存率は男62.0%，女66.9%であった．

2020年の患者調査では，がんの推定総患者数は365.6万人で，胃28.1万人，大腸48.8万人，肺32.8万人であった．

人口動態統計によると，がんの死亡数は，1950年代から一貫して上昇し，1981年以降わが国の死因の第1位で（**図3-8**，p.32），2021年は38.6万人（男22.3万人，女16.3万人），男は5～9歳と45～94歳で，女は5～9歳と35～89歳で死因の第1位であった（**表3-5**，p.33）．死因簡単分類による部位別の死亡率（人口10

万人対）は，男①気管・気管支・肺90.6，②胃44.6，③膵33.1，④結腸30.7，⑤肝・肝内胆管26.5，女①気管・気管支・肺36.5，②膵31.7，③結腸30.3，④乳房25.4，⑤胃22.7の順であった．なお，結腸と直腸を合わせた大腸（再掲）は，男47.4，女39.8であった．（**表3-6**，p34）．また，がんは年齢調整死亡率（人口10万対）も1位だが，1990年代後半から減少し（**図3-9**，p.32），2022年は男385.4，女197.4であった．部位別では，胃がんの長期的な減少が著しいが，子宮がんは近年，上昇に転じた（**図3-10**，p.34）．

表7-3に年齢調整罹患率と年齢調整死亡率の近年の傾向を示す．両者の違いは，罹患と死亡の時間差や部位別の生存率などが関係している．

2 • がん対策

がん対策基本法

がん対策基本法は，がんの予防，早期発見，科学的知見に基づくがん医療の適切な地域的均てん化の促進，研究の推進等を目的として2006年に制定された．その後，がんとの共生に向け，小児および**AYA世代**のがん対策，がんのリハビリテーションの充実，患者を取り巻く社会的課題への対策などが追加され，がん患者の雇用継続への配慮が事業主の責務として盛り込まれた．

AYA世代
adolescent and young adult. 15歳から30歳前後の思春期・若年成人世代.

がん対策推進基本計画

がん対策推進基本計画は，がん対策基本法に基づき国が策定し，がん対策を総合的かつ計画的に推進するための基本的方向を定めている．なお，都道府県は，この計画を基本として都道府県がん対策推進計画を定めている．2018年からの第3期では，全体目標を，①科学的根拠に基づくがん予防・がん検診の充実，②患者本位のがん医療の実現，③尊厳を持って安心して暮らせる社会の構築とし，分野別の施策としてがんの予防，がん医療の充実，がんとの共生，これらを支える人材育成等の基盤の整備としている．

がんと就労

がん患者が就労するためには，周囲の理解や支援が重要となる．このためがん対策推進基本計画に基づき，拠点病院に「がん相談支援センター」を設置し，社会保険労務士等による相談支援や公共職業安定所（ハローワーク）に配置する就職支援ナビゲーターと連携する就職支援事業の活用，治療と仕事の両立を支援する両立支援コーディネーターの育成と配置が進められている．

がん登録における「がん」
がん登録推進法施行令では，「がん」とは，「悪性新生物，上皮内がん，髄膜又は脳，脊髄，脳神経その他の中枢神経系に発生した腫瘍，卵巣腫瘍（次に掲げるものに限る），以下略」とされている．

がん登録

がん登録は，がん患者全数の発生状況，生存率，治療成績等のがん医療の実態を把握し，がん医療の向上や，がん対策の策定と評価に役立てるものである．以前は各都道府県が独自の方法で登録したため，全国的な集計や評価が難しかったが，2013年に制定された「がん登録等の推進に関する法律」（がん登録法）により，国がすべてのがん患者の診断，治療，転帰に関する情報を収集して一元的に保管，整理，解析を行う仕組みが整えられた．

表7-4　科学的根拠に基づくがん検診

種類	検査	対象者	受診頻度
胃がん検診	問診に加え胃部X線検査または胃内施行検査のいずれか	50歳以上*1	2年に1回
子宮頸がん検診	問診，視診，子宮頸部の細胞診，内診	20歳以上	2年に1回
肺がん検診	質問（問診），胸部X線検査，喀痰細胞診	40歳以上	1年に1回
乳がん検診	問診，乳房X線検査（マンモグラフィー）*2	40歳以上	2年に1回
大腸がん検診	問診，便潜血検査	40歳以上	1年に1回

*1 当分の間胃部X線検査については，40歳以上に対して実施可．
*2 視診，触診は推奨しない．

（がん予防重点健康教育及びがん検診実施のための指針2008年）

3 ● がん検診

がん検診は，健康増進法に基づき市町村の努力義務として実施され，がんの2次予防となっている．国民生活基礎調査によると，2019年のがん検診の受診率は概ね5割を下回った*1．厚生労働省は2008年に「がん予防重点健康教育及びがん検診実施のための指針」を公表し，科学的根拠に基づくがん検診を，**表7-4**に示す検査，対象者，受診頻度の条件を満たす胃がん，子宮頸部がん，肺がん，乳がん，大腸がんの各検診とした．なお，がん対策推進基本計画では，市町村は指針に基づいた検診と精度管理を実施し，都道府県は指針に基づかない市町村に対して是正を働きかけることとされた．

*1 がん検診の受診率：直近1年間の胃がん検診は男48.0%，女37.1%，肺がん検診は男53.4%，女45.6%，大腸がん検診が男47.8%，女40.9%，直近2年間の子宮がん検診は43.7%，乳がん検診は47.4%である（2019年国民生活基礎調査）．

3—循環器疾患

循環器は全身の細胞に血液やリンパ液を循環させ，酸素や栄養を供給し，老廃物等を回収する器官である．特に酸素消費量が全身の約20%の脳や約10%の心筋では，血流の低下は重大な障害をもたらす．不都合なことに，脳や心筋に流入する小動脈は**終動脈**なので，**血栓**や**塞栓**により血流が止まればその下流は急速に壊死する．これが脳梗塞や心筋梗塞であり，主因は動脈硬化である．

終動脈
end-artery．毛細血管に接続する小動脈のうち，他の動脈との吻合やバイパス（側副循環）がないもの．

血栓と塞栓
血栓は血管内で血液が凝固したもの．塞栓は血栓等が下流の細い血管を塞ぐ状態．

消防庁によると，2021年の65歳以上で，診断名等が明らかな救急搬送者は143万人で，うち脳疾患が14.6%，心疾患等が18.0%であり，死亡・重症は脳疾患の24.0%，心疾患等が65.7%にみられた*2．

*2 令和4年版 救急・救助の現況，消防庁，2022．
この統計では，ICD-10のⅨ循環器疾患のうち，脳疾患は「0904脳梗塞」と「0905その他の脳血管疾患」を，心疾患等は「0901高血圧性疾患」から「0903その他の心疾患」まで，および「0906その他の循環器系疾患」をいう．なお，重症とは3週間以上の入院を要する場合としている．

1 ● 動脈硬化

動脈硬化は動脈の血管壁の弾力性が失われ硬化した状態である．脳内や腎の細血管に発生し出血しやすい細動脈硬化と，太い血管の内腔に粥状《じゅくじょう》物質が溜まり血栓や塞栓が発生しやすい粥状動脈硬化などに分類される．動脈硬化のリスク因子は加齢，男性，閉経後女性，喫煙，運動不足，脂質異常症，高血圧，糖尿病，肥満，メタボリックシンドローム，CKDなどであり，合併症は狭心症，心筋梗塞，脳梗塞，脳出血，眼底出血，認知症などである．

表7-5　成人における血圧の分類

分類	診察室血圧（mmHg）			家庭血圧（mmHg）		
	収縮期血圧		拡張期血圧	収縮期血圧		拡張期血圧
正常血圧	＜120	かつ	＜80	＜115	かつ	＜75
正常高値血圧	120～129	かつ	＜80	115～124	かつ	＜75
高値血圧	130～139	かつ/または	80～89	125～134	かつ/または	75～84
Ⅰ度高血圧	140～159	かつ/または	90～99	135～144	かつ/または	85～89
Ⅱ度高血圧	160～179	かつ/または	100～109	145～159	かつ/または	90～99
Ⅲ度高血圧	≧180	かつ/または	≧110	≧160	かつ/または	≧100
（孤立性）収縮期高血圧	≧140	かつ	＜90	≧135	かつ	＜85

（日本高血圧学会：高血圧治療ガイドライン2019）

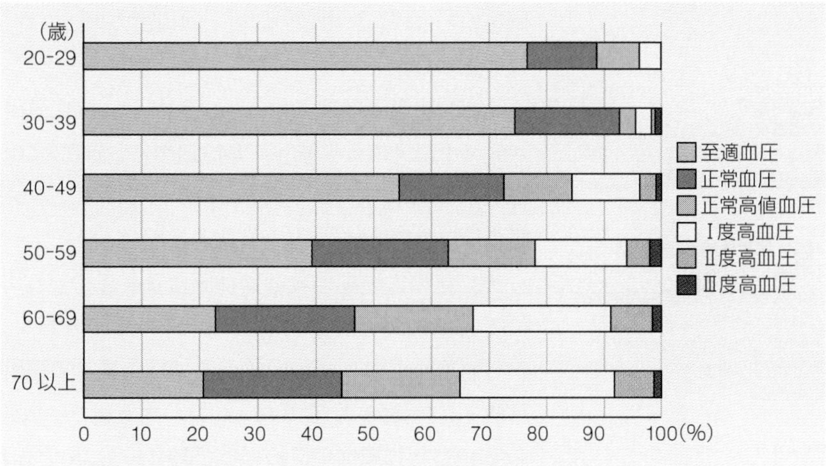

図7-3　降圧剤使用者を除外した年齢階級別の血圧*の分布（%）

（厚生労働省：2019（令和元）年国民健康・栄養調査）

*2019（令和元）年の国民栄養調査では，日本高血圧学会の2014年の分類により血圧を区分している.

2• 高血圧

日本高血圧学会は収縮期と拡張期の血圧値により血圧を分類している（**表7-5**）. 2020年の患者調査では高血圧性疾患の総患者数は約1,510万人と推定され，2022年の国民生活基礎調査によると，高血圧症の通院者率は14.1%（男14.6%，女13.5%）と男女とも1位であり，65歳以上は31.3%（男32.4%，女30.3%）と，いずれも男女差はなかった. また，2019年の国民健康・栄養調査でも降圧剤を服用しない高血圧は年齢が高いほど多かった（**図7-3**）.

高血圧は甲状腺機能亢進症や睡眠時無呼吸症候群などが原因となる2次性高血圧と，原因不明の本態性高血圧に区分され，日本人では大部分が本態性高血圧である. 本態性高血圧は遺伝的要因に加え，食塩の過剰摂取，肥満，飲酒，運動不足，ストレスなどが複合して発生する. 高血圧は単独あるいは合併する動脈硬化を介して全身に影響を与え，脳出血，脳梗塞，認知症，眼底出血，心筋梗塞，腎不全などの原因となる. 1次予防のためには，リスク要因の軽減，特に減塩対策は重要であり，摂取基準は，健康日本21では8 g未満，日本人の食事摂取基準では成人の男7.5 g未満，女6.5 g未満としている．また日本高血圧学会は，高血圧患者の減塩目標として1日6 g未満を推奨している．

3 • 脳血管疾患

脳は心拍，呼吸，体温の調節などの生命維持や思考，感情，運動，感覚などの神経活動の中枢である．脳実質は終動脈に栄養されるため，血流が一時的に低下すれば一過性脳虚血発作を，また血栓や塞栓により血流が途絶すれば脳細胞が壊死する脳梗塞などを発症し，これらは「虚血性脳血管疾患」と総称される．また高血圧などが加わることにより血管や動脈瘤が破裂すると脳出血やくも膜下出血などの「出血性脳血管疾患」を発症する．急激に発症して増悪する脳血管疾患は脳卒中とよばれ，生命の危機や回復後の生活の質（QOL）の低下をもたらす重篤な疾患である．

久山町研究
福岡県久山町の地域住民を対象に九州大学が60年以上実施している生活習慣病の疫学調査．

JMS（自治医科大学）コホート研究
自治医科大学の卒業生が中心となり，全国の脳卒中および心筋梗塞の発症を追跡しているコホート研究．

脳血管疾患の罹患率（人口10万対）は，**久山町研究**では1960年代の1,050から1990年代は470と半減し，**JMSコホート研究**の2005年までの追跡調査においても男451，女273であり大きく減少した．また，2020年の患者調査では脳血管疾患の総患者数は174.2万人と推定された．

2022年の人口動態統計では脳血管疾患の死亡者は第4位の10.7万人（**表3-4**，p.31），年齢調整死亡率（人口10万人対）は男94.3，女55.2であった．粗死亡率，年齢調整死亡率とも1960年代までは上昇して死因の第1位であったが，その後は低下した（**図3-8**，**図3-9**，p.32）．病型別では，脳出血が減少し，脳梗塞が増加して1975年に順位が逆転した（**図3-11**，p.35）．また2022年の国民生活基礎調査によると，脳血管疾患は，要介護の原因疾患の19.0%を占め，これは認知症の23.6%に次ぐ第2位であった．

リスク因子は，脳梗塞では動脈硬化，高血圧，心房細動，糖尿病，喫煙，肥満などで，脳出血やくも膜下出血では高血圧，喫煙，飲酒などである．特に脳出血ではコレステロールの異常低値も関与する．

t-PA
tissue plasminogen activator
組織プラスミノーゲン活性化因子

近年，脳梗塞に対して**t-PA**を用いて血栓を溶解する治療法が普及してきたが，この薬剤は発症4.5時間以内に使用しなければ効果がないため，都道府県の医療計画の策定において，各2次医療圏において専門病院を適正に配置することや一般病院と専門病院の機能分担と連携が重要な課題となっている．

4 • 心疾患

心臓は生涯にわたり全身（大循環）と肺（小循環）の二系統に血液を循環させるポンプである．その心筋自体も大動脈から分岐する冠動脈によって栄養されている．冠動脈も終動脈であるため，虚血性脳血管疾患と同様に血流が一時的に低下する狭心症や，血流が途絶して下流の心筋が壊死する心筋梗塞を発症する．両者は「虚血性心疾患」と総称され，QOLの著しい低下や死亡の原因となる．

JMSコホート研究によると，心筋梗塞の1,000人年あたりの年齢調整罹患率は

表7-6　特定健康診査におけるメタボリックシンドローム該当者，予備群の割合

年齢階級(歳)		40〜44	45〜49	50〜54	55〜59	60〜64	65〜69	70〜74	全体
該当者(%)	男	13.8	19.0	23.9	27.7	31.0	33.8	34.9	24.8
	女	2.3	3.5	5.3	7.2	9.3	11.6	13.6	7.2
予備群(%)	男	18.0	19.0	19.1	18.3	17.6	17.6	17.2	18.3
	女	4.2	5.3	6.3	6.4	6.4	6.5	6.3	5.9

(厚生労働省：2020年度 特定健康診査・特定保健指導の実施状況)

*Matsumoto M, et al：J Epidemiol. 2009；19：94-100.

男0.83，女0.31であった[*]．また2020年の患者調査によると，心疾患の総患者数は128.2万人(男81.9万人，女46.3万人)と推定された．人口動態統計によると2022年の心疾患(高血圧を除く)の死亡者は第2位の23.3万人(**表3-4**，p.31)，年齢調整死亡率(人口10万対)は男205.7，女115.9であった．粗死亡率は1950年から上昇している(**図3-8**，p.32)が，年齢調整死亡率は低下している(**図3-9**，p.32)．

虚血性心疾患の主要なリスク因子は冠動脈の動脈硬化であり，喫煙，高血圧，脂質異常症，メタボリックシンドロームなども間接的なリスク因子となる．これらのリスク因子の除去が1次予防となる．また特定健診，特定保健指導による2次予防も重要となる．

肥満度分類(日本肥満学会)
①低体重(BMI＜18.5)，②普通体重(18.5≦BMI＜25.0)，③肥満1度(25.0≦BMI＜30.0)，④肥満2度(30.0≦BMI＜35.0)，⑤肥満3度(35.0≦BMI＜40.0)，⑥肥満4度(40.0≦BMI)．

肥満のため減量を要する状態(肥満症診療ガイドライン2016)
耐糖能障害，脂質異常症，高血圧，高尿酸血症，冠動脈疾患，脳梗塞，脂肪肝，月経異常，妊娠合併症，睡眠時無呼吸症候群，肥満喚起症候群，変形性関節症，腎機能障害．

メタボリックシンドロームの診断基準(メタボリックシンドローム診断基準検討委員会，2005)
次の必須項目に加え，選択項目のうち2項目以上を満たすこと．【必須項目】ウエスト周囲径：男性≧85 cm，女性≧90 cm，【選択項目】①高トリグリセライド血症(≧150 mg/dL)かつ/または低HDLコレステロール血症(＜40 mg/dL)，②収縮期(最大)血圧≧130 mmHgかつ/または拡張期(最小)血圧≧85 mmHg，③空腹時高血糖≧110 mg/dL．

4—代謝疾患

1 • 肥満症とメタボリックシンドローム

肥満はBMIが25以上の状態であり，肥満症は肥満による健康障害のため**減量が必要な状態**である．2019年の国民健康・栄養調査では20歳以上の27.2%(男33.0%，女22.3%)が肥満であった．肥満は遺伝的要因，不適切な食生活，低い身体活動度が関与する．

メタボリックシンドローム(以下メタボ)とは，内臓肥満に高血圧，高血糖，脂質代謝異常が加わる相乗効果により，動脈硬化が進行して心臓病や脳卒中などのリスクが高まる病態であり，わが国では関係する6学会による**診断基準**が使われている．

2019年の国民健康・栄養調査では40〜74歳のメタボが強く疑われる者が男29.8%，女9.5%で，予備群と考えられる者が男24.7%，女7.2%であった．また2020年度の特定健康診査受診者のうちメタボの該当者は男24.8%，女7.2%，予備群の該当者は男18.3%，女5.9%であり(**表7-6**)，2021年度の受診率は56.5%，メタボの該当者および予備軍の年齢調整後の割合は男43.7%，女13.3%と，いずれの調査でも男が多かった．特定健康診査ではメタボを早期発見し，特定保健指導により生活習慣の改善を促している(CHAPTER 17参照)．

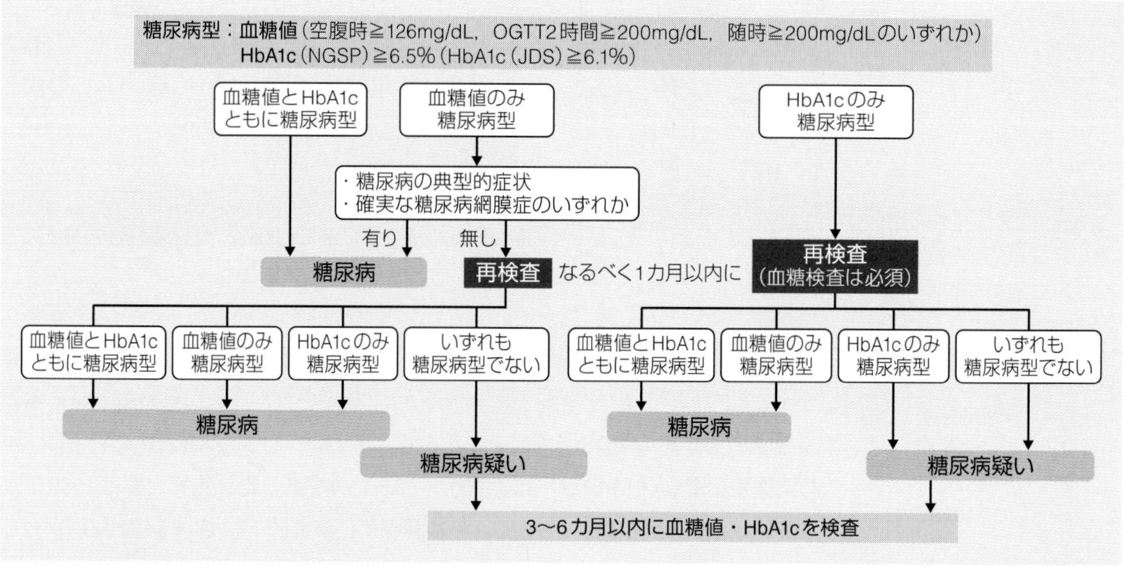

図7-4　糖尿病の臨床診断のフローチャート

（日本糖尿病学会：糖尿病の分類と診断基準に関する委員会報告（国際標準化対応版）．糖尿病55：494，2012）

JDS値からNGSP値への移行
HbA1cの測定法の国際基準の設定に伴い，2013年より，学術上の表記が，JDS値から国際標準であるNGSP値へ移行した．NGSP値はJDS値よりおおよそ0.4%高い．このため，2012年以前のHbA1cの値の解釈には注意が必要である．

糖尿病の分類
①1型糖尿病（絶対的なインスリン欠乏に起因し，若年者に多い），②2型糖尿病（インスリンの分泌減少，末梢でのインスリン抵抗性増大に起因する），③その他の遺伝子異常や疾患，薬剤性糖尿病，④妊娠糖尿病．

脂質異常症の診断基準（動脈硬化性疾患予防ガイドライン2022年版，日本動脈硬化学会）
①LDLコレステロール（LDL-C）：高LDL-C血症（140 mg/dL以上），境界域高LDL-C血症（120～139 mg/dL），②HDLコレステロール（HDL-C）：低HDL-C血症（40 mg/dL未満），③トリグリセライド：高トリグリセライド血症（空腹時採血：150 mg/dL以上，随時採血：175 mg/dL以上），④Non-HDLコレステロール（non-HDL-C）：高non-HDL-C血症（170 mg/dL以上），境界域高non-HDL-C血症（150～169 mg/dL）．①②④は空腹時採血．

2 ● 糖尿病

糖尿病は，インスリンの不足や作用低下のため血糖値の上昇を抑える機能（耐糖能）が低下し高血糖が続く疾患である．診断は日本糖尿病学会の診断基準（**図7-4**）が用いられる．なお経年的な変化を評価する際は，HbA1cの測定値がJDS値またはNGSP値のいずれであるかに注意が必要がある．糖尿病は発生要因により**分類**されるが，95%は2型糖尿病である．

2019年の国民健康・栄養調査では，糖尿病が強く疑われる者は男19.7%，女10.8%であり，直近10年間は変化がなく，また70歳以上は男26.4%，女19.6%であり，加齢に伴い増加する．また，2022年国民生活基礎調査では糖尿病の通院者率は5.6%（男7.1%，女4.2%）で，65歳以上では11.9%（男15.6%，女8.9%）であり，2020年の患者調査では糖尿病の総患者数は579.1万人と推定された．2021年の人口動態統計では糖尿病の死亡率は人口10万対11.1で，年齢調整死亡率（人口10万対）は男15.7，女7.4であった．

糖尿病の1次予防として，過食や過剰飲酒を避けること，禁煙，適度な運動が重要である．糖尿病の三大合併症である網膜症，腎症，神経障害は最小血管の障害による．一方，大血管の動脈硬化は足の壊疽，脳梗塞，狭心症，心筋梗塞のリスク因子となる．また耐糖能の異常はメタボの構成要因である．久山町研究によりアルツハイマー病は糖尿病と関連することがわかったため，3型糖尿病ともよばれている．

3 ● 脂質異常症

脂質異常とは中性脂肪やコレステロールなどの脂質の代謝に異常がある状態で

あり，**日本動脈硬化学会の基準**により診断される．原因は，生活習慣によるほか，2次性脂質異常症として遺伝による家族性高脂血症や，甲状腺機能低下症，ネフローゼ症候群，神経性食欲不振症などがある．

2019年の国民健康・栄養調査では血清総コレステロール値240 mg/dL以上は男12.9%，女22.4%であり，この10年間に変化はない．また，2022年国民生活基礎調査では脂質異常症の通院者率は6.6%（男5.4%，女7.7%）で，65歳以上では13.0%（男9.8%，女15.7%）と女が高かった．

LDLコレステロール高値は飽和脂肪酸の過剰摂取が，トリグリセライド高値はエネルギーの過剰摂取が原因である．運動や減量，n-3系多価不飽和脂肪酸はトリグリセライドを低下させる．**HDL**コレステロール低値はトリグリセライド高値と連動し，肥満，喫煙，運動不足が原因となる．

合併症は膵炎や動脈硬化症などである．HDLコレステロールとトリグリセライドはメタボの診断基準に用いられるが，LDLコレステロールは単独でも強力に動脈硬化を進行させる．

5—骨・関節疾患

1 ● 骨粗鬆症，骨折

骨粗鬆症は骨密度の減少や骨質の劣化により骨強度が低下して，脆弱性骨折が発生しやすくなる疾患である．CKDや糖尿病による続発性骨粗鬆症もあるが，ほとんどは加齢などによる原発性骨粗鬆症である．**日本骨代謝学会の診断基準**により診断し，骨密度の測定はWHOが基準とする**DXA**を用いる．

2020年の患者調査では「骨の密度および構造の障害」の総患者数は138.0万人（男9.1万人，女128.9万人）と推定された．また**ROAD研究**によると40歳以上の骨粗鬆症の有病率は腰椎で男3.4%，女19.2%，大腿骨骨頭で男12.4%，女26.5%であり，いずれも男より女が多かった．自覚症状のない者を含めると患者は1,000万人を超えると推定され，その多くが未治療である．骨折は骨粗鬆症の重篤な合併症であり，2022年の国民生活基礎調査によると骨折・転倒は要介護の原因の13.9%を占める．

骨粗鬆症は不動状態，やせ，栄養不良（カルシウム，リン，マグネシウム，ビタミンD不足），喫煙などがリスク因子となる．予防として適正体重の維持，日光浴，適度な運動，禁煙，過度の飲酒を避け，カルシウム・ビタミンD・ビタミンKなどを必要量摂取することが重要であり，特に女性は，あらかじめ30歳代までに生涯最大骨量を高めておくことが閉経期後の骨量減少に対する予防となる．

LDL
low density lipoprotein　低比重リポ蛋白

HDL
high density lipoprotein　高比重リポ蛋白

non HDLコレステロール
総コレステロールからHDLコレステロールを引いた値．中性脂肪が高い場合，LDLコレステロールが正確に測定できないため，かわりに用いられる．

骨粗鬆症の診断基準（日本骨代謝学会）
次のいずれかの条件を満たせば原発性骨粗鬆症と判定する．①脆弱性骨折がある場合：推体あるいは大腿骨近位部に骨折がある，またはその他の脆弱性骨折がありかつ骨密度が**YAM**の80%未満の場合，②脆弱性骨折がない場合：骨密度がYAMの70%以下または−2.5 SD以下の場合．

YAM
Young Adult Mean　骨密度の若年成人平均値．日本では，腰椎では20～44歳，大腿骨近位部では20～29歳の性別の骨密度の平均値を比較の基準値として%で表記する．欧米では20～29歳女性の骨密度を基準値とし，実測値と基準値の差が標準偏差（SD）の何倍となるかを示したTスコアで表記する．Tスコアの−2.5がYAM70%に相当する．

DXA
dual-energy X-ray absorptiometry　躯幹骨二重X線吸収法．骨に2種類のX線を照射し，骨と他の組織のX線吸収率の差から骨密度測定する方法．

ROAD研究
Research of Osteoarthritis Against Disability．2005年に開始した一般住民を対象とする長期縦断コホート研究．骨粗鬆症，変形性関節症，サルコペニアなどを主な研究対象としている．

表7-7　ロコモ度の判定

ロコモ度区分	ロコモ度1	ロコモ度2	ロコモ度3
	移動機能の低下が始まっている状態	移動機能の低下が進行している状態	移動機能の低下が進行し，社会参加に支障をきたしている状態
①立ち上がりテスト*1	どちらか一方の脚で40 cmの台から立ち上がれないが，両脚で20 cmの台から立ち上がれる	両脚で20 cmの台から立ち上がれないが，30 cmの台から立ち上がれる	両脚で30 cmの台から立ち上がれない
②2ステップテスト*2	1.1以上1.3未満	0.9以上1.1未満	0.9未満
③ロコモ25*3	7点以上16点未満	16点以上24点未満	24点以上
判定	①，②，③の1つでも該当すれば，ロコモ度1と判定する	①，②，③の1つでも該当すれば，ロコモ度2と判定する	①，②，③の1つでも該当すれば，ロコモ度3と判定する

*1 立ち上がりテスト(stand up test)：
4種類の高さ(40・30・20・10 cm)の台から，両脚または片脚で立ち上がる能力から，下肢筋力とバランスを総合した起立機能を測定するテスト．

*2 2ステップテスト(two-step test)：
できる限り大股で2歩歩いた重複歩長を2回測定し，最大の重複歩長を身長で割ったものを「2ステップ値」とする．総合的な歩行能力を測定するテスト．

*3 ロコモ25(GLFS-25；The 25 Question Geriatric Locomotive Function Scale)：
直近1カ月の身体の疼痛に関する4問と生活状況に関する21問の計25問からなる自記式質問票を用いて，ロコモティブシンドロームの重症度やトレーニング効果を判定するもの．各問5段階(0～4点)の合計点で評価し，0点が無症状，100点が最も重症となる．

(日本整形外科学会：ロコモパンフレット2020年度版より作成)

2 ● 変形性関節症

OA
osteoarthritis

ROM
range of motion

ADL
activities of daily living　日常生活動作

変形性関節症(OA)は加齢や運動，体重などの負荷により関節の構成要素に不可逆的な変性をもたらす疾患であり，関節可動域(ROM)の低下や関節痛のためADLが低下する．

2020年の患者調査ではOAを含む関節症の総患者数は207.7万人(男52.1万人，女155.5万人)と推定された．またROAD研究によると40歳以上のOAの有病率は，膝で男42.0%，女61.5%，腰椎で男80.6%，女64.6%であった．自覚症状のない者を含めると患者は全国で6,000万人を超えると推定された．

SMR
standardized mortality ratio
標準化死亡比

*Nüesch E, et al：BMJ. 2011；8：342.

OAは加齢，女性，性ホルモン，肥満，仕事等がリスク因子となり，その対策として適度な運動や体重のコントロールが重要である．股関節のOA患者では，一般人口と比べSMRが1.55(1.41-1.70)と有意に高く，心血管疾患や認知症に関連した死亡率も高い*．またOAは，ロコモティブシンドロームの原因となる．

3 ● ロコモティブシンドローム

ロコモティブシンドローム
locomotive syndrome

ロコモティブシンドロームとは「運動器の障害により移動機能が低下した状態」である．2007年に日本整形外科学会よりロコモ度1とロコモ度2が提唱され，2020年にロコモ度3が追加された(**表7-7**)．ROAD研究によると，ロコモ度2の該当者は男女とも，年齢が高いほど多い(**図7-5**)．原因は骨粗鬆症，骨折，変形性関節症，変形性脊椎症，脊柱管狭窄症，**サルコペニア**などがあげられる．進行すると要介護状態となる可能性が高くなる．

サルコペニア
sarcopenia．筋肉量と筋力の減少に特徴づけられる症候群．

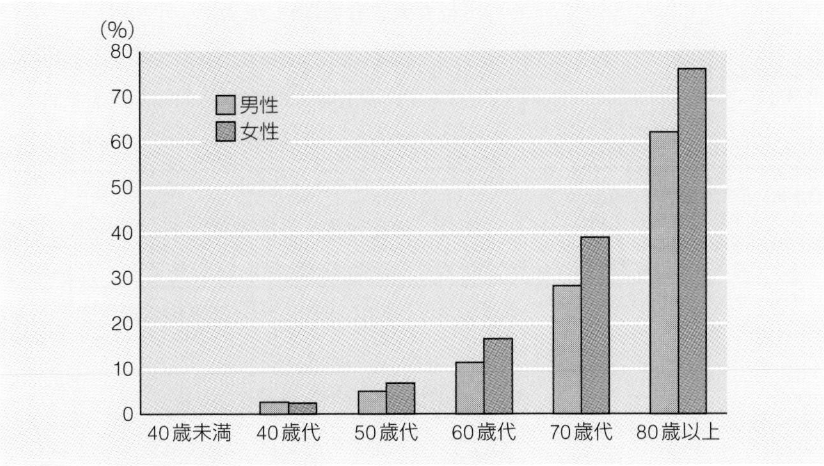

図7-5　ロコモ度2該当者の割合（性・年齢階級別）〔ROADスタディ第3回調査（2012-2013）〕
（Yoshimura N et al. Mod Rheumatol. 27：1-7, 2017 より）

6—その他の疾患

1 • CKD（慢性腎臓病）

腎臓病は進行すると人工透析などが必要な末期の腎不全となるが，初期の軽微な段階でも脳血管疾患や心筋梗塞などの死亡リスクが高くなることが明らかとなったため，2002年に米国腎臓財団は新たにCKDという概念を提唱した．CKDは国内では日本腎臓学会の**診断基準**を用いて診断し，重症度は**CGA分類**で評価する（**表7-8**）．

2021（令和3）年度福祉行政報告例では2021年度に新規に身体障害者手帳を交付された腎臓機能障害者は約3.7万人であり，日本透析医学会の調査*では2021

CKD
chronic kidney disease　慢性腎臓病

CKDの診断基準（日本腎臓学会）
CDKは次の①，②のいずれかまたは両方が3カ月以上持続する場合に診断される：①尿異常，画像診断，血液，病理で臨床内が明らか，②GFR（日常診療ではeGFR）＜60 mL/分/1.73 m^2.

GFR
glomerular filtration ratio　糸球体濾過量．腎臓の糸球体により濾過される単位時間あたりの血漿の量

eGFR
estimated GFR　推算（または推定）糸球体濾過量．日常診療でGFRの代用として用いられる指標．血清クレアチニン値，性，年齢から日本人のGFR推計式を用いて計算する．

CGA分類
Cause（原疾患），GFR（腎機能の指標），Albuminuria（蛋白尿，アルブミン尿）によるCKDの重症度の分類．

*わが国の慢性透析療法の現況（2021年12月31日現在），日本透析医学会．

表7-8　CKDの重症度分類

原疾患		蛋白尿区分		A1	A2	A3
糖尿病		尿アルブミン定量（mg/日）		正常	微量アルブミン尿	顕性アルブミン尿
		尿アルブミン/Cr比（mg/gCr）		30未満	30～299	300以上
高血圧，腎炎，多発性嚢胞腎，移植腎，不明，その他		尿蛋白定量（g/日）		正常	軽度蛋白尿	高度蛋白尿
		尿蛋白/Cr比（g/gCr）		0.15未満	0.15～0.49	0.50以上
GFR区分（mL/分/1.73 m^2）	G1	正常または高値	＞90	緑	黄	オレンジ
	G2	正常または軽度低下	60～89			
	G3a	軽度～中等度低下	45～59			赤
	G3b	中等度～高度低下	30～44			
	G4	高度低下	15～29			
	G5	末期腎不全（ESKD）	＜15			

重症度は，原疾患・GFR区分・蛋白尿区分を組み合わせ，4段階のステージに分類する．緑⇒黄⇒オレンジ⇒赤の順に，末期腎不全，心血管死亡発症リスクが上昇する．
（KDIGO CKD guideline 2012を日本人用に改変）（日本腎臓学会：CKD診療ガイド2012，2012より）

年の透析導入患者数は約3.8万人（男2.6万人，女1.2万人），平均年齢は71.1歳であり，年々高齢化している．2022年の人口動態統計では慢性腎不全の死亡数は約3.1万人で，死亡率（人口10万対）は25.2であった．

腎臓病療養指導士
標準的なCKDの保存療法を現場に浸透させることを目的に，2018年に，日本腎臓学会，日本腎不全看護学会，日本栄養士会，日本腎臓病薬物療法学会の4団体が制定した資格．CKDの療養指導に関する基本知識を有する看護師，保健師，管理栄養士，薬剤師を対象としている．

原因は，高血圧，糖尿病，メタボ，高尿酸血症，痛風などで，稀に指定難病のIgA腎症，ネフローゼ症候群，多発性嚢胞腎，急性進行性腎炎症候群も原因となる．また，動脈硬化，心筋梗塞，脳血管疾患，脂質異常症を合併し，認知症とも関連する．保険者はCKDを早期発見と，医療機関と連携した重症化予防に務めている．また関係団体により**腎臓病療養指導士**が養成されている．

2 ● COPD（慢性閉塞性肺疾患）

COPD
chronic obstructive pulmonary disease

COPDは，従来の肺気腫と慢性気管支炎を含む呼吸器疾患であり，遺伝，出生時からの肺発達障害，タバコ由来，大気汚染由来，感染症の後遺症，喘息由来などに分類される．先進国ではほとんどがたばこ煙等に含まれる有害物質の長期間の吸入により発生する．呼吸機能検査では1秒率が70%未満となる気流閉塞を示す．COPDは全世界で増加しているが，その多くは予防が可能であり，世界の公衆衛生の重要な課題となっている．

2020年の患者調査では気管支炎およびCOPDの総患者数は37.9万人（男26.9万人，女11.1万人）と推定された．一方，2000年に実施されたNICE studyでは40歳以上の1秒率70%未満の者は10.9%（男16.4%，女5.0%），40～59歳は4.6%，60歳以上が19.2%，うちCOPDと診断されたのは8.6%であり[*]，受療しているのは一部にすぎない．2021年の人口動態統計では慢性気管支炎および肺気腫の年齢調整死亡率（人口10万対）は男10.1，女1.2と男が高かった．

*福地義之助：日本COPD疫学研究（NICE study）の意義と評価を検証する．内科；2014：113(2)：213-216.

喫煙はCOPDのリスクの90%以上を占め，喫煙患者の15～20%がCOPDを発症する．また，COPDは虚血性心疾患，骨粗鬆症，糖尿病，肺がんなどを合併する．対策は，新規喫煙者を減らし，喫煙者は禁煙することであり，関係者や行政の支援が重要となる．

3 ● 肝疾患

肝炎の原因となるウイルス
A型，B型，C型，D型，E型，F型，G型，TT型の各肝炎ウイルス，EBウイルス，サイトメガロウイルス，単純ヘルペスウイルス，風疹ウイルス，麻疹ウイルス，パルボウイルス等．

主要な肝疾患であるウイルス性肝炎は，原因となるさまざまな**ウイルス**が知られている．このうちA型肝炎とE型肝炎は感染症法の4類感染症とされ，経口感染する．一方，B型肝炎，C型肝炎，D型肝炎は感染症法の5類感染症（全数把握）とされ，血液や体液を介して感染する．なお，国内の臨床例はA型，B型，C型がほとんどであり，E型は近年，輸入例や汚染肉による感染が注目されている．

B型肝炎とC型肝炎は，キャリアとよばれる感染が持続する状態から，一部が慢性肝炎→肝硬変→肝がんへと進行する．わが国のキャリアはB型，C型ともに人口の1%程度といわれている．B型肝炎については，1985年から母子間の垂直感染による出生児のキャリア化を防止する対策がとられたため，以降の出生児に新たなキャリアはほとんど発生していない．現在では，妊婦や乳児の抗原検査や，乳児に対するB型肝炎ワクチンの接種や抗HBV免疫グロブリンの投与は医療保険が適用されている.

肝炎対策基本法

B型肝炎の予防接種禍事件(集団予防接種時の注射器の連続使用による感染被害)とC型肝炎の薬害肝炎事件(血液凝固因子製剤にウイルスが混入することによる感染被害)では，いずれも司法判断により国の責任が確定した.

これを受けて，肝炎対策を推進するため，2009年に肝炎対策基本法が公布され，2010年に施行された．同法には，基本理念，関係者(国・地方公共団体・医療保険者・国民・医師等・学校等の設置者)の責務，政府による法制上の措置，基本指針を定めることの他，基本政策として予防および早期発見の推進，医療の均てん化の促進，研究の推進，肝炎対策推進協議会の設置が盛り込まれている.

4● アレルギー疾患

わが国ではスギ花粉症が全年齢層で増加し，国民病ともいわれている．また，食物アレルギーなどによるアナフィラキシーや複数のアレルギー疾患を次々と併発するアレルギーマーチを発症するなど，アレルギー疾患は国民生活に及ぼす影響が多大である.

食品表示法

食品表示法では，患者数や重篤度から特に表示が必要な，エビ・カニ・くるみ・小麦・そば・卵・乳・落花生(ピーナッツ)の8品目を特定原材料とし，加工品として使用する場合の表示を義務づけている．その他，アーモンド等の**20品目**は可能な限り表示することを推奨している.

20品目
アーモンド，あわび，いか，いくら，オレンジ，カシューナッツ，キウイフルーツ，牛乳，ごま，さけ，さば，大豆，鶏肉，バナナ，豚肉，まつたけ，もも，やまいも，りんご，ゼラチン.

アレルギー対策基本法

アレルギー対策を総合的に推進するために2014年にアレルギー対策基本法が公布され，2015年に施行された．この法律では，アレルギー疾患は気管支喘息，アトピー性皮膚炎，アレルギー性鼻炎，アレルギー性結膜炎，花粉症，食物アレルギー，その他アレルギーに起因する免疫反応による人体に有害な反応に係る疾患で政令で定めるものとされている．また，同法には，基本理念，関係者(国・地方公共団体・医療保険者・国民・医師等・学校等の設置者)の責務，政府による法制上の措置，国の基本指針・都道府県の推進計画を定める他，基本政策として重症化の予防および症状の軽減，医療の均てん化の促進，患者の生活の質の維持向上，研究の推進，地方公共団体の基本的施策が掲げられ，合わせて肝炎対策推進協議会の設置が定められている.

アレルギー疾患医療の提供体制

国の基本指針を具体化するために「アレルギー疾患医療提供体制の在り方に関する検討会」が設置された．2017年に公表された報告書には，連携の水準として，①国レベル，②都道府県レベル，③地域レベルの三段階が示された．①には中心拠点病院(国立成育医療研究センターと国立病院機構相模原病院)と全国拠点病院連絡会議が，②には都道府県アレルギー疾患医療拠点病院（2023年6月現在，47都道府県に77病院）と都道府県アレルギー疾患医療連絡協議会が置かれ，地域レベルにおける一般病院，診療所，薬局間の紹介・逆紹介，研修，情報共有に加え，各レベル間での紹介・逆紹介，研修を行うシステムが示された．

5 ● 難病法と難病対策

特定疾患治療研究事業
特定疾患治療研究事業実施要綱（1973年衛発第242号）により都道府県が実施する事業であり，対象となる難病の医療費は患者の一部負担金を除き都道府県が支出し，国は都道府県に対し「予算の範囲内で」1/2を補助するとされたが，財源不足等から次第に都道府県の超過負担が常態化していた．

難病対策は**特定疾患治療研究事業**により実施されてきたが，財源の確保，対象疾患の拡大，対象者の選定基準等が課題となったため，新たに難病の患者に対する医療等に関する法律（難病法）が制定され，2015（平成27）年に施行された．難病法は「難病患者の良質かつ適切な医療の確保と療養生活の質の維持向上を図ること」を目的とし，基本方針の策定，公平で安定的な医療費助成制度の確立，調査研究の推進，療養生活の環境整備事業の実施等の措置を規定している．

難病法では難病を「発病の機構が明らかでなく，治療方法が確立してない希少な疾病であって，長期の療養を必要とするもの」と定義し，うち患者数が人口の概ね0.1％未満，客観的な診断基準があることなどの要件を満たす指定難病の患者に対し医療費の助成を行っている，2021年11月1日までに，338疾患が指定されている．2022年3月31日現在，指定難病の患者は約103万人であり，年齢別では40歳未満13.8％，40歳以上60歳未満28.7％，60歳以上57.5％である．疾病別ではパーキンソン病14.2万人，潰瘍性大腸炎14.1万人，全身性エリトマトーデス6.4万人，クローン病4.7万人，後縦靱帯骨化症3.6万人であり，上位5疾患が43.6％を占めている．

COLUMN

成人病から生活習慣病，そしてNCDsへ

第二次世界大戦後，成人病と総称された脳卒中などによる死亡が急増し，国は2次予防である検診を中心とした対策を開始した．成人病は，遺伝，加齢，生活習慣，社会環境などの要因のうち，加齢が強調された呼称といえる．1996年，国は新たに生活習慣病という概念を導入し，1次予防の強化を明示した．疾病構造の変化は諸外国でも早くから見られ，WHOはがん，心疾患，脳血管疾患，COPDなどをNCDsとよび，大気汚染対策など社会環境の改善も含め，SDGs（持続可能な開発）の主要な課題としている．

「成人病→生活習慣病→NCDs」という呼称の変遷は，2次予防から1次予防，そして0次予防への展開も表している．

CHAPTER

8 感染症

1—感染症に関する基礎知識

病原体が体内に侵入して増殖（または成長）することを感染といい，感染によって個体に病的な状態を起こす疾患を“感染症”という．また，病原体の侵入を受けた個体が，感染により臨床症状または健康障害が生じる状態を“発病”という．感染が成立しても臨床的な異常を示さない状態にある者を“保菌者”といい，保菌と症状出現との関連により，4つのカテゴリーに分類することができる．それぞれの定義と該当する疾患の例を**表8-1**に示す．

感染が成立するには，①感染源（病因），②感染経路（環境），③感受性（宿主《しゅくしゅ》）の3条件のすべてが必要である．①感染源として，発症者，保菌者，病原巣等が挙げられる．

1 ● 感染源（病因）

感染源（病因），すなわち病原巣は「病原体が生息している場所」であり，人から人へ伝染する赤痢，コレラ，性病等の病原巣は人，動物から伝染する疾患の病原巣は動物である．破傷風《はしょうふう》，コクシジオイデス等の病原体は土壌中に潜んでおり，病原巣は土壌である．

2 ● 感染経路（環境）

感染経路は直接伝搬と間接伝搬に大別され，それぞれの感染経路の名称，定義，例を**表8-2**に示す．

表8-1　保菌者のカテゴリー別，定義と例

名称	定義	例
無症状保菌者	感染後全経過を通して臨床症状を示さない状態	ポリオ，ウイルス肝炎，流行性髄膜炎
潜伏期保菌者	潜伏期に病原体を排出する状態	ムンプス，マシン，水痘，ポリオ
回復期（病後）保菌者	回復後も病原体を排出し続ける状態	腸チフス，ウイルス肝炎，ジフテリア，サルモネラ
慢性保菌者	長期間にわたり保菌状態が続く状態	腸チフス，B型肝炎

表8-2　感染経路のカテゴリー別，定義と例

分類	名称		定義	例
直接伝搬	直接接触		キス，性交など，人と人の直接接触	性病
			土壌，堆肥との接触	破傷風，炭疽《たんそ》，レプトスピラ症，糸状《しじょう》菌《きん》症，鉤虫《こうちゅう》症などの土壌，堆肥に生存する病原体
	飛沫感染		せき，くしゃみ，会話のときに排出される飛沫（droplet）	ジフテリア，百日咳，マイコプラズマ，インフルエンザ
	胎盤感染または垂直感染		感染妊婦の胎盤や母乳を通して胎児に感染	梅毒《ばいどく》，風疹《ふうしん》，トキソプラズマ症，B型肝炎，成人T細胞白血病，エイズ
間接伝搬	媒介物感染		食器類，おもちゃ，寝具，衣服，医療機器，包帯，水，食物，生物製剤（血液，ワクチン） このうち食物を介する感染を食物感染，水を介する感染を水系感染という	食物感染：腸炎ビブリオ，サルモネラ，病原性大腸菌 水系感染：コレラ，ノロウイルス，A型肝炎
	媒介動物感染		脊椎動物によって媒介される感染症（ヒトと動物に共通に流行することが多い）	ネズミ：ペスト，発疹熱，レブトスビラ症 ウマ：炭疽，日本脳炎 ブタ：日本脳炎，ブルセラ症 ヤギ：日本脳炎，炭疽，ブルセラ症 イヌ：狂犬病，フィラリア症，ブルセラ症 野兎：野兎病
			節足動物が媒介する感染	日本脳炎：コガタアカイエカ マラリア：ハマダラカ デング熱：ネッタイシマカ 黄熱：ネッタイシマカ 発疹チフス：衣シラミ ウエストナイル熱：イエカ
	空気感染 空気中に浮遊する微細粒子を通して気道粘膜に病原体が運ばれる	飛沫核《ひまつかく》感染	せき，くしゃみによって空中に排出された飛沫の水分が蒸発した残留物が媒介	結核，麻疹《ましん》，水痘《すいとう》
		塵埃《じんあい》感染	土壌，床，寝具などから生じる種々の大きさの粒子が風によって空中に浮遊して，宿主の進入門戸に達する	コクシジオイデス症

これらの感染経路のほかに特殊な感染経路として院内感染がある．これは病院内で起きる感染で，以前は赤痢，腸チフス等の腸管系伝染病が多かったが，最近は抗がん剤，ステロイド等による治療経過中に抵抗力の低下した状態で，病原性の乏しい微生物（例：緑膿菌，変形菌，セラチア，バクテロイデス等）による感染が多い．慢性疾患の末期の状態で抵抗力が低下しているときにみられる末期感染，長期の薬剤投与や栄養状態の悪化により抵抗力が低下したときにみられる臨機感染または日和見感染がある．院内感染の感染経路としては，直接感染，媒介物感染（医療機器，血液，水，食物等），空気感染等がある．最近，メチシリン耐性黄色ブドウ状球菌（MRSA）による院内感染が急増し，大きな問題になっている．

3 ● 感受性(宿主)

宿主の感受性は，主として免疫力に左右される．免疫には，非特異的な免疫(先天性免疫，自然免疫)と獲得性の免疫(後天性免疫)があり，後者には免疫獲得の状況によって能動《のうどう》免疫と受動《じゅどう》免疫がある．

4 ● 流　行

次に「流行」について考えてみよう．限られた地域で限られた期間に同一疾患の患者が，通常に比べて異常に高い頻度で発生した状態を流行という．どれだけ患者が発生したら流行と考えるかは，通常の発生頻度を考慮して判断する．これまでに存在しなかった病気であれば，ごく小数の発生でも流行と判断する．例えば，後天性免疫不全症候群(AIDS《エイズ》)の最初の報告は若い男性同性愛者4例のカリニ肺炎である．カリニ肺炎は免疫異常をともなう重症患者にのみ見られる稀な疾患であり，わずか4例の患者発生であっても，流行と判断する．

2—感染症対策

わが国の感染症予防を目的とした最初の法律は，1897(明治30)年に制定された伝染病予防法である．その後さまざまな変遷を経て，1998(平成10)年に従来の伝染病予防法，性病予防法，後天性免疫不全症候群の予防に関する法律(エイズ予防法)の3つを統合して，「感染症の予防及び感染症の患者に対する医療に関する法律」(感染症法)が制定された．その後，2006(平成18)年に結核予防法が廃止され，感染症法に統合された．2020(令和2)年以降の新型コロナウイルス感染症への対応については後述する(p98～)．

1 ● 感染症法

感染症法の基本理念は，感染症の発生と蔓延《まんえん》の防止，新しい感染症に対する対応，患者の人権尊重の3点である．本法の対象となる疾患は，その危険度，感染経路等によって，一類から五類のほか，新型インフルエンザ等感染症，指定感染症，新感染症の8種類のカテゴリーに類型化されている(**表8-3**)．

感染症患者を診断した医師には届出義務がある．**表8-4**に感染症のカテゴリー別の届出の要否と内容を示した．なお，一類～四類感染症，新型インフルエンザ等感染症のうち，エボラ出血熱，マールブルグ病，その他の政令で定めるものに罹り，または罹っている疑いのあるサルその他の動物を診断した獣医師は，直ちに最寄りの保健所長を経て都道府県知事に届出することが義務づけられている．

一類，二類，三類，新型インフルエンザ等感染症に罹っていると疑われる者または罹っている者に接触した者に対しては，都道府県知事は健康診断の受診を勧告することができ，従わない場合は都道府県職員を通して健康診断を行わせることができると決められている．また，これらの対象に対して，感染症の蔓延を起

表 8-3　感染症法による感染症のカテゴリー別，感染症名と特徴

定義	感染症名	特徴
一類感染症	エボラ出血熱，クリミア・コンゴ出血熱，痘そう，南米出血熱，ペスト，マールブルグ病，ラッサ熱	極めて危険
二類感染症	急性灰白髄炎（ポリオ），結核，ジフテリア，重症急性呼吸器症候群（SARS），中東呼吸器症候群（MERS），鳥インフルエンザ（H5N1 および H7N9）	危険
三類感染症	コレラ，細菌性赤痢，腸管出血性大腸菌感染症，腸チフス，パラチフス	危険度は高くないが，特定の職業への就業によって集団発生を起こしうる
四類感染症	E 型肝炎，A 型肝炎，黄熱，Q 熱，狂犬病，炭疽，鳥インフルエンザ（H5N1 および H7N9 を除く），ボツリヌス症，マラリア，野兎病，チクングニア熱，ウエストナイル熱，急性熱性血小板減少症候群（SFTS），デング熱，ジカウイルス感染症，その他の政令で定める疾患	危険度は高くないが，動物，飲食物，衣類，寝具など，物件を通して人に感染する
五類感染症	インフルエンザ（鳥インフルエンザおよび新型インフルエンザ等感染症は除く），ウイルス性肝炎（E 型肝炎および A 型肝炎を除く），クリプトスポリジウム症，後天性免疫不全症候群，性器クラミジア感染症，梅毒，麻しん，メシチリン耐性黄色ブドウ球菌感染症，侵襲性インフルエンザ菌感染症，侵襲性髄膜炎菌感染症，侵襲性肺炎球菌感染症，急性弛緩性麻痺（15 歳未満），新型コロナウイルス感染症（2023 年 5 月に「新型インフルエンザ等感染症」より「五類感染症」に移行），その他省令で定める疾患（風疹，百日咳など）	発生動向を調査
新型インフルエンザ等感染症	新型インフルエンザ感染症：新たに人から人に伝染する能力を有することとなったウイルス 再興型インフルエンザ感染症：かつて世界的に流行したインフルエンザが長期間経過後再興したウイルス（新型コロナウイルス感染症が一時ここに位置づけられたが，後に五類感染症に移行．現在，新型インフルエンザは該当なし）	現在該当なし
指定感染症	一類，二類，三類感染症，新型インフルエンザ等感染症以外の感染症で，一類，二類，三類感染症に準じた対応が必要なとき（政令で定める，指定期間 1 年以内で 1 年延長可）	2020 年 1 月新型コロナウイルス感染症が指定され，1 年後に新型インフルエンザ等感染症へ，さらに 2023 年 5 月に五類感染症へ位置づけられた．
新感染症	人から人に感染すると考えられ，既知の感染症とは明らかに異なる重篤な疾患．まん延により国民の健康に重大な影響を与える恐れがある	現在該当なし

表 8-4　感染症のカテゴリー別届出の要否と内容

定義	届出の要否と内容
新感染症	患者，疑似症，無症状病原体の保有者のすべてを直ちに届け出る
一類感染症	
二類感染症	同上（ただし，急性灰白髄炎とジフテリアについては，疑似症は届出不要）
三類感染症	患者，無症状病原体の保有者のみ直ちに届け出る（疑似症の届出不要）
四類感染症	
五類感染症	麻疹および侵襲性髄膜炎感染症は直ちに，風疹はできるだけ早く，それ以外は 7 日以内に届け出る
新型インフルエンザ等感染症	患者，疑似症，無症状病原体の保有者のすべてを直ちに届け出る
指定感染症	一類，二類，三類感染症に準じた措置

表8-5　感染症患者の入院指定医療機関

入院指定医療機関の種類	対象疾患	指定者	医療費負担
特定感染症指定医療機関	新感染症，一類感染症，二類感染症または新型インフルエンザ等感染症	厚生労働大臣	全額公費
第一種感染症指定医療機関	一類感染症，二類感染症または新型インフルエンザ等感染症	都道府県知事	医療保険，自己負担分は公費
第二種感染症指定医療機関	二類感染症または新型インフルエンザ等感染症		

こす恐れがある業務については，一定期間の従事が禁止されている．

表8-5は感染症法対象疾患の類別と，対応する入院指定医療機関の種類，指定者，医療費負担の概要を示す．新感染症患者に対しては特定感染症指定医療機関に(指定者：厚生労働大臣)，第一類患者に対して特定感染症指定機関または第一類感染症指定医療機関に入院またはその保護者に対して入院勧告をすることができる(指定者：都道府県知事)．また，第二類患者，新型インフルエンザ等感染患者に対してもこの規定が準用され，上記の医療機関に第二種感染症指定医療機関が加えられる．入院期間は72時間以内とされているが，入院後必要に応じて10日以内の延長と再延長が可能である．病原体を保有していないことが確認された場合は退院させなければならない．なお，結核患者への対応については後述する(p97～)．

2 • 予防接種法

予防接種の目的，対象疾患，予防接種の実施方法，実施時期，緊急の予防接種，副反応，健康被害救済措置等について定められている．予防接種の対象となる疾患のうち，主に集団予防，重篤な疾患の予防を目的とする疾患をA類とし，本人の努力義務があり，接種勧奨が行われる．一方，主に個人の予防に重点が置かれ，本人の努力義務なし，接種勧奨が行われない疾患をB類としている．A類，B類ともに定期予防接種の対象となっている．**表8-6**に予防接種の対象となる疾患について，対象者の年齢，接種時期，標準的接種期間を示す．

対象ワクチンの定期予防接種の実施主体および費用負担は市町村となっている．蔓延予防上緊急の必要があるときは，臨時の予防接種を実施することになっており，実施主体は都道府県または市町村であり，努力義務を課する場合と課さない場合がある．

定期予防接種のほかに，個人が感染症に罹ったり重症化を防ぐ目的で実施する予防接種を任意接種とよび，季節性インフルエンザ，流行性耳下腺炎等が対象疾患となっている．さらに海外渡航の際に，渡航先によって接種することが望ましいワクチンもある(例：黄熱，A型肝炎，狂犬病，ポリオ等)．

予防接種による副反応が発生する高度の蓋然性《がいぜんせい》が予想される場合は，予防接種を行ってはならない(厚生労働省令)．副反応としては，明らかな発熱，重篤な

表8-6　予防接種の対象となる疾患

類別	対象疾患	対象者*1 （接種時期）	標準的接種期間*2
A	Hib感染症	生後2～60カ月	初回：生後2～7カ月（3回） 追加：初回接種終了後7～13カ月までの間隔（1回）
	小児の肺炎球菌感染症	生後2～60カ月	初回：生後2～7カ月（3回） 追加：初回接種終了後60日以上の間隔（生後12～15カ月に1回）
	B型肝炎	1歳まで	生後2～9カ月（3回）
	ジフテリア 百日せき 急性灰白髄炎（ポリオ） 破傷風	第1期：生後3～90カ月 第2期：11歳以上13歳未満 （ジフテリア・破傷風のみ）	第1期初回：生後3～12カ月までの期間（3回） 第1期追加：初回終了後12～18カ月までの間隔（1回） 第2期：11～12歳までの期間（1回）
	結核（BCG）	1歳まで	生後5～8カ月（1回）
	麻しん・風しん*3	第1期：生後12～24カ月 第2期：5歳以上7歳未満 （就学前1年）	第1期：生後12～24カ月に至るまで（1回） 第2期：5歳以上7歳未満のうち，就学前1年（1回）
	水痘	生後12～36カ月	1回目：生後12～15カ月 2回目：1回目終了後6～12カ月の間隔
	日本脳炎*4	第1期：生後6～90カ月 第2期：9歳以上13歳未満	第1期初回：3～4歳（2回） 第1期追加：4～5歳（1回） 第2期：9～10歳（1回）
	ヒトパピローマウイルス感染症	12歳になる年度の初日～16歳になる年度末まで	3歳になる年度の初日～年度末までの間（3回）
B	インフルエンザ	①65歳以上の者 ②60歳以上65歳未満 （慢性高度心・腎・呼吸器機能不全者等）	毎年度（1回）
	高齢者の肺炎球菌感染症	①65歳の者 ②60歳以上65歳未満 （慢性高度心・腎・呼吸 器機能不全者等）	1回目：生後12～15カ月 2回目：1回目終了後6～12カ月の間隔

*1 長期療養を要する疾病にかかったために，やむを得ず接種機会を逃した者は，快復時から2年間（高齢者の肺炎球菌感染症のみ1年間，一部上限年齢あり）は定期接種の対象.

*2 接種回数は，標準的接種期間に接種を行った場合.

*3 風しんは2021年度までの間，高齢者の肺炎球菌感染症は2023年度までの間，対象者を拡大する経過措置を設けている.

*4 日本脳炎について，1995～2006年度生まれの者（積極的勧奨の差し控えにより接種機会を逃した者）は，20歳になるまで定期接種の対象.

（国立感染症研究所感染症情報センター：現在の定期予防接種ワクチンより作成）

熱性疾患，接種液の成分に対するアナフィラキシー，妊娠初期～中期の胎児に先天性障害を生じる可能性（麻疹，風疹，ポリオ），その他の不適切な状態等が挙げられる.

血管系疾患，腎疾患，肝疾患，血液疾患，発育障害等の基礎疾患，前回の予防接種実施後2日以内に全身性発疹，アレルギー等の症状，けいれんの既往歴，免疫不全，接種液の成分にアレルギー反応を起こす恐れ等がある人に対しては，予防接種の実施に当たって慎重を期さなければならない.

予防接種を受けた後に健康被害が生じ，その被害が予防接種によるものと認定された場合（認定者は厚生労働大臣），医療費，医療手当，障害児養育基金，障害年金，死亡一時金，遺族年金または遺族一時金，葬祭料の給付等の救済措置がある．

3 • 検疫法

この法律は，国内に常在しない感染症の進入防止を目的とし，感染症法の一類感染症（エボラ出血熱，クリミア・コンゴ出血熱，痘そう，南米出血熱，ペスト，マールブルグ病，ラッサ熱で，疑似症，無症状感染者を含む），新型インフルエンザ等感染症（疑似症，感染したおそれのある者を含む），およびその他の常在しない感染症（チクングニア熱，デング熱，鳥インフルエンザ（H5N1，およびH7N9），マラリア，中東呼吸器症候群（MERS），ジカウイルス感染症，新型コロナウイルス感染症等）を検疫感染症と定めている．

検疫体制としては，船舶，航空機の入国に関しては，最初の港，飛行場で検疫を受けるまでは，上陸，陸揚げ，移動は禁止されている．また，検疫所長の任務として，必要な質問，診察，検査が挙げられる．さらに，船舶，航空機が汚染されていると認められるときには，患者の隔離，汚染者の停留，汚染物件の扱い（消毒，廃棄，移動禁止），汚染死体の火葬，廃棄場所・物件の使用禁止，予防接種等を実施する．

検疫感染症以外の疾患が外国で発生し，必要な場合は政令で指定して検疫を行うこと（原則として1年以内）が決められている．また，外国に新感染症が発生し，厚生労働大臣が緊急の必要があると認めたときは，検疫所長に診察を行わせる．

3—主な感染症の対策

1 • 結　核

前述のごとく2006（平成18）年に結核予防法が感染症法に統合された．その内容を**表8-7**に示す．

2021年の結核新登録患者数は11,519人（人口10万対罹患率9.2），そのうち70歳以上の割合は63.5%，菌喀痰塗抹陽性肺結核患者の割合は35.8%であった．また2021年末現在の結核登録者数は27,754人であり，そのうち活動性全結核患者数は7,744人（人口10万対有病率6.2）であった．2021年の結核による死亡数は1,845人（人口10万対死亡率1.5）であった．

2 • インフルエンザ

インフルエンザは，毎年秋から冬にかけて流行を繰り返すので季節性インフルエンザとよばれる．また，ときには季節性インフルエンザとは表面の抗原が異な

表8-7　感染症法における結核対策

対策	内容
健康診断	定期健康診断（実施者） 　事業所，学校，施設（それぞれの長）　一般住民（市区町村長） 接触者健康診断 　初発患者に対する積極的疫学調査により，受診勧告（保健所）
届出	医師：患者診断後ただちに保健所長に届出 病因管理者：入退院後７日以内に保健所長に届出
患者登録	保健所長：結核登録票による患者登録と管理
医療費	95％を保険と公費で負担，5％が自己負担（診断書料，初診料，再診料，指導料，合併症の治療費等は公費負担対象外）
入院の基準	肺結核，咽頭結核，気管・気管支結核患者で喀痰塗抹検査陽性． 陰性でも，喀痰，胃液，気管支鏡検体の塗抹，培養等で陽性． 感染防止上入院が必要，外来治療中の排菌量増加，再発等．
退院の基準	咳，発熱，結核菌を含む喀痰の消失等
治療	医師の指導による直接監視下短期療法（DOTS：directory observed treatment short-course）の実施
就業制限	感染リスクが著しく高い患者に対して，期間を定めて多数の人と接触する業務への従業禁止
予防接種	生後１歳までの間にBCG接種１回（予防接種法）

るタイプのインフルエンザが出現することがあり，これに対する免疫保有者がいないために世界的な大流行となり，国境を越えて大きな健康被害をもたらすことがある．こうした病原性の高い新型インフルエンザの流行に備えて，2012（平成24）年に新型インフルエンザ等対策特別措置法が成立し，翌年新型インフルエンザ等対策政府行動計画と対策ガイドラインが策定された．

3 ● 新型コロナウイルス感染症

2019年12月，中国湖北省武漢でみられた新型コロナウイルス（SARS-CoV-2）による肺炎は，イタリア，スペイン，英国等，ヨーロッパ諸国へと拡大，さらに4月には米国やブラジル等の南北アメリカ大陸へと拡大した．世界保健機関（WHO）は，2020年3月11日にパンデミック（世界的大流行）が発生したと宣言し，国際的に懸念される公衆衛生上の緊急事態に該当するとした．

これに対応してわが国は，2013（平成25）年に施行された新型インフルエンザ等対策特別措置法を2020年3月に改正し，新型コロナウイルス感染症（COVID-19）を同法の対象に加えた．さらに，2021（令和3）年2月に感染症法を一部改正し，新型インフルエンザ等感染症に新型コロナウイルス感染症と再興型コロナウイルス感染症を追加した．2020年11月には予防接種法を改正し，翌年2月からワクチン接種が始められた．

2022（令和4）年9月には，療養解除基準が見直され，療養日数が短縮された．また同時に，発生届の重点化が都道府県の判断で行えるようになった．2023（令和5）年5月には，新型コロナウイルス感染症の感染の広がりや病床使用率が感

表8-8　ウイルス性肝炎

ウイルスの型別	感染経路	持続感染	ワクチンの有無
A型（HAV）	経口感染（生ガキ等）	なし	あり
B型（HBV）	血液，体液（性感染，母子感染，針刺し等）	あり	あり
C型（HCV）	血液（針刺し等）	あり	なし
D型（HDV）	血液，体液（性感染，母子感染，針刺し等）	あり	なし
E型（HEV）	経口感染（豚，イノシシ，鹿肉の生食等）	なし	なし

染拡大時に比べて低い水準になってきたので，五類感染症に位置づけることになった．WHOはほぼ同時期に緊急事態宣言を解除した．

4● ウイルス性肝炎

ウイルス性肝炎としては，A型，B型，C型，D型，E型の5種類が確認されており，感染症法ではA型，E型は四類，B型，C型，D型は五類感染症に位置づけられている．**表8-8**にそれぞれの特徴を要約した．

COLUMN

新型コロナウイルス感染症（COVID-19）の臨床像と感染予防対策

新型コロナウイルス感染症（COVID-19）は，SARS-CoV-2に曝露された後，1～5日（長くて14日間）の潜伏期間で発症することが多い．発熱，咳嗽，咽頭痛，全身倦怠感，筋肉痛等の症状を呈することが多いが，悪心，下痢のような消化器症状，嗅覚・味覚異常も報告されている．1週間程度の経過で自然軽快することが多いが，重症化すると，頻呼吸や低酸素血症，肺野浸潤影等が出現し，人工呼吸器管理，さらに体外式人工肺（ECMO）管理等による集中治療が必要となる場合もある．

厚生労働省は感染防止の3つの基本として，①身体的距離の確保（“密集・密接・密閉”を避ける），②マスクの着用，③手洗いを推奨し，ワクチン接種を推進することで感染のコントロールを試みているが，感染制御には至っていない．

2023年秋～2024年のCOVID-19の感染および重症化を予防するために，政府は生後6カ月以上のすべての人がファイザー・ビオンテック，モデルナのオミクロン株の新系統「XBB・1・5」に対応した新しいワクチンを接種することを推奨している．ワクチン接種（特に過去2カ月間にワクチンを接種していない場合）はCOVID-19関連の入院と死亡を防ぐ最良の手段であり，長期間の症状持続（LONG COVID）を低減させる効果がある．

CHAPTER

9 精神疾患

1—精神障害者の現状

わが国で，精神疾患により医療機関にかかっている総患者数（p.39参照）は近年大幅に増加しており，2020（令和2）年は約615万人で，うち約27万人が精神病床において入院加療されている（**図9-1**）．精神病床に入院している患者を傷病分類別にみると，統合失調症等が最多で，半分以上を占めている．外来患者は，躁うつ病を含む気分（感情）障害が約3割を占めている．入院，外来ともに，近年は気分障害とアルツハイマー病の増加が著しい．わが国の精神科医療は，入院患者が多く，**受療率**で比較すると，入院受療率は他の傷病をしのいで第1位である．さらに，入院受療率が外来受療率より高いことが特徴であったが，入院期間の短期化等により，近年逆転するようになった．欧米と比べて精神病床数が多く，平均在院日数は非常に長い．現在の入院患者の7万人は，社会的な受け入れが可能になれば退院できると推定されている．

受療率
ある一日にどれくらいの患者が医療機関を受診しているかを示す指標で，「患者調査」から調査日当日受診した患者の全国推計数を求め，人口10万対で表したもの．慢性の感染症や一部の難治性悪性新生物（2017年では，結核や肝および肝内胆管の悪性新生物），入院治療をほぼ必須とする傷病（妊娠，分娩および産褥）等を除いて，外来受療率の方が入院受療率よりも高い．

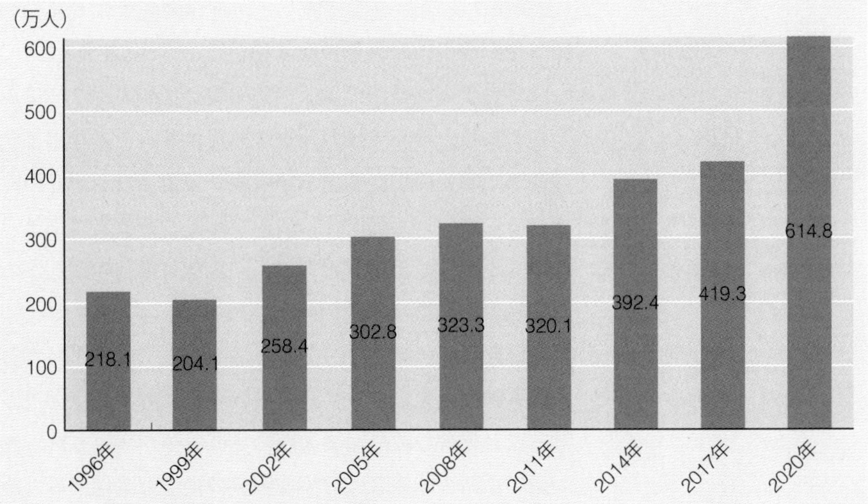

図9-1　精神疾患を有する総患者数の推移

注：2011年の調査では，宮城県の一部と福島県を除いている．
注：総患者数は，精神及び行動の障害に認知症（血管性及びアルツハイマー病）とてんかんを加えた数．
（厚生労働省：患者調査）

精神疾患の患者数の増加等を踏まえ，2013（平成25）年度から，地域医療の基本方針となる**医療計画**に精神疾患が追加され，重点的に対策が進められている．後述する精神障害者社会復帰施策とも合わせて，入院から外来への移行が進められ，入院患者数，精神病床数，平均在院日数は減少傾向にある．

2―精神保健対策

1•精神保健対策の歴史

1950（昭和25）年に精神衛生法が制定され，私宅監置の廃止，精神病院の設置を都道府県に義務付け，精神衛生相談所の設置，精神衛生鑑定医制度の規定がなされた．1987（昭和62）年に，精神衛生法が改正され，精神保健法となり，任意入院制度の新設，通信・面会などの権利の確保，**精神保健指定医**制度や精神医療審査会制度が導入され，精神障害者社会復帰施設の法定化がなされた．1993（平成5）年に制定された障害者基本法の中で精神障害者が障害者として位置づけられて福祉施策の対象となり，精神保健法は，1995（平成7）年の改正で，「精神保健及び精神障害者福祉に関する法律（精神保健福祉法）」と改称された．この中で，精神障害者の社会参加が目的の中に明示され，**精神障害者保健福祉手帳制度**，通院患者リハビリテーション事業の法定化などが規定された．さらに，社会復帰を推進する人材の養成・確保を目指して，1997（平成9）年に精神保健福祉士法が制定され，精神保健福祉士が国家資格になった．

2004（平成16）年には，「入院医療中心から地域生活中心へ」という精神保健福祉施策の基本的方策の実現に向けて，「国民意識の変革」，「精神医療体系の再編」，「地域生活支援体系の再編」，「精神保健医療福祉施策の基盤強化」を柱とした精神保健医療福祉の改革ビジョンが提示された（**図9-2**）．2005（平成17）年に成立した障害者自立支援法では，3つの障害（身体障害，知的障害，精神障害）の種別にかかわらず，自立支援の観点から提供されてきた福祉サービス等を，共通の制度のもとで一元的に提供する枠組みが規定され，現在の障害者総合支援法に引き継がれている．以上のように，精神障害者を障害者福祉の対象と位置づけ，入院中心の医療から，精神障害者の自立と社会参加の促進がめざされている．

2010（平成22）年の「障害者制度改革の推進のための基本的な方向について」の閣議決定に引き続く検討をもとに2013（平成25）年に精神保健福祉法が改正され，保護者制度の廃止や，精神科病院の管理者に退院促進のための体制整備を義務づけることを含む医療保護入院の見直し等が規定され，2014（平成26）年に「良質かつ適切な精神障害者に対する医療の提供を確保するための指針」が告示された．

医療計画
限られた医療資源を有効に活用し，質の高い医療を実現するためには，地域の医療機関等の役割分担や連携体制を明確にし，地域全体で切れ目なく必要な医療を提供する体制を整備することが重要で，都道府県は，医療を提供する体制の確保に関する計画（医療計画）を作成し，5年ごとに見直すことになっている．国民の健康に大きなインパクトを与えている5疾病（がん，脳卒中，急性心筋梗塞，糖尿病，精神疾患）・5事業（救急医療，災害時における医療，へき地の医療，周産期医療，小児医療（小児救急医療を含む））および在宅医療について，必要となる医療機能を定めたうえで，それぞれの医療機能を担う医療機関を明示し，地域の医療連携体制を構築している．

精神保健指定医
5年以上の診療経験と3年以上の精神科診療の経験を有し，所定の研修を修了し，かつその提出したケースレポートが適切と認められた医師を厚生労働大臣が指定する．非自発的な入院の要否や入院患者の行動制限の要否を判定する入院患者の人権擁護に関する責務がある．

精神障害者保健福祉手帳制度
精神障害があるため，長期にわたり日常生活や社会生活に相当な制限を受ける者を対象として精神障害者福祉の枠組みで，社会復帰を促進し，その自立と社会参加の促進を図ることを目的として創設された．1級から3級の3区分があり，通院医療費の公費負担，各種税制の優遇措置，生活保護の障害者加算などの申請と認定手続きの簡素化，公共交通機関の運賃割引，携帯電話，各種施設の利用者割引などが受けられる．

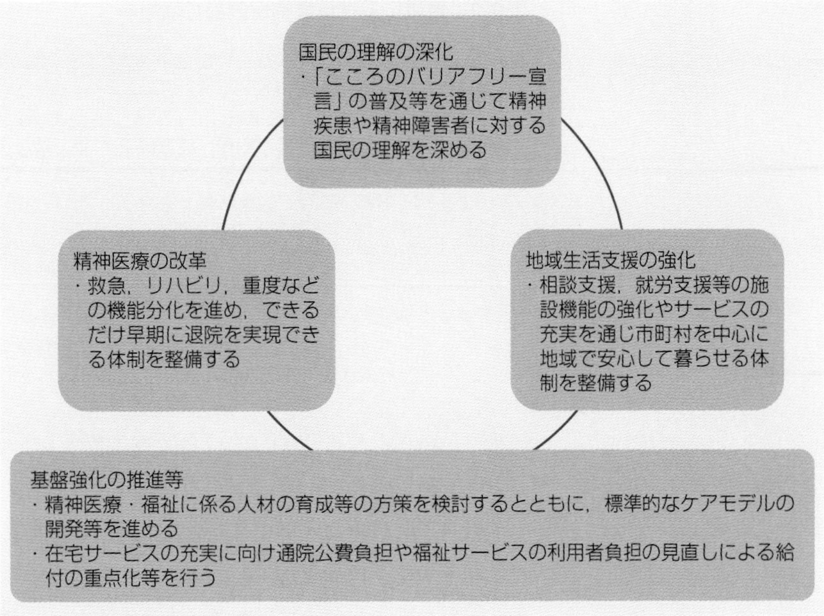

図 9-2　精神保健福祉施策の改革ビジョンで示されている改革の柱

（厚生労働省ホームページより）

表 9-1　精神保健福祉法に基づく各種入院形態

<table>
<tr><th>入院形態</th><th>入院の条件等</th><th>権限</th></tr>
<tr><td>任意入院</td><td>患者本人の同意
書面による意思の確認</td><td rowspan="3">精神病院管理者</td></tr>
<tr><td>医療保護入院</td><td>本人の同意が得られない状態
家族等のいずれかの者の同意
一人の精神保健指定医の診察
入院後 10 日以内に知事に届出</td></tr>
<tr><td>応急入院</td><td>本人の同意が得られない状態
急速を要し，家族等の同意が得られない
一人の精神保健指定医の診察
入院期間は 72 時間以内</td></tr>
<tr><td>措置入院</td><td>自傷他害のおそれ
二人以上の精神保健指定医の診察</td><td rowspan="2">都道府県知事</td></tr>
<tr><td>緊急措置入院</td><td>自傷他害のおそれが著しい
急速を要する
一人の精神保健指定医の診察
入院期間は 72 時間以内</td></tr>
</table>

2● 医療体制

精神障害者の入院は他科の入院と違い，病識の欠如により，医学的に入院加療が必要でも患者本人が入院に同意しない場合も比較的多いため，5つの入院形態が精神保健福祉法で定められている（**表 9-1**）．精神保健指定医は，非自発的な入院の要否や入院患者の行動制限の要否を判定する，入院患者の人権擁護に関する重要な責務がある．

入院患者数は，任意入院が49.1%，医療保護入院が49.8%，措置入院が0.6%（そ

表 9-2　地域における精神保健福祉活動

保健所	精神保健福祉センター
・地域における精神保健活動の第一線機関 ・以下のような精神保健福祉業務： 精神保健福祉に関する実態把握，精神保健福祉相談，訪問指導，患者家族会などへの援助と指導，教育・広報活動と協力組織の育成，関係諸機関との連携活動，医療と保護に関する事務 ・精神科嘱託医，精神保健福祉相談員，保健師などが配置されている	・各都道府県に設置され，保健所を中心とする地域精神保健活動を都道府県レベルで指導・技術援助する機関 ・保健所と精神保健関係諸機関に対する技術指導と技術援助，同機関の職員に対する教育研修，精神保健に関する広報普及，調査研究，精神保健福祉相談（複雑または困難なもの），協力組織の育成 ・精神科医，精神保健福祉士，臨床心理技術者，保健師などが配置されている

の他，0.3%）を占め（2021年），措置患者数は1970（昭和45）年をピークに減少してきている．

入院患者の処遇については，各都道府県の精神医療審査会が，第三者機関として，措置入院，医療保護入院の要否について，定期病状報告をもとに審査し，また，入院患者の退院や処遇改善請求の審査を行っている．

入院医療の短期化に伴い増加している通院医療は，障害者自立支援法の施行後，自立支援医療のなかの精神通院医療と規定され公費負担が行われている．自己負担は原則1割で，所得や疾患の種類に応じて上限限度額を設定している．

3 • 地域における精神保健福祉活動

地域における精神保健福祉活動とは，主に精神疾患の予防，早期発見，社会復帰のための活動，および地域住民が精神保健に関する理解を深めることを目標とした広報活動などを指す．

保健所は地域における精神保健活動の第一線機関として位置づけられ，市町村も相談指導や社会復帰および自立と社会参加への支援を行っている．これら地域精神保健活動を都道府県レベルで指導・技術援助する機関として精神保健福祉センターが設置されている（**表9-2**）．

4 • 福祉サービスと社会復帰支援

精神障害者の福祉は，障害者総合支援法に基づく体系のなかで，市町村主体でサービスが提供されている（**表9-3**）．

精神科デイケアは，精神科医療機関で行われる精神障害者の社会復帰支援プログラムで，精神障害者の社会生活機能回復を目的として，医師の医学的管理のもと，レクリエーションや**社会生活技能訓練**（SST）などが行われる．このほか，ケアの時間帯によって，精神科ナイトケア，精神科デイ・ナイトケア，精神科ショート・ケアなどがある．

社会生活技能訓練（Social skills training；SST）
日常生活でのさまざまな困難を，生活技能を高めることで克服しようとするトレーニング．精神障害者の社会復帰プログラムとして取り入れられている．

受療中断者，長期入院後に退院し病状が不安定な者，未受診者，ひきこもり状態の者など，適切な医療，福祉が受けられていない精神障害者が存在する．精神

表9-3　障害者総合支援法による給付・事業

サービス等の内容		給付・事業の主体
自立支援給付		市町村　国負担1/2
障害福祉サービス 介護給付 居宅介護 同行援護 療養介護 短期入所 施設入所支援 訓練等給付 自立訓練（機能訓練・生活訓練） 就労継続支援（A型・B型） 自立生活援助	 重度訪問介護 行動援護 生活介護 重度障害者等包括支援 就労移行支援 就労定着支援 共同生活援助	市町村
相談支援 基本相談支援 地域相談支援（地域移行支援・地域定着支援） 計画相談支援（サービス利用支援，継続サービス利用支援）		市町村
自立支援医療 更生医療 育成医療		市町村および都道府県による精神通院医療
補装具 義肢，装具，車椅子　等		市町村
地域生活支援事業 相談支援 日常生活用具 地域活動支援センター	 意思疎通支援 移動支援 福祉ホーム　等	市町村および都道府県による広域支援，人材育成等による支援 国補助1/2以内
障害児相談支援 障害児通所支援 児童発達支援 居宅訪問型児童発達支援 保育所等訪問支援	 医療型児童発達支援 放課後等デイサービス	※児童福祉法に基づく（国負担1/2） 市町村および都道府県による障害児入所支援

（厚生労働統計協会編：国民衛生の動向2023/2024より改変）

科病院等に専門家を含む多職種チームがアウトリーチ（訪問）を実施して，対象者およびその家族に対し支援する精神障害者アウトリーチ推進事業がある．アウトリーチチームの支援により，診療報酬による支援（訪問看護等）や自立支援給付のサービスへつなげ，在宅生活の継続や病状安定をはかることが期待される．

3―認知症

行動・周辺症状（BPSD）
行動・周辺症状（behavioral and psychological symptoms of dementia）は，認知症患者にみられる幻覚・妄想，徘徊，睡眠障害，抑うつ，不安・焦燥，暴言・暴力などの症状をいう．中核症状がすべての認知症患者でみられるのに対し，周辺症状は，認知症患者をとりまく人や環境，それらによるケアによってみられたり，みられなかったりする．

認知症は，いったん正常に発達した認知機能が，種々の原因によって不可逆的に低下し，日常生活に支障をきたす状態をいう．認知症の症状には，記憶障害や，時間や場所，人が分からなくなる見当識障害，理解・判断力の低下などの中核症状と，**行動・周辺症状**（BPSD）とよばれる周辺症状がある．

認知症は年齢とともに増加する．2012（平成24）年における認知症高齢者数は462万人（高齢者人口の15%）と推計されており，今後，人口の高齢化とともにさ

表9-4　認知症施策推進の5つの柱と具体的な施策

柱	施策例
1. 普及啓発・本人発信支援	認知症に関する理解の促進（認知症サポーター養成の推進），相談先の周知，認知症の人がまとめた「認知症とともに生きる希望宣言」の展開
2. 予防	認知症予防に資する可能性のある活動の推進，予防に関するエビデンスの推進，民間の商品やサービスの評価・認証の仕組みの検討
3. 医療・ケア・介護サービス・介護者への支援	早期発見・早期対応・医療体制の整備，介護サービス基盤整備・介護人材確保，介護者の負担軽減の推進
4. 認知症バリアフリーの推進・若年性認知症の人の支援・社会参加支援	バリアフリーの街づくりの推進，移動手段の確保の推進，地域支援体制の強化，認知症に関する取組を実施している企業等の認証制度や表彰，成年後見制度の利用促進
5. 研究開発・産業促進・国際展開	認知症の予防法やケアに関する技術・サービス・機器等の検証，評価指標の確立

らに増加することが予測されている．2022（令和4）年 国民生活基礎調査の要介護者等の状況によると，要介護者の介護が必要となった原因として，認知症は23.6％で最も多い．

脳の神経細胞にアミロイドβタンパク質が蓄積して脳が委縮していくアルツハイマー型認知症が最も多く，脳血管障害によって起きる脳血管性認知症がそれに次いで多い．しかし，認知症の約4割は，**予防可能な要因**によると報告されている．

認知症の予防可能な要因とその集団寄与危険割合
（一般集団における疾病頻度のうち，各要因の曝露が占める割合）（Livingston et al. Lancet 2020）．
中年期の聴力低下（8.2％），人生早期の低学歴（7.1％），老年期の喫煙（5.2％），うつ（3.9％），社会的孤立（3.5％），頭部外傷（3.4％），大気汚染（2.3％），高血圧（1.9％），身体的不活発（1.6％），糖尿病（1.1％），過量飲酒（0.8％），肥満（0.7％）．

今後，さらなる高齢化と認知症高齢者の増加が見込まれる中で，国として認知症対策をさらに強力に推進していくため，2019（令和元）年に，認知症施策推進大綱が取りまとめられた．大綱の基本的な考え方は，「共生」と「予防」を車の両輪として，認知症の発症を遅らせ，認知症になっても希望をもって日常生活を過ごせる社会を目指し，認知症の人や家族の視点を重視しながら，施策を推進するというものである．具体的には，5つの柱に沿って施策を推進することとしている（**表9-4**）．

4—職場のメンタルヘルス

仕事や職場生活に関する強い悩み，不安，ストレスをもつ労働者が5割を超え，業務による心理的負荷を原因として精神障害を発病し，あるいは自殺に至るケースが増加しているなど，職場におけるメンタルヘルス対策は重要な課題となっている．

職場のメンタルヘルス対策は，労働安全衛生法に基づく指針として策定されている「労働者の心の健康の保持増進のための指針」に基づいて実施されている．指針では，職場のメンタルヘルスのために，心の健康づくり計画を立案し，①労働者自身によるセルフケア，②管理監督者が行うラインによるケア，③事業場内の産業保健スタッフ等によるケア，④事業場外資源によるケアの4つのケアを推進することを求めている．

長時間にわたる過重な労働は疲労を蓄積させ，脳・心臓疾患との関連性が強いとされることから，「過重労働による健康障害防止のための総合対策」が策定され，さらに，長時間労働により疲労が蓄積した労働者に対して医師による面接指導を行うことを事業者に義務づける労働安全衛生法の改正が行われた．労災認定された自殺のケースには，長時間労働であったものも多いことから，面接指導時には，労働者のメンタルヘルス不調の把握も求められている．

2014（平成26）年に議員立法により成立・施行された過労死等防止対策推進法を受けて，2015（平成27）年には，「過労死等の防止のための対策に関する大綱～過労死をゼロにし，健康で充実して働き続けることのできる社会へ～」が閣議決定された．大綱は3年ごとに見直しが行われ，過労死等の防止のための対策を効率的に推進するため，①調査研究等，②啓発，③相談体制の整備等，④民間団体の活動に対する支援，からなる過労死等の防止のための対策が実施されている．

このほか，「心の健康問題により休業した労働者の職場復帰支援の手引き」には，メンタルヘルス不調により休業した労働者の職場復帰支援の標準的な進め方が示されており，2014（平成26）年には，「ストレスチェック（労働者の心理的な負担の程度を把握するための検査）」の実施が50人以上の事業場で義務化され，職場のメンタルヘルスの一次予防を進めることが目指されることになった．

各都道府県に，「産業保健総合支援センター」と「地域窓口（地域産業保健センター）」が設置され，メンタルヘルス不調の予防から職場復帰支援対策まで，職場におけるメンタルヘルス対策全般についての相談や支援を行っている．

COLUMN

職場のメンタルヘルス対策

予防医学のレベルに職場のメンタルヘルス対策をあてはめると，一次予防（健康増進・発症予防）には，労働者や管理監督者の教育を行うことや，職場の環境を改善して職場のストレス要因を減らすこと，二次予防（早期発見・早期治療）にはメンタルヘルス不調のスクリーニング，三次予防（重症化予防・リハビリテーション）には，メンタルヘルス不調で休業した労働者の職場復帰支援や再発防止などが含まれる．

いずれも大切な方策で，職場での体制が整えられるべきであるが，最近では，職場のメンタルヘルス対策においても，メンタルヘルス不調者が発生して対応するのではなく，前もってリスクの程度を評価して（リスク・アセスメント，p.56参照），予防的な対策を組織的に講じていく方向が国際的な流れとなっている．

CHAPTER

10 自殺，不慮の事故，虐待，暴力

1—自殺

1998（平成10）年以降，わが国の自殺死亡数は3万人を超えて推移していた．2009（平成21）年以降減少傾向が見られ，2012（平成24）年に15年ぶりに3万人を下回った．低下を続けていた自殺死亡率は，2020（令和2）に上昇し，2022（令和4）年の自殺による死亡数は2万1,238人で，死亡総数の1.4%となっている．国際的にも，わが国の自殺死亡率は最も高いランクに入っている．男女別にみると，男は女の2倍強の死亡者数がある．年齢階級別にみると，1950，1960（昭和25，35）年に，20～24歳にあった大きな山は，徐々に25～29歳に移行している．2021（令和3）年は，大きな山はなくなったものの，20～59歳でやや高くなっている（図3-12，p36）．自殺死亡は，家族の心理的，経済的損失のみならず，社会的にも大きな損失をもたらす重要な課題である．

自殺死亡数が高水準で推移する深刻な状況を受け，政府は自殺対策を強化し，2006（平成18）年には，自殺対策を総合的に推進するための「自殺対策基本法」が，議員立法によって成立し，施行された．自殺対策基本法は，自殺を個人の問題としてのみ捉えるのではなく社会の問題として捉えるべきとし，国と地方公共団体の責務を明確にした．これを受け，2007（平成19）年に策定された「自殺総合対策大綱」では，①自殺は追い込まれた末の死，②自殺は防ぐことができる社会的な問題，③自殺を考えている人は悩みを抱え込みながらもサインを発している，という3つの基本的な認識を示し，自殺を予防するための重点施策や自殺率の削減目標を掲げた．この大綱は，2012（平成24）年に全体的な見直しが行われ，「自殺総合対策大綱～誰も自殺に追い込まれることのない社会の実現を目指して～」が閣議決定された．

自殺既遂者に対する調査からは，うつ病等の気分障害が特に重要な自殺の原因であることが明らかになっていた．うつ病患者の医療機関への受診率が低いことも確認されており，早期に自身の不調に気づき専門的な医療機関にかかることができるよう，うつ病に関する一般への啓発活動や，地域の保健医療体制，職場のメンタルヘルス対策などが進められている．また，地域においては**ゲートキーパー**の養成が図られた．

ゲートキーパー
自殺の危険を示すサインに気づいて，声をかけたり，話を聞いたりして，必要な場合は専門家などの支援につなげるといった適切な対応ができる人のことをいう．ゲートキーパーの役割を担う人材の養成が自殺総合対策における重点施策としてあげられている．

一方で，うつ病が悪化して自殺に至るとする医学的な疾病モデルのみでは，自

第1　自殺総合対策の基本理念

- 誰も自殺に追い込まれることのない社会の実現を目指す
- 生きることの阻害要因（自殺の危険要因）を減らし、生きることの促進要因（自殺に対する保護要因）を増やす

第2　自殺の現状と自殺総合対策における基本認識

- 自殺の多くは追い込まれた末の死である
- 自殺者数の非常事態は続いている
- 地域レベルの実践的な取組をPDCAサイクルを通じて推進する

第3　自殺総合対策の基本方針

1. 生きることの包括的な支援として推進する
2. 関連施策との有機的な連携を強化して総合的に取り組む
3. 対応の段階に応じてレベルごとの対策を効果的に連動させる
4. 実践と啓発を両輪として推進する
5. 国，地方公共団体，関係団体，民間団体，企業及び国民の役割を明確化し，その連携・協働を推進する

第4　自殺総合対策における当面の重点施策

1. 地域レベルの実践的な取組への支援を強化する
2. 国民一人ひとりの気づきと見守りを促す
3. 調査研究等を推進する
4. 自殺対策に係る人材の確保、養成及び資質の向上を図る
5. 心の健康を支援する環境の整備と心の健康づくりを推進する
6. 適切な精神保健医療福祉サービスを受けられるようにする
7. 社会全体の自殺リスクを低下させる
8. 自殺未遂者の再度の自殺企図を防ぐ
9. 遺された人への支援を充実する
10. 民間団体との連携を強化する
11. 子ども・若者の自殺対策を更に推進する
12. 勤務問題による自殺対策を更に推進する

第5　自殺対策の数値目標

- 2026年までに，自殺死亡数を2015年と比べて30%以上減少

第6　推進体制等

1. 国における推進体制
2. 地域における計画的な自殺対策の推進
3. 施策の評価及び管理
4. 大綱の見直し

図10-1　自殺総合対策大綱の概要　（厚生労働省ホームページから筆者作成）

殺問題の解決には限界があるという反省から，医学の領域を越えた公衆衛生の手法を導入した総合的かつ包括的な対策の必要性が認識されるようになった．

2016（平成28）年，自殺対策基本法は施行10年の節目に改正され，自殺対策は保健，医療，福祉，教育，労働，その他の関連施策との有機的な連携が図られ，総合的に実施されなければならないとされた．さらに，都道府県や市町村に自殺対策計画の策定が義務づけられるなど，対策が強化された．法改正に伴い，自殺総合対策大綱も見直された．新たな自殺総合対策大綱は，自殺対策基本法の改正やわが国の自殺の実態を踏まえた抜本的な見なおしが行われ，地域レベルの実践的な取り組み，若者の自殺対策，勤務問題による自殺対策をさらに進めていくことや，自殺死亡率を2026（令和8）年までに2015年比30％以上に減少させるとする数値目標を掲げている（**図10-1**）．

2—不慮の事故

不慮の事故とは，急激かつ偶然な外因の事故のことを指す．わが国における不慮の事故による死亡数は，年間約4万3千人で，死亡総数の2.8％を占めている〔2022（令和4）年〕．

不慮の事故の粗死亡率（人口10万対）は，交通事故による死亡の減少に伴い，減少傾向にある．2011（平成23）年に東日本大震災の影響で47.1と上昇したが，2022（令和4）年は35.5となっている．年齢階級別の死亡率は，乳児期に高く，学童期に低く，青年期に交通事故による死亡の増加のために高くなっている．その

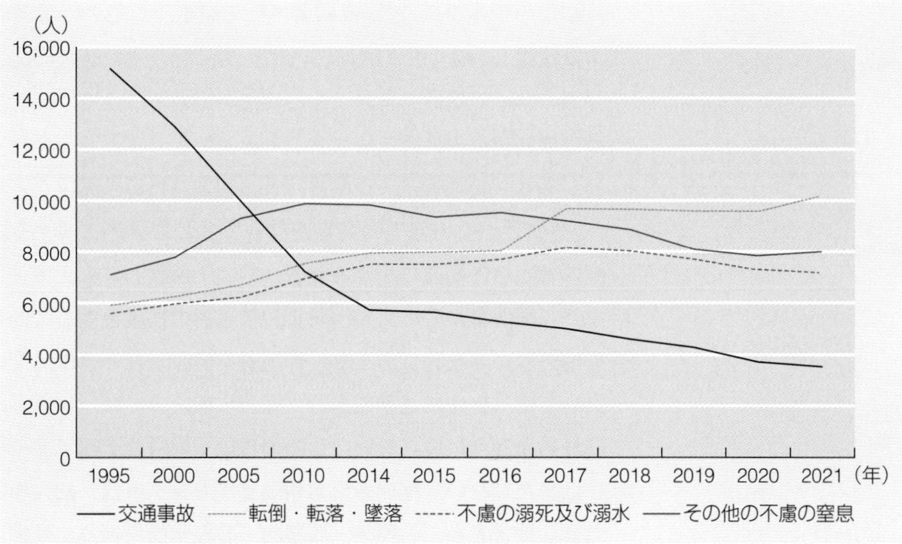

図10-2　主な不慮の事故の種類別にみた死亡数の年次推移

（e-Statの公開データおよび令和3年〈2021〉人口動態統計〈確定数〉の概況から筆者作成）

後，30歳代後半から上昇傾向を示し，75歳以上では著しく高率となっている．

種類別の傾向をみると，前出のように，交通事故はこの20年間に6割以上減少している．高齢化を反映して，転倒・転落・墜落，溺死及び溺水は漸増傾向にある（**図10-2**）．

種類別の割合は，転倒・転落・墜落，窒息，溺死及び溺水，交通事故の順に多いが，年齢階級によってその構成割合が大きく異なるため，年齢階級別の予防策が必要である．年齢階級別に事故の種類別の割合をみると，乳児では窒息が最も多い．5～59歳までの各階級では交通事故が最も多く，なかでも20～24歳では不慮の事故による死亡総数の半分以上を占めている．70～84歳では溺死および溺水が最多で，85歳以上では転倒・転落・墜落が最も多い〔2021（令和3）年〕．

3―虐待・暴力

児童や高齢者に対する虐待や家庭内暴力（ドメスティック・バイオレンス；DV）が増加しており，重要な社会問題となっている．介護にかかる疲れや，アルコール依存症などの精神障害も，虐待や家庭内暴力の要因となることが指摘されている．虐待や暴力を早期に発見して，**心的外傷後ストレス障害**（PTSD）などを含む障害や，自殺や殺人といった最悪の帰結を防ぐとともに，養護者を適切に支援することによって，過度の負担を取り除くことも虐待予防のために大切である．

心的外傷後ストレス障害
（Post-Traumatic Stress Disorder；PTSD）
生死にかかわるような実際の危険にあったり，死傷の現場を目撃したりするなどの体験によって強い恐怖を感じ，それが記憶に残ってこころの傷（トラウマ）となり，何度も思い出されて当時と同じような恐怖を感じ続けることを主症状とする障害．トラウマの記憶が1か月以上にわたって想起され続け，生活面でも重大な支障を生じる．要因となる体験には，大規模な災害や犯罪，交通事故，虐待やDV（家庭内暴力）などがある．

児童虐待は，近年増加が著しい（p.157参照）．

高齢者虐待とは，65歳以上の高齢者に対する養護者・要介護施設従事者による①身体的虐待，②介護・世話の放棄，③心理的虐待，④性的虐待，⑤経済的虐待などの行為をいう．「高齢者虐待の防止，高齢者の養護者に対する支援等に関する法律（高齢者虐待防止法）」は，高齢者虐待の防止に関する国の責務，高齢者保護のための措置，養護者への支援を定めることで，高齢者の虐待を防止し高齢者の権利利益の擁護に資することを目的としており，発見者は市町村への通報義務があり，養護者は，市町村による相談，指導，助言などの支援が受けられる．

「配偶者からの暴力の防止及び被害者の保護等に関する法律（DV防止法）」は，配偶者からの暴力にかかる通報，相談，保護，自立支援の体制を整備することにより，配偶者からの暴力の防止，被害者の保護を図ることを目的としている．医療関係者が，業務にあたり，被害者を発見したときは，配偶者暴力相談支援センターまたは警察に通報できる．通報にあたっては，被害者の意思を尊重するように努めなければならない．この通報は，刑法秘密漏示罪やその他の守秘義務違反には当たらない．配偶者暴力相談支援センターは，婦人相談所などの施設に設置され，被害者からの相談，医学的・心理学的な指導，被害者の安全の確保などを行う．生命または身体に重大な被害を受けるおそれのある場合，裁判所による保護命令の手続が規定されている．

COLUMN

景気変動および失業率と自殺率

多様な社会的経済的要因の関与が想定される自殺であるが，要因の一つに，経済・生活問題がある．特に男性の自殺数，自殺率の趨勢は，景気変動や失業率の推移とよく符合している．近年では，少なくとも2つの自殺率の急増（ピーク）が観察されている．1980年代中盤に観察された自殺率増加は，オイルショックやプラザ合意後の不況，1990年末の自殺率の急増は，バブル経済崩壊後の金融機関の破綻に伴う失業率の上昇時期と並行しており，いずれの自殺率上昇も，中高年の男性の自殺が大きく寄与していた．

景気変動および失業率と自殺率の関連は諸外国においても観察されているが，例外的であったのが，リーマンショックに伴い2008（平成20）年から2009（平成21）年にかけて雇用状況が悪化したにもかかわらず，2009年を境に低下を始めたわが国の自殺率の推移であった．生態学的な観察で，確かな因果関係を示すものではないが，リーマンショック後の自殺率の低下は都道府県別完全失業率の低下と強い相関を示しており，内閣府の緊急雇用対策本部が策定した緊急雇用対策（2009〈平成21〉年）や，地域自殺対策緊急強化事業（2009〈平成21〉～2015〈平成27〉年）の効果が考察されている．

2020（令和2）年度の人口10万人当たりの自殺率の増加傾向が確認されている．自殺による死亡の増加は同時期の失業率と連動しており，とくに20代女性の自殺率の増加が顕著であった．新型コロナウイルスによる感染症（COVID-19）の影響で，失業率が増加し，社会経済基盤の弱い若年女性を中心に自殺が増加している可能性が示唆されている．

CHAPTER

11 保健・医療・福祉のしくみ

1―社会保障の概念

私たちは日々の暮らしの中で，病気に罹れば医療機関に受診でき，介護が必要な状態になれば介護サービスが受けられる．これは私たちの生活を守るために国民が助け合う制度が機能しているためである．この制度を社会保障という．厚生労働省社会保障制度審議会では，社会保障を「国民の生活の安定が損なわれた場合に，国民にすこやかで安心できる生活を保障することを目的として，公的責任で生活を支える給付を行うもの」〔社会保障将来像委員会第1次報告（1993〈平成5〉年）〕と定義している．社会保障制度によって生涯にわたり私たちの生活が支えられている（**図11-1**）．

社会保障制度は，社会保険，社会福祉，公的扶助，保健医療・公衆衛生の4つに分類される（**図11-2**）．社会保険は生活の安定が損なわれた場合に，生活を支える給付を公的責任で行うものである．社会福祉は生活上のハンデをもつ者への公的な支援である．公的扶助は生活が困窮した者に最低限度の生活を保障し，自立を支援する．保健医療・公衆衛生は国民が健康に生活できるような，予防や衛生の制度である．

社会保障制度によって人々の生活が生涯にわたり支えられている一方，急激な少子高齢化の進展により，制度を運用していくための多くの財源が必要となり，制度を支えている働く世代がより多く負担を強いられる状況にある．持続可能な制度としての社会保障制度のあり方が検討され，社会保障と税の一体改革が進められている．

2―保健・医療・福祉における行政のしくみ

1 • 保健医療福祉行政とは

わが国の保健医療福祉は，日本国憲法第25条「すべて国民は，健康で文化的な最低限度の生活を営む権利を有する．国は，すべての生活部面について，社会福祉，社会保障及び公衆衛生の向上及び増進に努めなければならない」を根拠としている．憲法上では「公衆衛生」と表記されているが，「地域保健」や「保健」はそ

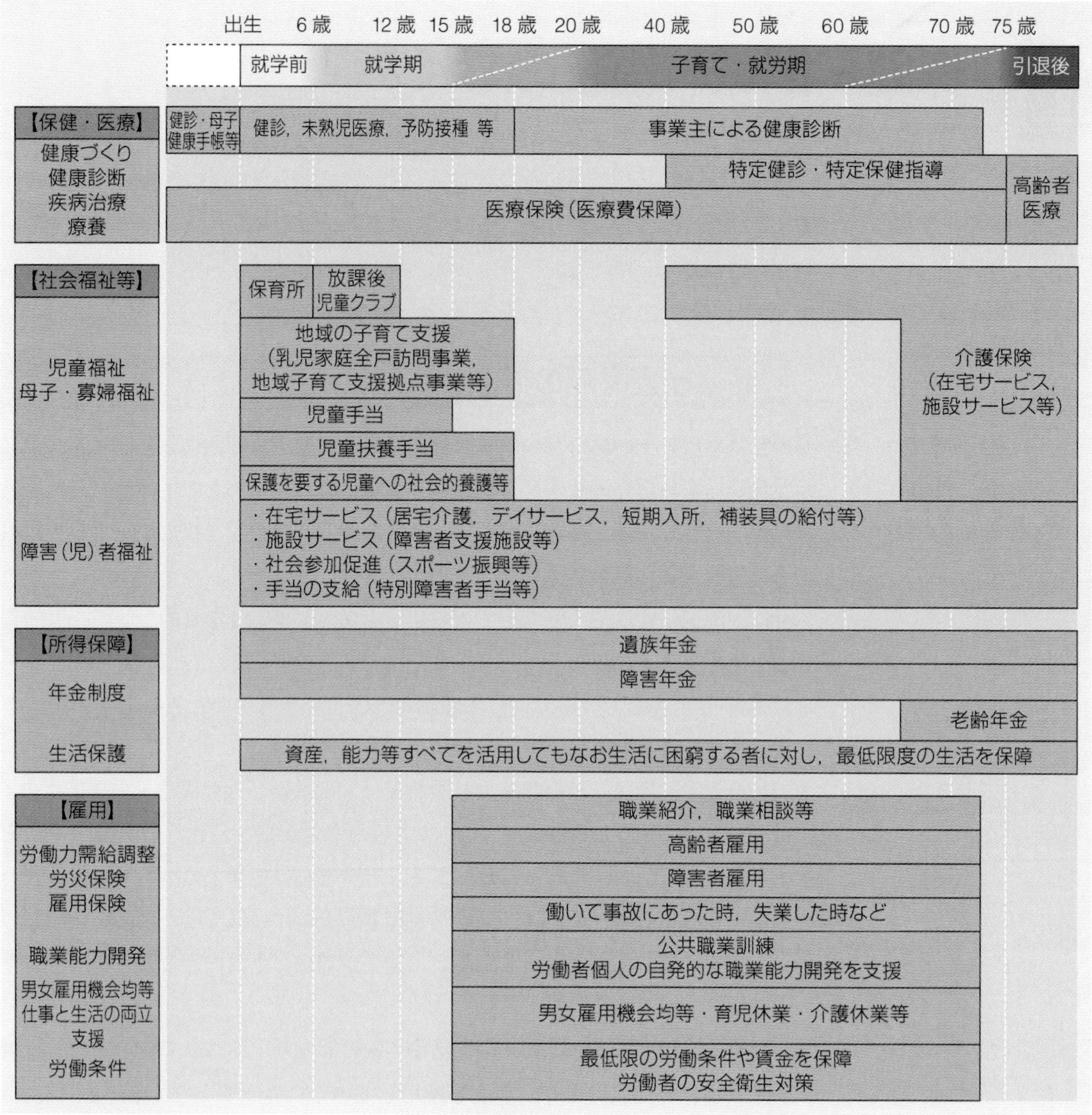

図11-1　国民生活を生涯にわたって支える社会保障制度

（厚生労働省：平成29年度版厚生労働白書，p.8）

の同義語として使われている．地域保健には明確な定義はないが，「公衆衛生」には，公衆（皆）の「生命を衛る」「生活を衛る」「生きる権利（人権）を衛る」という意味が込められており，保健医療福祉行政を理解する上で重要な意味を持つ．

「行政」の定義をひも解くと，「立法」と「司法」以外の作用であるとするものもあるが，通例として，国や地方公共団体が法律や政令などの法令に従って行う活動や政策の立案・執行活動などを指す．したがって，保健医療福祉行政とは，保健医療福祉分野での国や地方公共団体による法令に基づく活動や政策の一連の活動といえる．

保健医療福祉は予防から生活の支援まで幅広い分野を網羅し，すべての国民の

① 社会保険（年金・医療・介護）

国民が病気，けが，出産，死亡，老齢，障害，失業など生活の困難をもたらすいろいろな事故（保険事故）に遭遇した場合に一定の給付を行い，その生活の安定を図ることを目的とした強制加入の保険制度

○病気やけがをした場合に誰もが安心して医療にかかることの出来る**医療保険**
○老齢・障害・死亡等に伴う稼働所得の減少を補填し，高齢者，障害者及び遺族の生活を所得面から保障する**年金制度**
○加齢に伴い要介護状態となった者を社会全体で支える**介護保険**　など

② 社会福祉

障害者，母子家庭など社会生活をする上で様々なハンディキャップを負っている国民が，そのハンディキャップを克服して，安心して社会生活を営めるよう，公的な支援を行う制度

○高齢者，障害者等が円滑に社会生活を営むことができるよう，在宅サービス，施設サービスを提供する**社会福祉**
○児童の健全育成や子育てを支援する**児童福祉**　など

③ 公的扶助

生活に困窮する国民に対して，最低限度の生活を保障し，自立を助けようとする制度

○健康で文化的な最低限度の生活を保証し，その自立を助長する**生活保護制度**

④ 保健医療・公衆衛生

国民が健康に生活できるよう様々な事項についての予防，衛生のための制度

○医師その他の医療従事者や病院などが提供する**医療サービス**
○疾病予防，健康づくりなどの**保健事業**
○母性の健康を保持，増進するとともに，心身ともに健全な児童の出生と育成を増進するための**母子保健**
○食品や医薬品の安全性を確保する**公衆衛生**　など

※これらの分類については，昭和25年及び昭和37年の社会保障制度審議会の勧告に沿った分類に基いている．

社会保障制度は，国民の「安心」や生活の「安定」を支えるセーフティネット．社会保険，社会福祉，公的扶助，保健医療・公衆衛生からなり，人々の生活を生涯にわたって支えるものである．

図11-2　社会保障制度とは

〔社会保障国民会議（第3回）参考資料（補足資料）〕

生活にかかわることから，全国統一的な制度とするためベースラインとなる多くの法令が存在する．このため，保健医療福祉を理解するためには行政の仕組みを理解することが重要である．

2● 地方自治のしくみ

わが国の最高法規である憲法の第8章が「地方自治」についての章である．第92条から第95条に，地方自治の本旨の確保，地方公共団体の機関や権能について**表11-1**のような内容が示されている．

3● 国・都道府県・市区町村の役割

地方自治法には，地方公共団体の区分，組織及び運営に関する事項が定められており，第1条の2では「地方公共団体は，住民の福祉の増進を図ることを基本として，地域における行政を自主的かつ総合的に実施する役割を広く担うものとする」としている．国と地方公共団体との役割分担は**表11-2**に示すように，国は国際社会での役割と全国規模の事務を担い，地方公共団体である都道府県と市町村は地域における行政を自主的かつ主体的に実施し，住民に身近な行政を担うこ

表11-1　地方公共団体の機関と権能

地方公共団体には，議事機関として議会を設置すること
地方公共団体の長，その議会の議員は，住民が直接これを選挙すること（二元代表制）
地方公共団体の財産を管理し，事務を処理し，行政を施行する権能を有する
法律の範囲内で条例を制定することができる
一の地方公共団体のみに適用される特別法は，その地方公共団体の住民の投票においてその過半数の同意を得なければ，国会は，これを制定することができない．

（日本国憲法第92～95条より）

表11-2　国と地方公共団体の役割分担（地方自治法第1条の2，第2条の3，5）

国	地方公共団体（住民に身近な行政）	
	都道府県	市町村
①国際社会における国家としての存立にかかわる事務 ②全国的に統一して定めることが望ましい国民の諸活動若しくは地方自治に関する基本的な準則に関する事務 ③全国的な規模で若しくは全国的な視点に立つて行わなければならない施策及び事業の実施 ④その他の国が本来果たすべき役割	市町村を包括する広域の地方公共団体として，①広域にわたるもの，②市町村に関する連絡調整に関するもの，③その規模又は性質において一般の市町村が処理することが適当でないと認められるものを処理する	基礎的な地方公共団体として，都道府県が処理するのものを除き，一般的に，地域における事務及びその他の事務で法律又はこれに基づく政令により処理することとされるものを処理する

とされている．保健医療福祉分野においても，国は医療保険や社会保障制度など全国民にかかわる制度設計を行い，地方公共団体はこれらの制度を運用するとともに，地域の特性に応じた活動や事業を企画・実施する役割を果たしている．

4 ● 衛生行政の体系

わが国の衛生行政は，一般衛生行政，労働衛生行政，環境保健行政，学校保健行政に分けられる．

一般衛生行政（地域保健行政）

一般衛生行政は，地域における個人や集団の健康に関する事項を行う．一般衛生行政は，国から都道府県，市町村へと体系づけられている（**図11-3**）

国における社会福祉，社会保障，公衆衛生の向上及び増進に関することは厚生労働省が所管する．都道府県では都道府県の衛生主管部局が所管している．都道府県には広域的・専門的な公衆衛生行政を行うために保健所が設置されている．保健所の事業は地域保健法第6条，第7条，第8条に規定されている（「CHAPTER 14：地域保健」p.141参照）．保健所は地域保健法によって，都道府県のほかに地方自治法の指定都市，中核市，その他の政令市及び特別区が設置することとされている．市町村では市町村の衛生部局・課が所管している．住民に対し，健康相談，保健指導及び健康診査そのほか，地域保健に関し必要な事業を行うことを目的とする「施設」として，市町村保健センターが設置されている．（「CHAPTER 14：

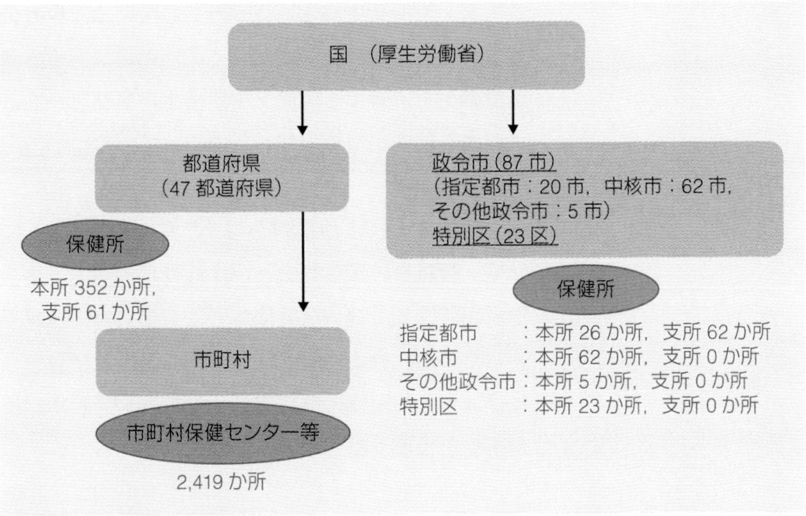

図11-3　一般衛生行政

（保健所数：2023年4月1日現在／市町村保健センター数：2023年4月1日現在，厚生労働省健康局地域保健室調べ）

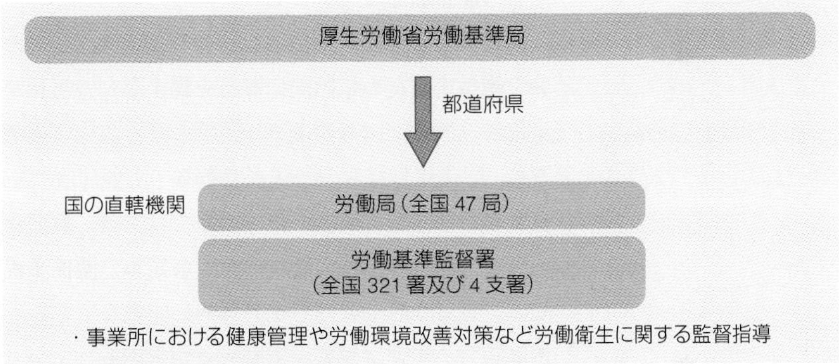

図11-4　労働衛生（産業保健）行政

地域保健」p.141参照）．

労働衛生行政（産業保健行政）

労働衛生行政は労働者の労働基準に関することと安全衛生に関する事項を行う．厚生労働省労働基準局が国全体を所管している．その直轄である都道府県労働局が，事業所の健康管理や労働環境改善対策などを行っている労働基準監督署の監督指導にあたっている（**図11-4**）．労働衛生行政では，労働災害防止のための労働基本計画の策定や作業環境管理，作業管理，健康管理などの労働衛生管理体制の確立，職業性疾病対策，快適職場形成の促進などが行われている．

環境衛生（保健）行政

環境保健行政は人間を取り巻く地球環境，廃棄物・リサイクル対策，自然環境，大気，水質などに関する事項を行う．環境省が環境保健行政と環境保全行政を総合的に推進しているが，水道の整備や水道水の安全基準などに関しては厚生労働省医薬・生活衛生局水道課が所管している．地方公共団体では，都道府県や指定都市の地方衛生研究所において環境保健に関する調査研究が行われ，保健所には環境衛生を所管する医薬・生活衛生担当部署がある．市町村では内容によってさまざまな部署が環境保健行政を担っている．

学校保健行政

学校保健行政は幼稚園から大学までの教育機関に所属する幼児，児童，生徒，学生，教職員の保健教育及び保健管理に関する事項を行う．国においては文部科学省が所管し，地方公共団体では，都道府県教育委員会，市町村教育委員会が所管している．なお「地方教育行政の組織及び運営に関する法律」により，公立学校は地方公共団体の教育委員会が担当し，私立学校については地方公共団体の長が事務を管理，執行することとされている．

3―保健医療福祉に関する法令

1●法令とは

国民が安心して社会生活を営むためには，国民の権利を保障するとともに，社会を維持するために国民に義務を課すなどの規範が必要となる．すべての規範の上位に位置し，国家の基本・基盤となる規範は憲法であるが，憲法の下に体系化され，明文化したものが法令である．法令には，国レベルでは法律，政令，省令・府令があり，地方公共団体レベルでは条例，規則がある．法律は国会，政令は内閣，省令・府令は各大臣がそれぞれ定め，関係する省庁の局長や課長等による通知は，省令や府令の内容を具体的に記載しているものである．地方公共団体の条例は議会，規則は知事・市町村長が定める．

保健医療福祉の活動は行政が担うものが多く，よって各種法令に基づいて実施されることも多い．近年は特に保健医療福祉に関する重要な法律が制定されたり，改正されたりしている．これは少子高齢化や疾病構造の変化，頻発する災害など，私たちの健康や安全・安心が脅かされる事態への対応のためである．法律や制度は一度つくられれば終わりではなく，社会情勢や制度の運用状況に合わせて改正されるもので，保健医療福祉に従事する者はその動向を常に把握する必要がある．

2●保健医療福祉に関する主な法令

保健医療福祉の対象は，すべての年代と健康レベル，個人から地域社会と広範囲にわたるため，関係する法令も多岐にわたる．現行の公衆衛生および関連領域に関する法令を**表11-3**に示す．

一般衛生行政に関する法令

一般衛生行政の基礎となる法令である地域保健法には，公衆衛生の専門的・広域的な行政機関である保健所の役割や事業に関すること，住民に身近な保健サー

表11-3　保健医療福祉に関する主な法令（例示）

項目	主な法令
一般衛生行政に関する法令	地域保健法，健康増進法
保健医療関係職種に関する法令	医師法，栄養士法，保健師助産師看護師法
医療制度に関する法令	医療法，健康保険法，国民健康保険法，高齢者の医療の確保に関する法律
生活・環境衛生に関する法令	食品安全基本法，食品衛生法，水道法，下水道法，環境基本法，大気汚染防止法，騒音規制法，廃棄物の処理及び清掃に関する法律，水質汚濁防止法，公害の影響による健康被害者の保護のための公害健康被害の補償等に関する法律
感染症に関する法令	感染症の予防及び感染症の患者に対する医療に関する法律，予防接種法
労働衛生に関する法令	労働基準法，労働安全衛生法，労働者災害補償保険法，育児休業，介護休業等育児又は介護を行う労働者の福祉に関する法律，検疫法
学校保健に関する法令	学校教育法，学校保健安全法，学校給食法
社会福祉に関する法令	生活保護法，社会福祉法，児童福祉法

ビスを行う市町村保健センターに関することが定められている．健康増進法には，国や都道府県が策定する健康増進計画，市町村によるがん検診を始めとした健康増進事業や保健指導，国民健康・栄養調査の実施，受動喫煙防止，栄養表示基準など健康増進に関することが定められている．

保健医療関係職種に関する法令

保健医療福祉にはさまざまな職種が関わっている．その多くは国家試験に合格し免許を受ける職種であるため，それぞれに養成から試験・免許，業務の目的や範囲，責務などに関する法律が定められ，各職種の質が保障されている．**表11-3**に記載の職種のほかに歯科医師，薬剤師，理学療法士，作業療法士，臨床検査技師等それぞれに根拠となる法律が定められている．

医療制度に関する法令

病院や診療所などの開設にかかわる医療の提供体制などを定めた医療法や，医療保険の給付を対象ごとに定めている健康保険法，国民健康保険法，高齢者の医療や特定健診などを定めた高齢者の医療の確保に関する法律など，国民が良質で適切な医療を受けるために必要なことを定めている．

生活・環境衛生に関する法令

日常生活を取り巻く環境や食品など，国民が安心して食品や水などを確保・供給することができるのはこれらの法律によって基準が設けられ，安全が確保されていることによる．

感染症に関する法令

感染症は感染発病を未然に防ぐ，蔓延させない，早期に治療することが重要である．これらの法律にはその対策のための予防接種を行う疾病や時期，感染症の届出義務や健康診断，就業制限などについて定められている．

労働衛生に関する法令

労働者が安全に働くことができるような環境整備に関する法律である．このうち，労働安全衛生法は労働者の安全と健康を確保するための快適な職場環境や健康診断などについて定めている．このほか，育児・介護休業や労働条件などに関する法律がある．

学校保健に関する法令

学校における保健教育や保健管理に関する法律である．学校保健安全法では，学校における児童生徒等や職員の健康の保持増進を図るための，環境衛生，健康診断，健康相談，保健指導，感染症予防などについて定められている．

社会福祉に関する法令

生活上に何らかの困難を抱える国民を支える法律である．生活保護法は生活に困窮した国民を保護する制度であり，児童福祉法は児童が健やかに成長・発達し，自立できるような制度を定めている．

4―多職種の役割と連携

保健医療福祉には多くの専門職がかかわっている．特に公衆衛生行政では，保健医療福祉の連携のもとに多くの活動がなされているため，多職種がかかわることとなる．たとえば保健所は，栄養の改善及び食品衛生，地域保健に係る統計，住宅・水道・下水道・廃棄物の処理・清掃その他の環境の衛生，医事・薬事，地域住民の健康増進，歯科保健などを業務としている．

これらの業務に従事する職種は地域保健法施行令の第5条に「保健所には，医師，歯科医師，薬剤師，獣医師，保健師，助産師，看護師，診療放射線技師，臨床検査技師，管理栄養士，栄養士，歯科衛生士，統計技術者その他の保健所の業務を行うために必要な者のうち，当該保健所を設置する法第5条第1項に規定する地方公共団体の長が必要と認める職員を置くものとする」と規定されている．これら多くの職種が保健所に所属し，業務によって各職種や他機関（管轄の市町村や福祉施設，医療機関など）と連携して活動している．

COLUMN

医療における多職種連携

現在の医療実践の場において，多職種の連携は必須である．病院内においては，医師，看護師，管理栄養士，栄養士など医療専門職は多岐にわたり，患者のケアのテーマごとに連携チームが組まれ，専門的なアプローチがなされる．

地域医療の場では，医療だけではなく，福祉・保健の専門職に加え，住民や行政といったさまざまな構成員の連携により，課題解決が図られている．この連携を形づくる仕組みにおいては，それぞれの職種がお互いの役割を理解していることが重要である．

CHAPTER

12 医療制度

1―日本の医療制度

日本では病気にかかると「『保険証』をもって医療機関を受診し，治療を受ける」ことができる．これを可能としているのが「国民皆保険」と呼ばれる医療保険制度である．国民皆保険をはじめとした日本の医療制度の充実が，世界最高レベルの平均寿命に寄与してきたと考えられている．本章では日本の医療制度（**図12-1**）について学ぶ．

1 ● 歴　史

現在に至る日本の医療制度は，段階的に整えられてきた．社会保険制度の始まりは1883年にドイツで制定された「疾病保険法」であるとされている．日本では初めての社会保険法として1922（大正11）年に健康保険法が制定され，1927（昭

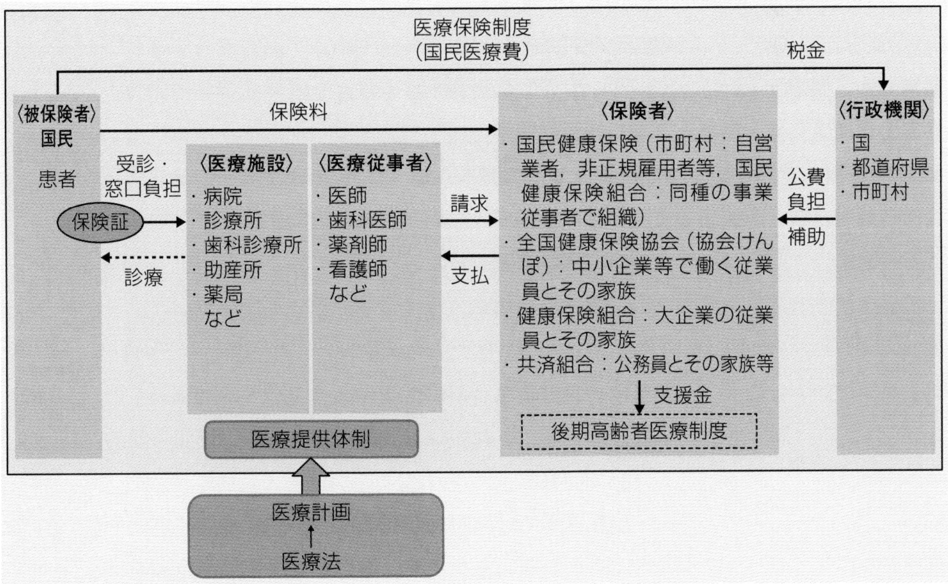

図12-1　日本の医療制度の概要

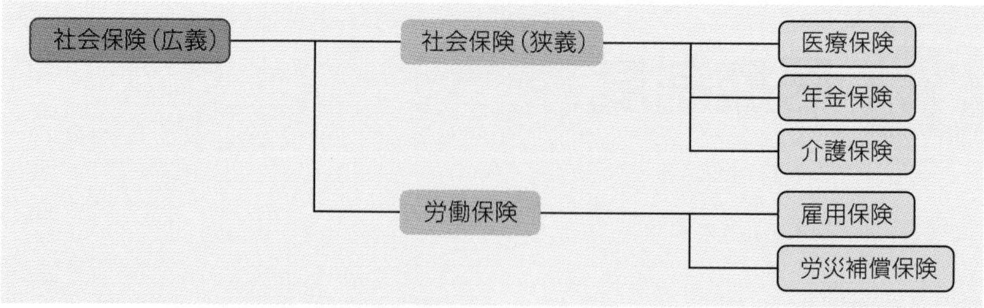

図12-2　日本における社会保険の種類

和2）年に施行された．この法律が制定された直接の契機は第一次世界大戦後の経済状況の悪化により，労働争議が頻発したことにあるとされている．当初は，工場，炭鉱等で働く労働者本人だけを対象とする制度であった．さらに1938（昭和13）年に国民健康保険法が制定された．これは農業不況により苦しい状況におかれていた農民の救済を意図した保険制度であった．その後，第二次世界大戦の敗戦によって，国民健康保険の運営は停滞し，財政は悪化した．一方，昭和30年代には「全国民を対象とする総合的な医療保障」が政治的課題となり，1958（昭和33）年に国民健康保険法が全面改正され（新国民健康保険法），1961（昭和36）年4月から全市町村で国民健康保険事業が実施され，「国民皆保険」が実現した．

その後，日本経済は高度経済成長期をむかえ，1973（昭和48）年には老人医療費の無償化が行われた．しかし，オイルショックを契機に高度経済成長期は終焉し，増え続ける老人医療費を抑えるために，1983（昭和58）年に老人保健法が施行され，老人医療費の無償化は見直された．平成に入ってさらに少子高齢社会がすすむ中，2008（平成20）年に老人保健法は高齢者の医療の確保に関する法律と改正され，後期高齢者医療制度が新設された．今後も日本の医療制度は時代に応じた仕組みとして変革されていくであろう．

2―医療保険制度

1 • 社会保険

保険とは，偶然に発生する事故（保険事故）によって生じる経済的損失に備えて，多数の者が掛け金（保険料）を出し合い，その資金によって事故が発生した者に一定の金額（保険金）を給付する仕組みである．社会保険は，社会保障の1つとして制度化されている公的保険であり，民間の私的保険とは異なり，所得の再分配*を目的の1つとしている．

*税制や社会保障などにより，社会の中で富を移転させること．

現在日本では，国民が病気，けが，老齢，障害，死亡，失業等の生活の困難をもたらすいろいろな事故に遭遇した場合に一定の給付を行い，その生活の安定を図ることを目的として，5つの社会保険が制度化されている（**図12-2**）．

表12-1　医療保険の給付内容

現物給付	現金給付
・療養の給付（治療，薬の処方等） ・入院時食事療養費 ・入院時生活療養費 ・訪問看護療養費　など	・出産手当金 ・出産育児一時金 ・傷病手当金 ・埋葬料　など

2● 医療保険

社会保険の1つである医療保険は，病気やけがをした場合に誰もが安心して医療にかかることを可能とする制度であり，国民全員の医療を公的な保険として保障している．これが国民皆保険制度である．わが国の医療保険は，各自が保険料を出し合うという保険方式を基本としつつ，皆保険を維持するために公費（税金）が投入されている．医療保険は必要な治療や薬の処方を受ける医療給付（現物給付）が基本となっているが，出産手当金，埋葬料などの一部では現金の支給を行う現金給付が行われている（**表12-1**）．

現在の日本の医療保険は，大きくは被用者保険と地域保険の2つに分けられる．被用者保険とは，適用事業所に雇用される被用者（労働者）とその被扶養者（労働者の家族）が加入することにより被保険者となる医療保険である．主な保険者は，規模が大きい企業ごとに作られる健康保険組合，自らは健康保険組合の設立が困難である中小企業の労働者とその家族が加入する全国健康保険協会（協会けんぽ），公務員や私立学校教職員が加入する共済組合である．保険料は労働者と事業主（企業など）が半々で負担する．地域保険である国民健康保険は，被用者保険に加入していない国民を対象とする．当初は農林水産業者，自営業者が中心であったが，現在は年金生活者等の無職者の割合が増えている．保険者は市町村および国民健康保険組合（同種の事業従事者で組織される．医師，建設工事業従事者等）である（**図12-1**）．

3● 高齢者医療制度

総人口に占める65歳以上の高齢者人口は，1950（昭和25）年には5%に満たなかった．その割合は年々増加し1970（昭和45）年には7%を超え「高齢化社会」に突入した．さらに1994（平成6）年には14%を超え「高齢社会」に至り，2015（平成27）年には26.6%（平成27年国勢調査，人口等基本集計結果）と，日本人の4人に1人が65歳以上となっている（21%超を「超高齢社会」と呼ぶ）．令和2年（2020）度医療給付実態調査報告によると20～24歳の年間医療費は約8.0万円であるが，その後年齢とともに増加し，70～74歳では約52.9万円となっている．

一方，医療保険をみると，所得が高く医療費が低い現役世代は被用者保険に多く加入し，退職し所得が下がり医療費が高い高齢期になると国民健康保険に加入することから，国民健康保険だけでは高齢者の医療を支えきれないという問題が大きくなってきた．これを解決し，高齢者医療を社会全体で支えるという観点に

表12-2　公費負担医療の例

主な目的	内容	法律
国家賠償	療養の給付，再生医療	戦傷病者特別援護法
	認定疾病医療，一般疾病医療	原子爆弾被爆者に対する援護に関する法律
	救済措置（認定された健康被害者）	予防接種法
公衆衛生（社会防衛）	感染症医療（一類感染症，二類感染症，新感染症，指定感染症），結核医療	感染症の予防及び感染症の患者に対する医療に関する法律（感染症法）
	措置入院	精神保健及び精神障害者福祉に関する法律（精神保健福祉法）
社会福祉	自立支援医療（育成医療，更生医療，精神通院医療）	障害者の日常生活及び社会生活を総合的に支援するための法律（障害者総合支援法）
	療育の給付（結核の児童），小児慢性特定疾病医療	児童福祉法
	養育医療（入院を要する未熟児）	母子保健法
	医療扶助（生活困窮者の傷病）	生活保護法
研究推進	医療費助成（特定難病）	難病の患者に対する医療等に関する法律（難病法）

注：公費負担医療の分類はここに記載した以外の考え方もある．

難病医療費助成制度
いわゆる難病のうち特定の疾患について医療の確立，普及をはかるとともに，患者の医療費の負担軽減をはかることを目的とする制度．

基づき，2008（平成20）年に75歳以上の後期高齢者に対する独立した医療制度（後期高齢者医療制度）が施行された（**図12-1**）．これは現役世代からの保険料（被用者保険）と公費で高齢者の医療費の9割を負担する仕組みである．また，前期高齢者（65～74歳）については，各保険者間の負担の不均衡を現役世代の保険料で調整する仕組みが導入された．

4 • 公費負担医療

公費負担医療とは，医療保険ではなく，国や地方自治体が法律に基づいて医療費の全部または一部を負担する仕組みである．公費負担医療には，①国家賠償的意味をもつもの（戦傷病者や原爆被爆者に対する医療等），②公衆衛生的意味をもつもの（感染症予防法に基づく感染症に対する医療等），③社会福祉的意味をもつもの（身体障害者への医療等），④研究推進のため（難病の医療等），およびこれら2つ以上に関わるものがある（**表12-2**）．

3—医療提供体制

1 • 医療施設

医療法では医療提供施設として，病院，診療所，助産所，介護老人保健施設，調剤を実施する薬局などについて定めている．この中で医業を行う場所は病院と診療所に限定し，病院は病床数20床以上のもの，診療所は0～19床のものとして区分している．また，一般の病院とは異なる要件（人員配置基準，構造設備基準等）を定めたものとして高度の医療を提供する特定機能病院や，紹介患者に対

病床
病院の病床の種類は医療法で規定されており，「精神病床」「感染症病床」「結核病床」「療養病床」「一般病床」の5種類がある．

表12-3　医療関係職種とその従事者数

医師	384,494人	歯科技工士	10,065人
歯科医師	113,768人	診療放射線技師	55,624人
薬剤師	56,047人	臨床検査技師	67,752人
保健師	15,066人	臨床工学技士	30,409人
助産師	32,089人	あん摩マッサージ指圧師	3,071人
看護師	989,381人	柔道整復師	4,088人
准看護師	176,228人	管理栄養士	27,149人
理学療法士(PT)	100,965人	栄養士	6,040人
作業療法士(OT)	51,056人	精神保健福祉士	11,171人
視能訓練士	10,130人	社会福祉士	16,250人
言語聴覚士	17,905人	介護福祉士	58,571人
義肢装具士	128人	保育士	7,082人
歯科衛生士	131,304人	公認心理師	6,372人

筆者注)小数点以下を四捨五入した.

〔2020(令和2)年医療施設(静態・動態)調査(確定数)・病院報告(病院・診療所の常勤換算従事者数)を一部改変〕

する医療の提供，医療機器等の共同利用の実施，救急医療の提供等を通して地域医療の確保をはかる地域医療支援病院などがある.

2 ● 医療従事者

日本の医療は，医師，歯科医師，薬剤師，看護師，管理栄養士，栄養士のほか，**表12-3**に示したような多くの医療関係職種によって支えられている．医療関係職種には高度で専門的な知識と技術が求められるため，その多くが国家資格となっており，専門性が担保されている．また，心のケアを行う心理職は医療の場での活躍が広がっており，近年，「公認心理師」として国家資格化された.

医療の高度化，専門性の細分化の流れの一方，増え続ける高齢者に対する医療をカバーするために，地域に密着し，地域という生活の場で高齢者の健康を支える在宅医療や家庭医療が注目されている．また医師数，看護師数等は近年増加傾向にあり，それぞれ約38万人，約99万人(2020年)とされているが，地域や診療科における“偏在”が課題となっている．北海道・東北では，医療法の規定により算定される医師の標準数を満たしていない病院の割合が高い(**図12-3**)．都道府県別にみた医療施設に従事する人口10万対医師数(2020年)は，最も多い徳島県では338.4人，最も少ない埼玉県では177.8人(全国平均は256.6人)である．また小児科の医師数は最も多い鳥取県では182.4人，最も少ない茨城県では94.4人であり(全国平均は119.7人)，いずれも多い地域と少ない地域では大きな差が存在している(令和2年医師・歯科医師・薬剤師統計).

4 ― 医療費

1954(昭和29)年以降，国民医療費として統計調査が行われている．国民医療

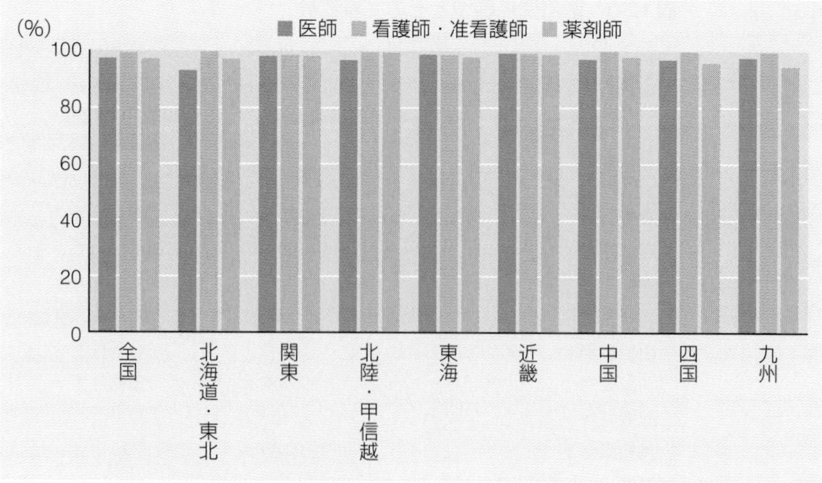

図12-3　医療法に規定する病院の医師，看護師・准看護師，薬剤師の標準数に対する地域別適合率（令和元年度）

標準数：医療法で定められている病院に置くべき法定人数
適合率：「立入検査病院数」に対する「法定人数を満たしている病院数の割合」

（厚生労働省：医療法第25条に基づく病院に対する立入検査結果）

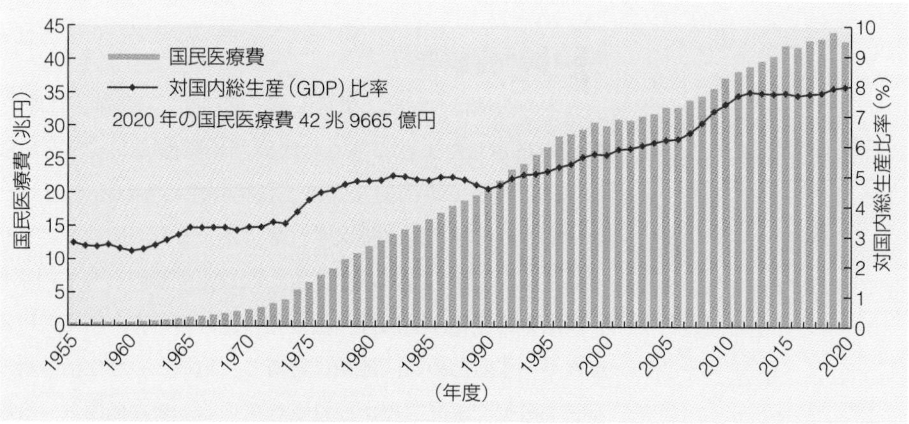

図12-4　国民医療費と対国内総生産比率の推移　（厚生労働省：令和2年度国民医療費の概況より）

費は，当該年度内の医療機関等における保険診療の対象となり得る傷病の治療に要した費用を推計したものである．通常の医科診療や歯科診療にかかる診療費のほか，薬局調剤医療費，入院時食事・生活医療費，訪問看護医療費等が含まれている．一方，保険診療の対象とならない先進医療・高度医療，特別の病室への入院，不妊治療等に要する費用や，正常な妊娠・分娩，健康の維持・増進を目的とした健康診断・予防接種，固定した身体障害のために必要とする義眼や義肢等に要する費用は含まれない．

GDP
gross domestic product

日本における国民医療費は43.0兆円（2020年）であり，これは国内総生産（GDP）の8.02%に相当する（**図12-4**）．制度区分別にみると，公費負担医療給付分が7.3%，医療保険等給付分が45.1%（被用者保険24.0%，国民健康保険20.4%など），

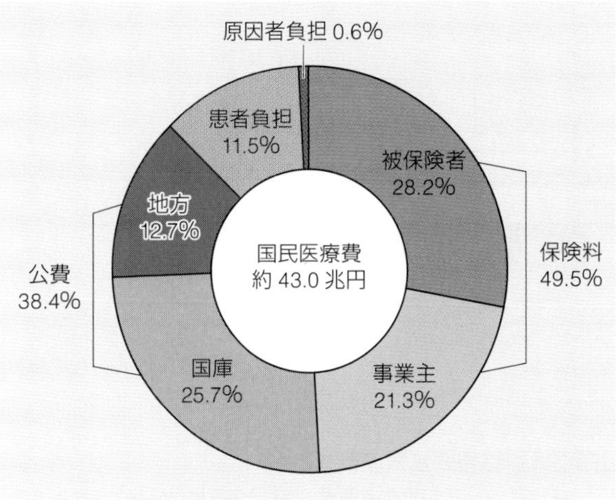

図12-5　国民医療費の財源の内訳〔2020（令和2）年度〕
（厚生労働省：令和2年度国民医療費の概況より）

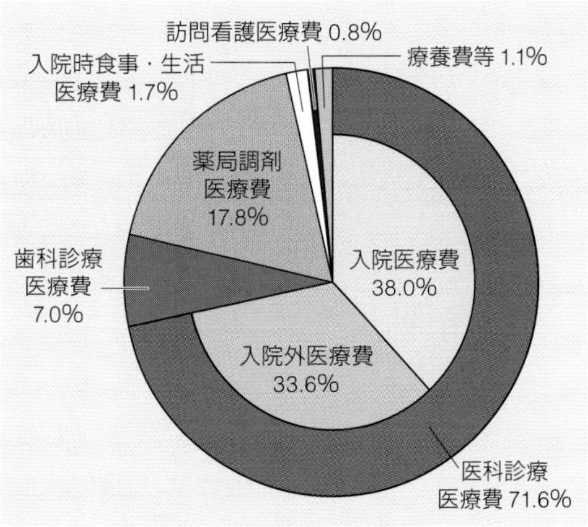

図12-6　診療種類別国民医療費構成割合〔2020（令和2）年度〕
（厚生労働省：令和2年度国民医療費の概況より）

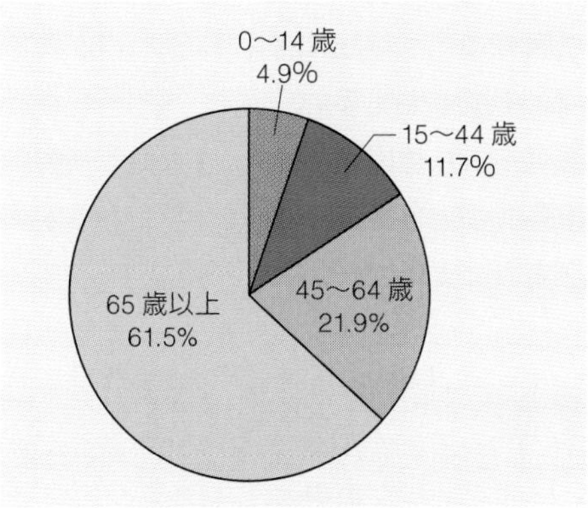

図12-7　年齢階級別国民医療費構成割合〔2020（令和2）年度〕
（厚生労働省：令和2年度国民医療費の概況より）

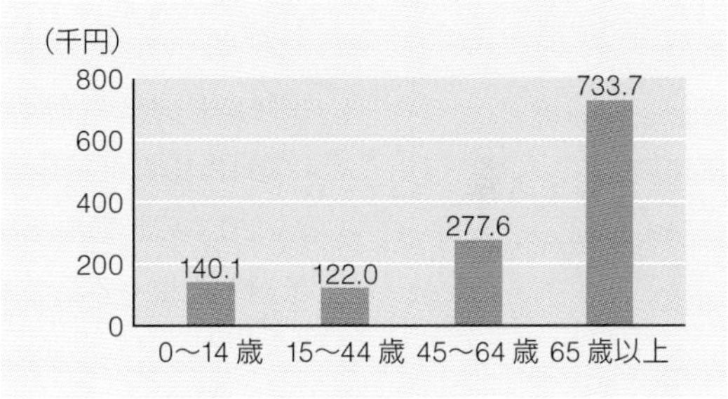

図12-8　年齢階級別国民医療費〔2020（令和2）年度〕
（厚生労働省：令和2年度国民医療費の概況より）

後期高齢者医療給付分35.6%，患者等負担分が12.1%などとなっている．

図12-5に国民医療費を財源の内訳別に示した．43.0兆円のうち，約5割が保険料（被保険者から約3割，事業主から約2割），約4割が公費からの負担であり，患者負担は約1割となっている．

国民医療費を診療種類別にみると，医科診療医療費が71.6%（38.0%が入院医療費，33.6%が入院外医療費），歯科診療医療費が7.0%，薬局調剤医療費が17.8%などとなっている（**図12-6**）．

また，年齢階級別にみると，65歳以上の医療費が約6割を占め（**図12-7**），65歳以上の高齢者の人口1人当たり国民医療費は，最も低い15〜44歳の約6倍となっている（**図12-8**）．

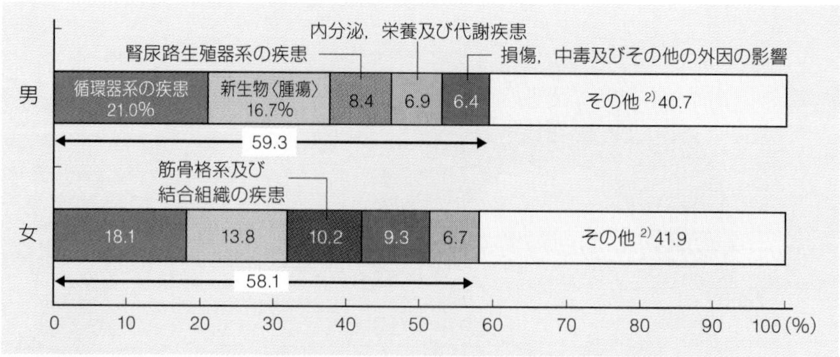

注 1)傷病分類は，ICD-10(2013年版)に準拠した分類による.
2)上位5傷病以外の傷病である.

図12-9　性別にみた傷病分類別医科診療医療費の構成割合

(厚生労働省：令和2年度国民医療費の概況より)

医科診療医療費について傷病分類別にみると，男女ともに循環器系の疾患が最も多く，ついで新生物が多い(**図12-9**)．年齢階級別にみると，65歳未満では新生物が，65歳以上では循環器系の疾患が最も多い．

OECD
Organisation for Economic Co-operation and Development

図12-10に経済協力開発機構(OECD)加盟国における1人あたり医療費を示した．日本の年間1人あたり医療費はOECD加盟国の中で中位であるが，最も多い米国と比較するとその半分以下となっている．

5―医療法と医療計画

1● 医療法

医療法は第二次世界大戦後，医療機関の量的整備が急務とされる中で，医療水準の確保を図るため，病院の施設基準等を定めるものとして1948(昭和23)年に制定された．医療施設の量的整備が全国的にほぼ達成された後は，医療資源の地域偏在の是正などを目的として，1985(昭和60)年には医療計画制度が導入された．医療法は医療の安全確保のために必要なこと，病院等の開設に必要なこと，医療施設相互間の機能の分担や業務の連携に必要なことなどについて規定し，医療の体制づくりの基盤となる法律となっている．

2● 医療計画

各都道府県は国の基本方針に基づき，地域の実情に応じて，医療提供体制を整備するために医療計画を策定する．医療計画の概要を**図12-11**に示した．医療の安全の確保，医療従事者の確保，5疾病(がん，脳卒中，急性心筋梗塞，糖尿病，精神疾患)，6事業(救急医療，災害時における医療，新興感染症発生・まん延時における医療，へき地の医療，周産期医療，小児医療)，在宅医療に関わる医療

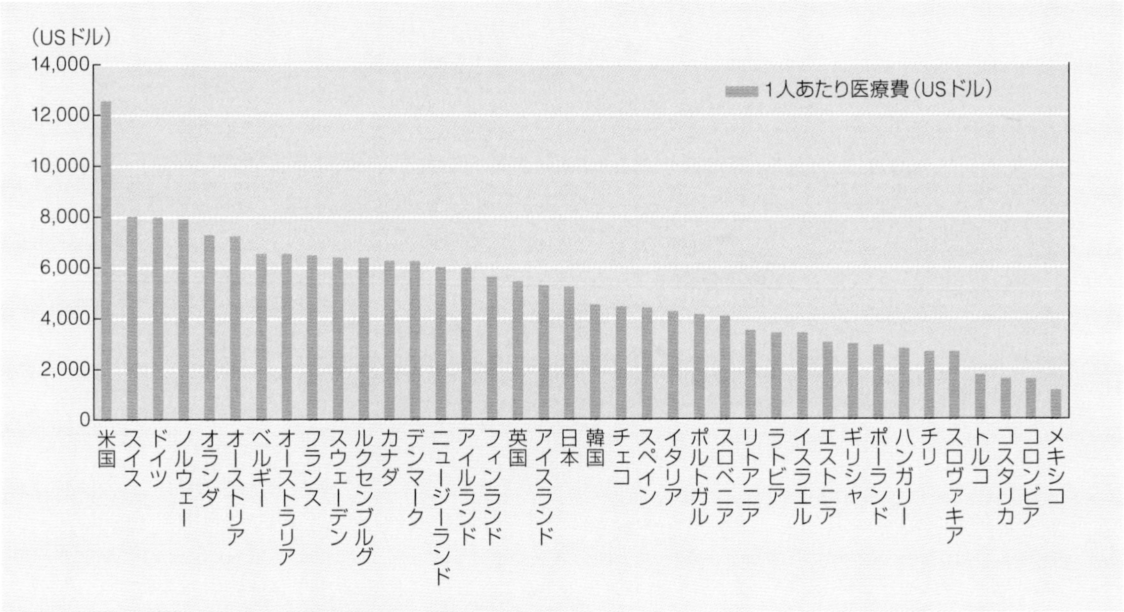

図12-10　1人あたり医療費の国際比較〔2022（令和4）年〕　（OECD Data, Health spending より）

連携体制や地域医療構想など，その内容は医療提供体制全般に及んでいる．

各都道府県は，医療計画の中で病床の整備をはかる地域的単位として医療圏を定めている．二次医療圏は一般の入院治療を主体とした医療に対応する区域で，地理的条件や交通事情等を考慮して，各都道府県がいくつかの区域に分けられる．三次医療圏は原則として都道府県ごとに1つ（北海道は6医療圏）であり，特殊な医療（先進医療，頻度の低い疾病に対する医療，専門性の高い救急医療等）を提供する区域である．なお，一次医療圏は医療法に規定されていないが，一般的な病気やけがに対応して住民の日常生活に密着した医療・保健・福祉を提供する区域で，一般的には市町村が単位となる．

6—保険者の役割とデータヘルス計画

近年，医療保険の保険者には，保健事業の推進という，より積極的な役割が求められている．保険者が被保険者と被扶養者に対して，効果的・効率的な保健事業を行うことで，被保険者等の健康・QOL（生活の質）を改善し，その結果として医療費の適正化を目指す．「データヘルス計画」は，保険者が健診やレセプトデータを分析し，分析結果に基づいて保健事業を効果的・効率的に実施するための事業計画である．健診・レセプト情報の電子化・解析や遠隔保健指導等に最新のICT（情報通信技術）を取り入れ，PDCA（Plan-Do-Check-Act）サイクルを回す．また，事業主と協働して，被保険者等の健康意識・生活習慣の改善に向けた取り組みを推進していく．これをコラボヘルスと呼んでいる．

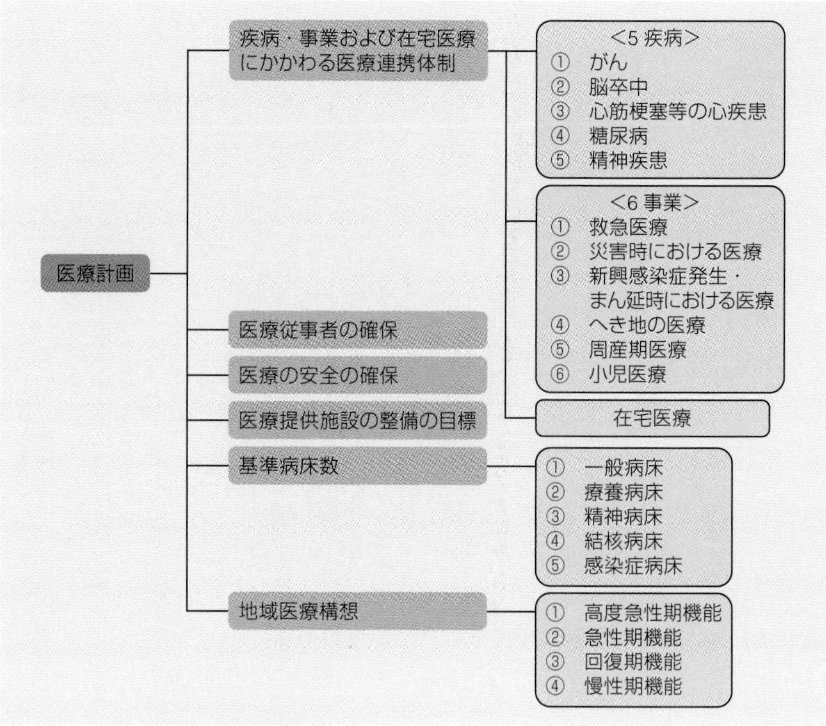

図12-11　第8次医療計画の概要

（厚生労働省ホームページより作成）

COLUMN

医師数の都道府県格差

医師数は増加傾向にあるが，本文で述べた通り，地域や診療科における「偏在」が課題となっている．人口10万人対医師数は西日本で多く，東日本で少ない傾向がみられる．一方，診療科に着目すると，医師数とは異なる傾向もみられる．たとえば，九州地方には医師数は多いが，小児科専門医数は少ない県が存在する．

さらに，都道府県内における医師数の地域格差も指摘されている．たとえば，静岡県の人口10万対医療施設従事医師数は全国の中で下位に分類されるが，さらに二次医療圏別にみると，西部（浜松市を含む），静岡地区では2020年に人口10万人対250～270人程度であるのに対し，富士，賀茂，中東遠地区は150～160人程度であり，地域格差が存在している（竹内浩視．浜松医科大学地域医療支援学講座令和4年度〈2022年度〉実績報告書，2023）．

医師数の不足や偏在の解消のためには，診療科，二次医療圏，当該地域の人口構成等のさまざまな視点から検討していく必要がある．

CHAPTER

13 福祉制度

1 ―社会福祉

1 ● 社会福祉の概念

社会福祉とは，すべての人々が人生の諸段階を通じて幸せな生活を送ることができるようにする社会的施策である．

国民一人ひとりが自らの責任と努力によって生活を営んでいるが，病気やけが，出産，老化や障害，失業などにより，自分の努力だけでは解決できず，自立した生活を維持できなくなる場合がある．国は，私たち個人のリスクであるそのような生活上の困難な状況が起こった際に，相互に連携して支え合うしくみづくりをしている．さらに，なお困窮する場合には，必要な生活保障を行う役割をもっている．制度とは，社会のなかに生きる私たちの生活を守るセーフティネットの機能をもっており，私たちの生活を生涯にわたって支え，基本的な安心を与えるために機能する．現在，社会において，生活問題は広範囲に及んでいる．人々は①生活困窮や生活不安，②差別，偏見，暴力，それらの放置，③待機児童，といった社会保障の不備などの生活問題を抱える．生活問題を抱える人々への救済が急務となっている．

2 ● 社会福祉の歴史

社会福祉の原型としての相互扶助，慈善的救済，保護などの行為は古くからどの地域でも信仰や習慣に合わせて行われていたが，国家的な制度とされたのは1601年に英国で定められた**エリザベス救貧法**であるとされている．わが国においては，1868（慶應4）年維新政府が出した最初の太政官布告に「**鰥《かん》寡《か》孤《こ》独《どく》**を憫むべき事」とあり，1874（明治7）年には恤救規則が制定された．しかしこの内容は，家族や地域でお互いに助け合うことを基本とし，働く力のない人や身寄りのない人だけに，一定量の米を与えるという貧弱なもので，対象となる人が限られていた．1929（昭和4）年に救護法が制定されるまで，恤救規則は半世紀以上にわたって続いた．救護法では，市町村長がその救護の実施主体となり，貧困者に対し救護することが公の義務となった．1938（昭和13）年社会事業法が制定された．この制度は，貧困状態に陥ったものを消極的に保護するにとどまらず，貧困状態に陥るこ

エリザベス救貧法
エリザベス1世の時代に始まり，救貧行政を国家管轄とする画期的なものであった．

鰥寡孤独
妻を失った男，夫を失った女，親のない子，老いて子のない人，寄る辺ない身の上．

とを防止することも含まれていたが，第二次世界大戦前の世情を大きく反映したものであった．初期の社会福祉は，被保護者の人権と引き替えに一定の保護を与えるものであり，きわめて恩恵的，慈恵的なものであった．こういう性格の社会福祉が現在のように人権主義と民主主義に立脚し，多様な内容をもつさまざまな社会事故に対応し，社会的弱者の援護救済を図るようになったのは近代民主主義国家となってからであった．わが国では第二次世界大戦後の1946（昭和21）年には，生活困窮者緊急生活援護要綱が施行され，生活困窮者の援助として開始された．1947（昭和22）年，日本国憲法の生存権をもとに，生活困窮者に対する施策である生活保護を拡充強化するため1950（昭和25）年に生活保護法が制定された．

3 • 児童福祉・母子福祉

明治以降，繊維産業を中心に産業革命が進行し，人口が都市に集中するようになった影響で，1897（明治30）年以降には慈善事業が増えた．1900（明治33）年には**感化法**が制定され，感化院が設置された．1933（昭和8）年，感化法は少年救護法に改正された．1946（昭和21）年の生活保護法制定時，教護法の教護施設や託児所などの施設は，生活保護法の保護施設に組み込まれた．1947（昭和22）年に児童福祉法が制定され，18歳未満の者を児童とし，人としての人格を尊重されるべきことが定められた．児童福祉法は，要保護児童のみを対象としたものではなく，次代の日本を担う児童すべての健全育成を目的とした法律であり，心身ともに健やかに生き，生活できることを保障する理念を示した．1959（昭和34）年には国民年金法が制定され，死別母子世帯に対しては母子年金あるいは母子福祉年金が支給されることになったが，離別等による母子世帯への支給はなかった．生別の母子世帯も社会的経済的精神的に不安定な状態にあるとし，1964（昭和39）年母子福祉法が制定され，総合的な母子福祉対策を目指した．

感化法
非行少年や非行少女の保護教化の目的で設けられた施設に関する法律.

1964（昭和39）年の母子福祉法は，経済的，社会的，精神的な不安定な状態に陥りやすい母子家庭に必要な保護，指導，助成などを行うことにより，児童の健全な育成と母親の健康で文化的な生活を確保しようとするものである．2011年の時点では，母子家庭となった原因は，死別が7.5%，生別が92.5%を占めている．

1965（昭和40）年の母子保健法は，母性ならびに乳児及び幼児の健康の保持増進を図ることを目的とし，母子健康手帳の交付，妊産婦および乳幼児の訪問指導，3歳児健診，養育医療の給付などが規定された．

2016（平成28）年には，児童福祉法が改正された．主要な改正事項は，しつけを名目とした虐待の禁止の明記や特定妊婦の支援，そして，市町村による母子健康包括支援センター設置の努力義務化等であった．2017（平成29）年には，母子及び父子並びに寡婦福祉法が施行され，母子家庭等及び寡婦の福祉に関する原理を明らかにし，その生活の安定と向上のために必要な措置が講じられている．

児童を取り巻く環境の変化として，出生率の低下は一つの大きな変化であるが，核家族化の進行や女性の社会進出，都市化や受験戦争の激化，児童の遊び場

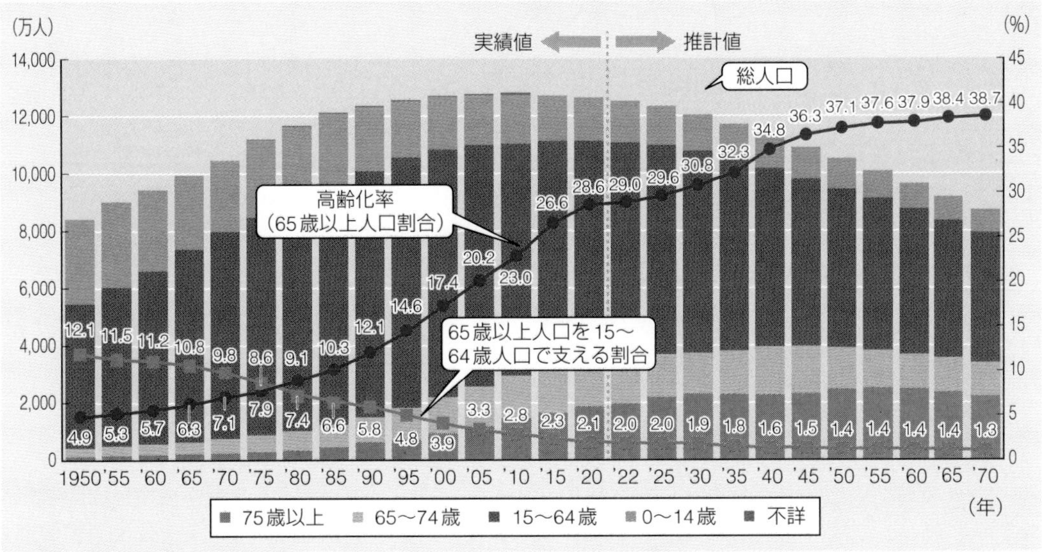

資料：棒グラフと実線の高齢化率については，2020年までは総務省「国勢調査」(2015年及び2020 年は不詳補完値による.)，2022年は総務省「人口推計」〔2022年10月1日現在(確定値)〕，2025年以降は国立社会保障・人口問題研究所「日本の将来推計人口(2023年推計)」の出生中位・死亡中位仮定による推計結果.

(注1) 2015年及び2020年の年齢階級別人口は不詳補完値によるため，年齢不詳は存在しない．2022年の年齢階級別人口は，総務省統計局「令和2年国勢調査」(不詳補完値)の人口に基づいて算出されていることから，年齢不詳は存在しない．2025 年以降の年齢階級別人口は，総務省統計局「令和2年国勢調査　参考表：不詳補完結果」による年齢不詳をあん分した人口に基づいて算出されていることから，年齢不詳は存在しない．なお，1950年～2010年の高齢化率の算出には分母から年齢不詳を除いている．ただし，1950年及び1955年において割合を算出する際には，(注2)における沖縄県の一部の人口を不詳には含めないものとする.

(注2) 沖縄県の1950年70歳以上の外国人136人(男55人，女81人)および1955年70歳以上23,328人(男8,090人，女15,238人)は65～74歳，75歳以上の人口から除き，不詳に含めている.

(注3) 将来人口推計とは，基準時点までに得られた人口学的データに基づき，それまでの傾向，趨勢を将来に向けて投影するものである．基準時点以降の構造的な変化等により，推計以降に得られる実績や新たな将来推計との間には乖離が生じ得るものであり，将来推計人口はこのような実績等を踏まえて定期的に見直すこととしている.

(注4) 四捨五入の関係で，足し合わせても100% にならない場合がある.

図13-1　高齢者人口の推移と予測　(厚生労働省：令和5年版高齢社会白書)

や自然の減少，地域社会の弱体化なども児童の成長に影響を与える大きな変化であると考えられる.

4● 高齢者福祉

高齢者は，健康面においても多くの問題を抱えていると同時に，経済的には収入が減少し社会的に孤立する傾向があるなど，多くの点で社会的弱者の条件を備えている．わが国の老人福祉対策は，1963(昭和38)年の老人福祉法制定によって積極的な進展をみることとなった.

わが国の総人口は，2023年1月1日現在で1億2,454万人である．2029年には1億2,000万人を下回り，さらに，2053年には1億人を切ると推計されている．また，**図13-1**に示すように，総人口に占める65歳以上の高齢者の割合(高齢化率)は，2025年には30.0%，2035年には32.8%と推移すると見込まれている．このように高齢者人口が増加したのは，第二次世界大戦後に出生率が低下したことと

表13-1　社会福祉施設

（ア）対象施設

施設種類	根拠
保護施設	生活保護法第38条に基づく救護施設等
児童福祉施設	児童福祉法第7条に基づく障害児入所施設等
障害者施設	障害者総合支援法第5条に基づく障害福祉サービス事業所等
その他の施設	社会福祉法第2条第2項に基づく社会事業授産施設等

（イ）費用負担

費用負担者/設置主体	国	都道府県，指定都市，中核市	市町村	社会福祉法人等
社会福祉法人等	1/2	1/4	—	1/4

（厚生労働省：社会福祉施設の整備・運営）

ともに，成人の死亡率も低下したためである．

わが国の高齢者問題は，産業構造や就業構造の変化とともに，家族制度の変革，扶養意識の減退，核家族化の進展も影響しているうえ，住宅事情の窮迫などによってますます厳しいものになっている．その結果，高齢者福祉においては，①高齢者の扶養する子の経済的負担の増大，②高齢者世帯や一人暮らし高齢者の増加，③健康上の不安や寝たきり高齢者，認知症高齢者，④長い老後をどう過ごすかという生きがいなどが問題となっている．

2—社会福祉施設

社会福祉施設は，生活保護法が規定する保護施設をはじめ，児童福祉法が規定する児童福祉施設，障害者総合支援法が規定する障害者支援施設等の総称である（**表13-1**）．

1990（平成2）年の社会福祉関係8法の改正によって，地域福祉の充実と推進を目指し，施設ケアから在宅ケア中心へ転換することとなった．

施設の設置基準は，地方自治体（都道府県など）が，地域の実情に即した整備計画を策定し，均衡のとれた計画的整備を図ることとなった．

障害児を対象とした施設は，2012（平成24）年より児童福祉法に根拠規定が一本化され，通所による支援（障害児通所支援）と入所による支援（障害児入所支援）の2つに大別され再編された．それまでは，障害種別ごと（知的障害，肢体不自由，難聴等）に利用する施設は分かれていた．また，施設入所は児童福祉法，児童デイサービス等の通所事業は障害者自立支援法と根拠法も別であった．

老人福祉施設は，老人福祉法第5条の3に基づく7つについて**表13-2**に示した．これらの施設サービスを充実し，財源を確保するために，2000（平成12）年に介護保険法が施行され，老人福祉施設は介護保険法でも規定されるようになった．さらに，これらの施設整備，高齢者の社会参加を促進する事業（たとえば，老人クラブなどの育成）の実施，そして**表13-3**に示すような老人居宅生活支援事業を展開し，老後を住み慣れた地域で過ごすため，在宅ケアの推進が進められている．

表13-2　老人福祉施設（老人福祉法第5条の3による）

施設種類	特徴
老人デイサービスセンター	高齢者が昼間一定時間，食事・入浴・排泄などの介助や生活上の世話，機能訓練を受けることができる．
老人短期入所施設	本人の心身の状況や家族の病気，冠婚葬祭，出張のため，または，家族の身体的精神的な負担軽減を図るために短期間入所し，介護や日常生活上の支援を受けることができる．
養護老人ホーム	常時介護は必要ないが，心身および経済的な理由から居宅における生活が困難な65歳以上の高齢者を養護する．
特別養護老人ホーム	できる限り在宅復帰できるように，入浴や食事などの日常生活上の支援や機能訓練，療養上の支援を受けることができる．
軽費老人ホーム	低額な料金負担で入居することができ，原則として60歳以上で介護の必要はないが家庭や住宅の事情や身体機能低下のために自宅で暮らせない人を対象に，生活に必要な支援を受けることができる．
老人福祉センター	地域の高齢者に対して，無料または低額料金で各種の相談に応じたり，健康増進，教養の向上やレクリエーションを受けることができる．
老人介護支援センター	自宅で暮らしている援護が必要な高齢者や援護が必要となるおそれのある高齢者とその家族等からの相談に応じ，介護等に関するニーズに対応した各種保健，福祉サービスが受けられるように連絡調整を行う．

表13-3　老人福祉法に基づく老人居宅生活支援事業（老人福祉法第5条の2による）

サービス名	都道府県の指導・監督	市町村の指導・監督
老人居宅介護等事業	訪問介護，介護予防訪問介護	夜間対応型訪問介護
老人デイサービス	通所介護，介護予防通所介護	認知症対応型通所介護，介護予防認知症対応型通所介護
老人短期入所事業	短期入所生活介護，介護予防短期入所生活介護	
小規模多機能型居宅介護事業		小規模多機能型居宅介護，介護予防型小規模多機能型居宅介護
認知症対応型老人共同生活援助事業		認知症対応型共同生活介護，介護予防認知症対応型共同生活介護
複合型サービス福祉事業		複合型サービス

介護保険制度の施行により，老人福祉法に規定されていた有料老人ホームや養護老人ホームは，介護保険制度の特定施設の指定が可能となった．

その後もますます高齢化が進展し，高齢者の保健福祉の推進を図るため，住民に身近な市町村で在宅福祉サービスや施設サービスがきめ細かく一元化し，計画的に提供される体制づくりを進めることが重要とされている．

3—障害者福祉

1 • 障害者対策の始まり

わが国の障害者に対する施策は，明治時代半ば以降，障害児への援護として，少数の民間の社会奉仕や慈善事業を熱心に支援する人によって行われてきたが，医療・教育両面からの療育という考え方に立った施策が本格化したのは1947（昭和22）年の児童福祉法制定以後のことである．1949（昭和24）年には身体障害者福祉法が制定され，成人に対しても必要な援助が行われることとなった．1950（昭和25）年に精神衛生法（後に精神保健福祉法に改正），1960（昭和35）年には精神薄弱者福祉法（後に知的障害者福祉法に改正）が制定され，障害の種類を大きく3つに分類する体系が確立した．1970（昭和45）年には心身障害者対策基本法が制定されたが，1993（平成5）年に障害者基本法が改正され，誰もが基本的人権を有する個人として尊重され，障害の有無に関わらず，障害者の自立および社会参加の支援を基本理念とされた．また，障害者基本法に基づき，国・地方公共団体（都道府県・特別区・市町村）では，障害者基本計画を定め，障害者の自立および社会参加の支援等のための施策を総合的かつ計画的に実施することが求められている．基本計画には3つの障害（身体・知的・精神）に共通する視点として，①社会のバリアフリー化の推進，②利用者本位の支援，③障害の特性を踏まえた施策の展開，④総合的かつ効果的な施策の推進をあげている．

2003（平成15）年には，支援費制度が施行され，それまで行政措置によって決定されていた障害者福祉サービスは，利用者が自らサービスを選択し契約をしたうえで利用する制度となり，「措置から契約へ」と大きな変革を遂げた．

2 ● 障害者総合支援法

2006（平成18）年に施行された障害者自立支援法では，それまで身体・知的・精神障害ごとに定められていた法律を一本化し，3障害共通の制度とし，障害者の自立支援を目的とした福祉サービスを行うこととなった．さらに，2010（平成22）年には，発達障害も障害者自立支援法の対象になることを明確化した．

しかし，2013（平成25）年，この障害者自立支援法は廃止され，障害者の日常生活及び社会生活を総合的に支援するための法律である「障害者総合支援法」が施行された．この法律は，障害者の社会参加の機会が確保され，地域社会における共生，社会的障壁の除去に資することを基本理念とした．この理念の実現に向け，障害者の範囲として難病等が加わり，重度訪問介護や地域移行支援等の対象拡大，障害の多様な特性，その他の心身の状態に応じて必要とされる標準的な支援の度合いを総合的に示す障害支援区分の創設等，地域での生活の実現を目指した支援内容が盛り込まれた．

障害福祉サービスを利用する際，利用者は市町村に申請を行う．市町村は福祉サービスの必要性を判定するため，**表13-4**に示すように心身の状況等に関する「障害支援区分認定調査項目（80項目）」を調査内容として実施し，医師意見書と併せて一次判定を行う．その後，医療・保健・福祉の専門職で構成された審査会を開き，調査結果や医師の意見書の内容を総合的に勘案した二次判定が行われ，その結果を踏まえて市町村が認定する．その後，障害支援区分（2014〈平成26〉年度に「障害程度区分」から名称変更となった）に基づき，サービス等利用計画案を市町村に提出し，市町村はそれを受け，サービスの支給決定を行う．サービス等利用計画は支給決定の根拠となる．障害福祉サービスの利用者負担額は，通常そ

表13-4 障害支援区分認定調査項目(80項目)

1. 移動や動作等に関連する項目(12項目)				
1-1 寝返り	1-2 起き上がり	1-3 座位保持	1-4 移乗	
1-5 立ち上がり	1-6 両足での立位保持	1-7 片足での立位保持	1-8 歩行	
1-9 移動	1-10 衣類の着脱	1-11 じょくそう	1-12 えん下	
2. 身の回りの世話や日常生活等に関連する項目(16項目)				
2-1 食事	2-2 口腔清潔	2-3 入浴	2-4 排尿	
2-5 排便	2-6 健康・栄養管理	2-7 薬の管理	2-8 金銭の管理	
2-9 電話等の利用	2-10 日常の意志決定	2-11 危険の認識	2-12 調理	
2-13 掃除	2-14 洗濯	2-15 買い物	2-16 交通手段の利用	
3. 意思疎通等に関連する項目(6項目)				
3-1 視力	3-2 聴力	3-3 コミュニケーション	3-4 説明の理解	
3-5 読み書き	3-6 感覚過敏・感覚鈍麻	—	—	
4. 行動障害に関連する項目(34項目)				
4-1 被害的・拒否的	4-2 作話	4-3 感情が不安定	4-4 昼夜逆転	4-5 暴言暴行
4-6 同じ話をする	4-7 大声・奇声を出す	4-8 支援の拒否	4-9 徘徊	4-10 落ち着きがない
4-11 外出して戻れない	4-12 1人で出たがる	4-13 収集癖	4-14 物や衣類を壊す	4-15 不潔行為
4-16 異食行動	4-17 ひどい物忘れ	4-18 こだわり	4-19 多動・行動停止	4-20 不安定な行動
4-21 自らを傷つける行為	4-22 他人を傷つける行為	4-23 不適切な行為	4-24 突発的な行為	4-25 過食・反すう等
4-26 そう鬱状態	4-27 反復的行動	4-28 対人面の不安緊張	4-29 意欲が乏しい	4-30 話がまとまらない
4-31 集中力が続かない	4-32 自己の過大評価	4-33 集団への不適応	4-34 多飲水・過飲水	—
5. 特別な医療に関連する項目(12項目)				
5-1 点滴の管理	5-2 集中静脈栄養	5-3 透析	5-4 ストーマの処置	
5-5 酸素療法	5-6 レスピレーター	5-7 気管切開の処置	5-8 疼痛の看護	
5-9 経管栄養	5-10 モニター測定	5-11 じょくそうの処置	5-12 カテーテル	

のサービスに要する額の1割を原則とする．

2015(平成27)年より障害福祉サービスを利用する際には，「サービス等利用計画」の作成・提出が必須となった．サービス等利用計画は指定相談支援事業者に作成を依頼し，利用者本人のニーズを導き出すことで本人中心のサービスを利用できる．事業者による客観的なサービス利用を検討し，質の高いサービスの提供が可能となる等のメリットがあるが，利用者自らがサービスの利用計画を立てることも可能である．

4—障害者福祉施設

障害者支援施設とは障害者に各種障害福祉サービスを提供する施設のことであり，障害福祉サービスは，介護の支援である「介護給付」と，訓練などの支援である「訓練等給付」に分けられる．

また，入所施設のサービスには日中に提供されるものと夜間に提供されるものがあり，利用の際にこれらの組み合わせを選択する．これにより，障害者の日常生活を包括的に支援できるようになっている．日中活動系のサービスとしては，「生活介護」，「療養介護」，「短期入所（ショートステイ）」などがあげられ，利用者は地域生活を営みながら支援を受けることができる．これに対して「施設入所支援」は，法律上は夜間や休日に行われるサービスであり，障害者の住まいの場としての施設において，入浴，排泄，食事など，生活に必要な支援が行われる．

障害者総合支援法の一環として，2014（平成26）年には障害者の地域生活の基盤となる住まいの場の確保促進を目的に，共同生活介護（ケアホーム）が共同生活援助（グループホーム）へ一元化された．

5—在宅ケア，訪問介護

わが国の医療保険制度は，それぞれの歴史をもつ各種の保険が分立しているため，各制度間の保険料率や給付内容の格差が大きかった．

医療保険の適応人口（2021年度）は，国保3,831万人（30.0%），協会けんぽ3,487万7千人（27.3%），組合健保2,950万4千人（23.1%），共済組合900万人（7.0%），船員保険10万人（0.07%）となっている．また，一人当たり医療費の構造は，国保で20.4%，後期高齢者医療給付35.3%を占めており，国民健康保険は他の医療保険に比べて被保険者の年齢構成が高く，医療費の増加が著しい．また，医療の地域格差が大きい保険者負担の不均衡が問題となっている．人口一人あたり医療費の都道府県内格差は，最大46万3,700円（高知県），最小30万8,500円（千葉県）である．医療制度の問題は，国民健康保険における老人医療費である．すなわち，疾病リスクが低い勤労者のあいだは組合管掌保険や共済組合でカバーされ，疾病リスクの高くなる退職者は国民健康保険に加入することとなる．そのため，国民健康保険は慢性的な赤字に陥っている．1983（昭和58）年に制定された老人保健法により，70歳以上の高齢者の給付に限り費用負担の調整を行い，各保険制度が50%を負担し，国，都道府県および市町村が50%を負担してきた．1994（平成6）年には在宅療養に向けた訪問看護療養費が導入され，在宅ケア推進も図られている．さらに，2008（平成20）年度からは，高齢者の費用負担の調整が65～74歳の前期高齢者の国民健康保険にまで適用されることになった．また，75歳以上の後期高齢者は，保険料，国民健康保険やその他の被用者保険からの支援および公費を財源として，複数の市町村からなる後期高齢者医療広域連合が保険者となる独立した医療保険制度が創設された．国民皆保険が実現して国民は医療は受けやすくなったが，一方で医療費は増大を続けており，医療費増に対処するため，かつて9割給付であった被用者保険の給付率が切り下げられ，3割が自己負担とされるようになった．

2008（平成20）年，将来にわたり医療保険制度を持続可能なものにしていくために，「**医療制度改革大綱**」に沿って，①「医療費適正化の総合的な推進」，②新たな高齢者医療制度の創設，③保険者の再編・統合などの措置を講じるために「健

医療制度改革大綱
医療保険制度は，年々整備の進んだ医療提供体制とともに，国民の「安心」と生活の「安定」を支え，世界最高水準の平均寿命や高い保健医療水準を実現してきた．
しかしながら，急速な高齢化，経済の低迷，医療技術の進歩，国民の意識の変化など，医療制度を取り巻く環境は大きく変化しており，将来にわたり，医療制度を持続可能な制度へと再構築していくためにつくられた．具体的には，一元化を含む医療保険制度の在り方，高齢化のピーク時を視野に入れた高齢者医療制度の在り方，医療環境の変化に対応した医療報酬体系の在り方等は，極めて重要かつ基本的な課題であり，その方向性を明らかにした．

康保険法などの一部を改正する法律」が施行された．しかし，国民医療費の国民所得に対する割合は，1955（昭和30）年3.4%，2019（令和元）年11.6%と，3倍以上となっている．そうした状況の中，社会保障制度改革推進法に基づき，①医療保険制度等の経済基盤の安定化，②保険料にかかわる国民の負担に関する公平の確保，③医療のあり方について，個人の尊厳が重んじられ，患者の意志が尊重されるよう必要な見直し等の事項が社会保障制度改革としてあげられている．さらに，「医療・介護総合確保推進法」が成立し，医療と介護の提供体制を構築するとともに，地域包括ケアシステムを構築することを趣旨としている．医療と介護の連携として，病床の機能分化・連携，在宅医療・介護の推進があげられている．

2018（平成30）年から，高齢者等が住み慣れた地域で暮らし続けることができるよう「包括的継続的マネジメント機能」を強化するために，①地域の医療や介護関係者の会議の開催，②在宅医療・介護関係者の研究会の開催，③在宅医療と介護サービスを一体的に提供する体制の構築のための施策展開が，市町村が主体となり実施されるようになった．また，認知症対策として，地域包括支援センター等による多職種事例検討（地域ケア会議）や生活支援の充実・強化を図るための生活支援コーディネーターの配置が行われている．都道府県は医療体制の確保について医療計画の策定を行い，市町村のシステム構築に対する支援を行っている．さらに，特定の公的なサービスのみならず，地域のさまざまな社会資源を活用し，多様な成員による支援チームを活用することが必要である．

また，本人・家族とサービス提供者との十分な意思疎通が推進されるよう，本人・家族が住み慣れた地域での最期を選択するための支援も必要である．そのためにも，地域全体が介護予防・自立支援の認識を深め，地域住民が主体的に互いに協力体制を整えることが地域づくりや地域共生社会の実現につながる．

6―福祉関連法規

生活保護法，児童福祉法，身体障害者福祉法，知的障害者福祉法，老人福祉法，母子及び父子並びに寡婦福祉法を合わせて福祉六法という．

生活保護法は，1949（昭和24）年の社会保障審議会の「生活保護制度の改善強化に関する勧告」などを受けて，旧生活保護法を全面的に改正し，1950（昭和25）年に交付・施行された．憲法第25条に規定される生存権の理念に基づき，国家の責任において生活に困窮するすべての国民に最低限度の生活保障とその自立を助長することを目的としている．

児童福祉法は，1947（昭和22）年に制定され，翌1948（昭和23）年に施行された．次代の担い手である児童一般の健全な育成および福祉の増進を基本精神とする児童についての根本的総合的法律であり，18歳未満のすべての障害児福祉を担っている．児童の定義のほか，児童福祉審議会，児童委員，児童相談所，福祉事務所，保健所などの児童福祉機関の役割と業務，各種在宅福祉サービス，児童福祉施設およびそれらに関する費用が規定されている．

老人福祉法は，1963（昭和38）年老人の福祉増進とその社会参加を図ることを目的とし制定された．措置の実施にあたっては介護保険法の施行に伴い，老人福祉法も改正された．

母子及び父子並びに寡婦福祉法は，1964（昭和39）年に母子家庭の福祉の増進を目的とする母子福祉法が制定されたが，母子家庭ではなくても寡婦の生活が困難な場合が多いことから，1981（昭和56）年に寡婦に対しても母子家庭に準じた保障をするという改正が行われた．さらに，2014（平成26）年には父子家庭が対象に加わり，現行名となった．母子・父子家庭および寡婦の生活の安定と向上のため，資金の貸与など経済的な自立対策，自立支援員の生活相談，介護人派遣事業などを提供するものである．

COLUMN

児童相談所と児童虐待防止対策

児童相談所とは，家庭やその他からの相談に応じ，問題点や子どもの環境状況などを的確に捉え，効果的な援助を行い，子どもの福祉を図るとともにその権利を擁護することを目的として，都道府県，指定都市および児童相談所設置市に設置される．

2000（平成12）年の児童虐待の防止等に関する法律（児童虐待防止法）の施行を契機として児童相談所の体制の充実が図られてきたが，深刻な児童虐待事例が続いたため，2004（平成16）年に同法と児童福祉法が改正され，児童虐待の定義を明確にし，児童虐待防止対策の強化，要保護児童への司法関与の見直し，児童福祉施設・里親等の見直し等が図られた．

児童相談所は市町村への適切な支援，効果的な援助のためのソーシャルワーク技法の開発や確立，医療・保健・法律などの幅広い専門機関・職種との連携強化，司法関与の仕組みの活用を図りながら，子どものみならず保護者も含めた家庭への支援に一層積極的に取り組むことが重要である．

COLUMN

生活保護―変遷と現状の課題

生活保護法は1950（昭和25）年に制定から70年が経過している．2014（平成26）年7月に改正法が施行され，必要な人には確実に保護を実施するという基本的な考え方を維持しつつ，就労による自立の促進，不正受給対策の強化，医療扶助の適正化等を行うための措置を講ずるとされ，保護を受けるハードルが改正前に比べ高くなった．

生活保護受給者の増加は，現代社会が抱える問題を反映しており，最も大きな理由として挙げられるのが，高齢化の進行である．2015年には被保護人員のうち65歳以上の者が45.5％を占めている．年金が増額されない限りは高齢者の収入の増加は見込めず，生活保護を受ける高齢者が増加すると予測される．また，生活保護支援対象とならない生活困窮者の増加が見込まれ，それに対応するために，2015（平成27）年に生活困窮者自立支援法が施行され，生活保護に至る前の段階の人を早期に発見し，働いて自立できるようにするための支援が行われている．

（参考：厚生労働省．第1回社会保障審議会生活困窮者自立支援及び生活保護部会〈資料4〉生活保護制度の現状について，2017）

CHAPTER

14 地域保健

1—地域保健活動の概要

1937（昭和12）年の保健所法制定，1947（昭和22）年の保健所法改定，1994（平成6）年の地域保健対策強化のための関係法律の整備に関する法律の制定などの流れを経て，現在の地域保健活動は，1947年に制定された保健所法の改正により，1994年に制定された地域保健法によって実施されている．

2—地域保健法

地域保健法の目的は，地域保健対策の基本指針，保健所設置などの基本事項を定めることにより，地域保健対策を有効に進めるための環境の確保，地域住民の健康保持，増進に寄与することである．

地域保健活動の中心は保健所である．保健所を設置するのは，都道府県，地方自治法による指定都市，中核市，地域保健法施行令で定める市（政令市），東京都特別区のいずれかであり，2023（令和5）年4月現在468か所ほど設置されている．

保健所の実施すべき事業には，すべての保健所が常時実施すべき必須事業（**表14-1**）と必要なときのみ実施する任意事業がある（**表14-2**）．任意事業には，①住民の健康保持に必要なものとして，地域保健に関する情報収集，整理，活用，②地域保健に関する調査研究，③疾病の治療，④試験・検査の施設利用などがある．

都道府県の設置する保健所は，市町村相互の連絡調整，技術的助言，教育・研修に関して援助することが決められている．また，所轄区域内の地域保健，保健所の運営などについて意見を求める場として，運営協議会が設置できる．

市町村レベルの健康づくり活動を効率的に実施するための拠点として，市町村保健センターがある．市町村保健センターの運営の基本方針を**表14-3**に，事業の概要を**表14-4**に示す．

表14-1　保健所の必須事業

地域保健に関する思想の普及，向上
地域保健に係る統計
栄養改善と食品衛生
環境衛生（住宅，水道，下水道，廃棄物処理，清掃，その他）
医事，薬事
保健師
公共医療事業の向上，増進
母性，乳幼児，老人の保健
歯科保健
精神保健
長期療養を必要とする者の保健
伝染病，その他の疾病予防
衛生上の試験・検査
その他（住民の健康保持，増進）

表14-2　保健所の任意事業，保健所の援助

保健所の任意事業
地域保健に関する情報収集，整理，活用 地域保健に関する調査研究 疾病の治療（歯科疾患，その他厚生労働大臣が指定するもの） 試験・検査の施設利用
保健所の援助（都道府県が設置する保健所の任務）
市町村相互の連絡調整，技術的助言，教育・研修

表14-3　市町村保健センターの設置数と運営の基本方針

●設置数　2,419か所（2023年4月現在）
●運営の基本方針
地域保健に関する計画，実践
健康相談，保健指導，健康診査など
保健福祉の総合機能
老人介護支援センター，社会福祉施設との連携 総合相談窓口，保健師・ホームヘルパーの活動拠点
専門職能団体，医療機関との連携
健康づくり推進協議会設置，医師会，歯科医師会などの協力
身近な保健サービス
精神障害者の社会復帰，老人認知症対策，歯科保健対策など

3―健康危機管理

1 • 健康危機管理とは

健康危機とは，「国民の生命および健康に重大な影響を与えるおそれがある疾

表14-4　市町村保健センターの意義と事業の概要

●意義

市町村レベルの健康づくり活動を効率的に実施するための拠点 住民の自主的な保健活動の場 市町村が設置，国が施設・設備費の補助

●事業の概要

成人・高齢者保健
特定健康診査，特定保健指導
健康増進
健康手帳の交付，健康教育，健康相談，がん検診， 歯周疾患検診，骨粗鬆症検診，肝炎ウイルス検診，機能訓練
母子保健
妊産婦・乳幼児保健指導，母子保健訪問指導， 健康診査（乳幼児，1歳6か月児，3歳児）
予防接種
結核予防
乳幼児（ツベルクリン反応，BCG接種），住民検診

表14-5　健康危機の種類

原因不明健康危機
自然災害
地震，水害，火山噴火
重大健康危機
新型インフルエンザ・新型コロナウイルス等感染症，原子力災害，生物テロ，大規模事故
その他
医療，介護，感染症・結核，児童虐待，医薬品医療機器，食品（食中毒），飲料水

病のまん延その他の公衆衛生上重大な危害が生じ，または生じるおそれがある緊急の事態」（地域保健法）であり，その対応・管理が重要になっている．健康危機には，**表14-5**に示す種類がある．地下鉄サリン事件や，スギヒラタケによる脳症など，発生時には原因不明の状況で対応が必要となり，やがて原因が明らかになるという事例もある．自然災害などは大規模な対応が必要となる．また，感染症や食中毒などは頻度が高い．

2 • 健康危機管理の4本柱

健康危機管理の内容は**表14-6**に示す4本柱からなる．

未然防止

未然防止は，特に感染症の流行や食中毒などで重要である．食中毒の防止のために食品衛生監視員による監視指導などが行われているが，栄養士・管理栄養士との連携も重要である．

平常時の備え

平常時の備えは，自然災害への備えを含めて行っておくべきことは多い．食に

表14-6　健康危機管理の4本柱

1．未然防止（自然災害を除く）
監視・指導，規制，サーベイランス，予防接種 など
2．平常時の備え
計画策定，マニュアル整備，教育訓練，物資の確保，関係機関との連携 など
3．緊急対応
情報収集・判断・発信，初動活動，災害時要配慮者支援 など
4．被害の回復
健康相談，心のケア など

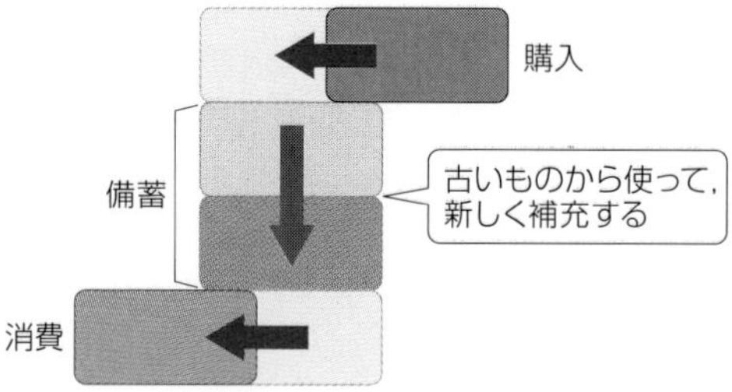

図14-1　循環備蓄（ローリング・ストック）

関しては各機関や個々の住民が1週間程度の非常食を備蓄することが重要である．その際には**図14-1**に示す循環備蓄（ローリングストック）を行い，普段から備蓄食料を消費しながら新しいものを補充していくと賞味期限切れの食料が出ないためよい．

緊急対応

緊急対応は，地震など大規模災害が発生すると，時間の経過に沿って対応の重点が異なる．まず，災害発生後72時間以内は，救命・救護が優先される．傷病の程度により**トリアージ**を行い，優先して災害拠点病院などでの高度な医療が必要となる人と，医療救護所や診療所などでの対応が可能な人を判断し，限られた医療資源の中で最大限の命を救うことが必要となる．その後は，避難所や在宅での被災生活の支援が重要となる．この時期には自主防災組織などによる炊き出しや，行政からの食事の提供などが行われる．一般住民の約10％は高血圧，約5％は糖尿病を抱えており，食物アレルギーの人や，咀嚼力の低下した高齢者，乳幼児，その他特殊な食事が必要な疾病の患者なども少なくない．そのため，栄養士・管理栄養士は災害対策本部などと連携を密にして適切な食事の提供が行われ，かつ，食中毒が発生しない体制を早急に整える必要がある．

被害の回復

被害の回復のための活動は避難所生活等の時期から始まるが，その後，1～3か月後からは仮設住宅への入居，さらに1～3年後以降は復興住宅への入居などが進められる．買い物困難や，意欲の低下などにより偏った食事や孤食になっている被災者も多く，健康的な生活に向けての支援が重要となる．

表14-7　災害などへの支援チーム＊（順不同）

DMAT（災害派遣医療チーム）	広域医療搬送や医療活動などの支援
DHEAT（災害時健康危機管理支援チーム）	被災地の保健医療行政の支援
保健師チーム	健康相談や環境整備など総合的な被災者の健康支援
JDA-DAT（日本栄養士会災害支援チーム）	栄養・食生活の支援
DPAT（災害派遣精神医療チーム）	精神科医療や精神保健活動の支援
JMAT（日本医師会災害医療チーム）	地域の医療体制が回復するまでの医療支援
JDAT（日本災害歯科支援チーム）	緊急災害歯科医療や避難所等における口腔衛生等の活動を支援
DWAT（災害派遣福祉チーム）	福祉専門職による災害時要配慮者などの支援
災害支援ナース	看護協会による災害時の看護支援
FETP（実地疫学専門家養成コース）修了者	感染症に関する専門的支援

＊この他にも多数の支援チームがある

3 ● 健康危機管理を担う組織

健康危機管理を行う行政機関としては，国（厚生労働省など），都道府県，保健所，市町村などがある．健康危機管理の第一線機関は保健所であり，特に，感染症や食中毒の際に中心的に活動を行っている．自然災害の場合には市町村の役割も大きい．そのほか，医療機関，職能別の支援組織，民間企業なども大きな役割を果たす．**表14-7**に示す種々の支援チームが活動を行っている．

COLUMN

保健所活動の現状と課題

保健所は感染症の流行や災害などの健康危機が発生した際の対応の拠点である．新型コロナウイルス感染症の流行において，積極的疫学調査をはじめとして地域におけるさまざまな対応を中心的に担い，その活動の重要性が広く認識された．

一方で，長期的にみて保健所は広域的，専門的な業務を担う行政機関として位置づけられているが，これまで統合が進められたことで保健所数や職員数が減少してきた．そこで，健康危機時にも対応できるように，人員の増強などの機能強化が図られている．また，健康危機時にはさまざまな関係機関との連携が重要であり，情報共有体制の整備も必要である．それらの課題を克服しながら，人々の健康のためによりよい活動ができるように進化していくことを期待したい．

CHAPTER

15 食品衛生

1 — 食品衛生と食品安全行政

1 • 食品衛生とは

WHOは1955年の環境衛生委員会で，「食品衛生とは，食品の生育，生産，製造から最終消費に至るまでのすべての段階において，**食品の安全性，健全性，正常性を確保**するために必要なあらゆる手段をいう」と定義している．

食品の安全性，健全性，正常性の確保
食品が本来持っている正常で良好な品質を保全し，毒性学的安全性と微生物学的安全性が確保されているばかりでなく，栄養学的にも適格な状態が確保されていること．

2 • 食品安全行政の概要

食品衛生法

1947(昭和22)年に制定された「食品衛生法」は，食品の安全性の確保のために公衆衛生の見地から必要な規制やその他の措置を講ずることにより，飲食に起因する衛生上の危害の発生を防止し，国民の健康の保護を図ることを目的としている．食品のみならず，添加物，食品用の器具・容器包装，おもちゃ，洗浄剤も対象にしている．これまで，食中毒事件や食の国際化，食品の製造・流通の変化に対応するために改正されてきた．

この法律では，**食品等事業者**の責務，販売用の食品等について販売禁止条件，食品等の規格や製造などの基準，営業施設の基準，都道府県等による食品衛生監視指導，輸入食品の監視指導などを規定している．

食品等事業者
食品や添加物を採取，製造，輸入，加工，調理，貯蔵，運搬，販売したり，食品用の器具や容器包装を製造，輸入，販売する人や法人，または，学校，病院，その他の施設で継続的に不特定または多数の者に食品を供与する人や法人．

食品安全基本法

2003(平成15)年に制定された「食品安全基本法」は，国民の健康の保護が最も重要であるという基本的認識のもとに，食品の安全性の確保に必要な措置を実施することを規定している．食品の安全性を確保するために，国と地方公共団体には必要な施策の策定と実施の責務があるとし，**食品関連事業者**には食品供給の各段階において必要な措置を適切に講ずる責務があるとしている．消費者には，食品の安全性の確保に関する知識と理解を深めるとともに，施策について意見を表明して積極的な役割を果たすことを求めている．

食品関連事業者
肥料，農薬，飼料，飼料添加物，動物用の医薬品，その他の農林漁業の生産資材，食品，添加物，器具，容器包装の生産，輸入，販売などの事業活動を行う事業者．

食品安全行政におけるリスクアナリシス(図15-1)

食品安全基本法によって，食品の安全性を確保するために，食品安全行政にリスクアナリシス(リスク分析)の手法が導入され，内閣府に食品安全委員会が設

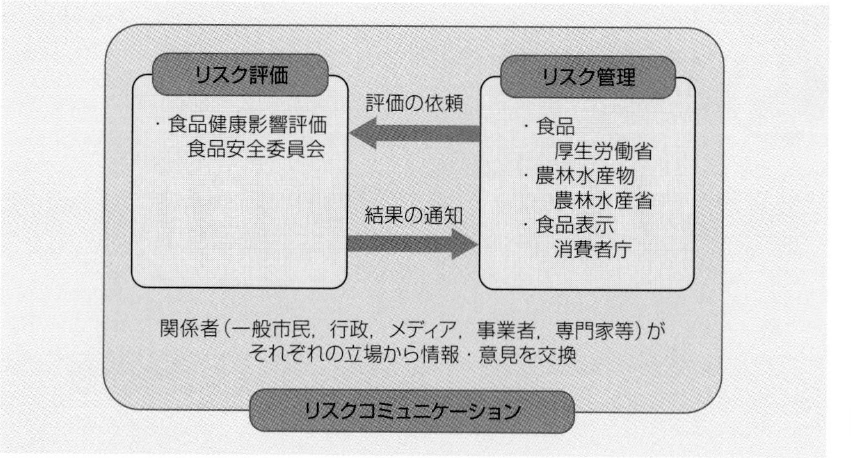

図15-1　食品安全行政におけるリスクアナリシス

置された．

リスクアナリシスは，①リスク評価，②リスク管理，③リスクコミュニケーションで構成される．

ハザード
Hazard，危害要因．ヒトの健康に有害な影響を及ぼすおそれがある食品中の物質または食品の状態．食中毒菌などの生物的要因，自然毒や残留農薬などの化学的要因，放射線や異物などの物理的要因がある．

①リスク評価は，食品に含まれる**ハザード**の摂取で起こるヒトの健康における**リスク**を科学的に評価することである．食品安全基本法では「食品健康影響評価」と規定し，食品安全委員会が担当する．

②リスク管理は，リスクを低減させる適切な政策や措置を科学的な妥当性をもって検討，実施することである．食品のリスク管理は厚生労働省，農林・水産・畜産のリスク管理は農林水産省，食品表示のリスク管理は消費者庁が担当する．

リスク（Risk）
食品中にハザードが存在する結果として生じるヒトの健康への悪影響が発生する確率とその大きさ．

③リスクコミュニケーションは，消費者，行政機関，メディア，食品関連事業者，専門家などがそれぞれの立場から情報や意見を交換して，知識を深め，関係者間の相互理解を深めて信頼を構築し，リスク管理やリスク評価を有効に機能させる過程である．

2—HACCPによる衛生管理

食品の安全を確保するために，従来は衛生管理も考慮して食品の生産や製造の方法を定めて生産・製造し，完成した食品の一部を抜き取り検査して安全の確認をしていた．しかし，この方法では異常がある製品を見逃すこともあり，すべての食品の安全を保証することはできない．

コーデックス委員会
1963年に消費者の健康保護や食品の公正な貿易の確保などを目的に，FAO（国際連合食糧農業機関）とWHOにより設置された国際食品規格の策定を行う委員会．

HACCP
Hazard Analysis and Critical Control Point．ハサップ．危害要因分析・重要管理点

コーデックス委員会（CAC）は，1997年に食品の衛生管理において国際標準の衛生規範となる「食品衛生の一般原則」を示し，2020年に大幅に改訂した．わが国ではこの規範に則った一般衛生管理プログラムに沿った衛生管理がHACCPの導入とともに義務付けられている．一般衛生管理プログラムでは食品衛生責任者等の選任，施設・設備・従事者の衛生管理とその教育訓練，検食の実施，水・排水・

廃棄物・ネズミ・昆虫の管理や対策，運搬・販売・回収・廃棄・情報提供の適切な実施などについて定められている．

危害要因分析
HA：hazard analysis.

重要管理点
CCP：critical control point.

HACCPは，**危害要因分析**と**重要管理点**の管理からなる食品の衛生管理方法である．HACCPは，一般衛生管理プログラムとともに実施することが前提となっている．

危害要因分析では，食品の原材料の受け入れから最終製品に至るまでのすべての工程について，微生物や有害化学物質による汚染や異物混入等の危害要因を分析する．そして，危害要因の除去や低減のために特に重要な工程を重要管理点として定める．重要管理点については，管理基準とモニタリングシステムを設定し，継続的に管理することによって製品の安全を確保する．HACCPによる管理では，工程を継続的に常時監視・記録しているので異常を直ちに発見することができる．異常がある場合は，あらかじめ定めた改善措置を実施して基準に適合していない製品の出荷を未然に防ぐことができる．

わが国では2021（令和3）年6月からすべての食品等事業者にHACCPに沿った衛生管理が義務付けられている．

3—食中毒

1• 食中毒とは

食中毒とは，食品，食品添加物，食品に使用する器具や容器包装などを介して，健康に悪影響を及ぼす微生物や化学物質を摂取することによって起こる下痢，腹痛，嘔吐などの胃腸炎症状を主とする健康障害である．飲食に起因して発生した感染症も食中毒として扱われる．食中毒の病因物質は，細菌，ウイルス，化学物質，寄生虫，自然毒などに分類される．主な食中毒の病原体や原因食品，潜伏期間などを**表15-1**に示した．

2• 細菌による食中毒

感染型食中毒と毒素型食中毒に分類される．

感染型食中毒

食品とともに摂取された生きた細菌が，主に腸管で増殖して下痢，腹痛，嘔吐といった胃腸炎症状を起こす．潜伏期間は細菌の増殖速度が影響するため，細菌の種類によって大きく異なる．感染型食中毒を起こす細菌と主な原因食品に，サルモネラ属菌（卵），腸炎ビブリオ（海産魚介類），腸管出血性大腸菌（牛肉），カンピロバクター・ジェジュニ/コリ（鶏肉），リステリア・モノサイトゲネス（乳製品），ウェルシュ菌（シチュー），コレラ菌（エビ），チフス菌（糞便で汚染された食品）などがある．

これらの細菌のなかには，腸管内で毒素を産生し，その毒素によって健康障害

表15-1　主な食中毒の概要

病原体	原因食品	潜伏期間	症状	予防対策
サルモネラ属菌	生や加熱不足の卵・食肉.	6～72時間	下痢，腹痛，嘔吐，発熱	75℃，1分以上の加熱.
カンピロバクター・ジェジュニ/コリ	生や加熱不足の鶏肉・鶏レバー.	1～7日	下痢，血便，腹痛，嘔吐，発熱，頭痛．ギラン・バレー症候群と関連.	75℃，1分以上の加熱.
腸管出血性大腸菌	生や加熱不足の牛肉・牛レバー.	1～10日間	水様性下痢，微熱，新鮮血を伴う血便，腹痛，溶血性尿毒症症候群(HUS).	75℃，1分以上の加熱.
ウェルシュ菌	カレー，シチュー，煮魚.	6～12時間	水様性下痢，腹痛.	55℃以上か，急冷後に10℃以下で保存.
黄色ブドウ球菌	ヒトの手が触れたおにぎり・弁当・サラダ，乳製品.	1～5時間	吐き気，嘔吐，腹痛，下痢.	食品に直接手を触れない．低温保存.
セレウス菌(嘔吐型)	米飯，炒飯，弁当，パスタ.	30分～6時間	吐き気，嘔吐.	55℃以上か，急冷後に10℃以下で保存.
ノロウイルス	ヒトの糞便で汚染されたカキなどの食品.	1～2日	水様性下痢，腹痛，嘔吐，発熱.	85～90℃，90秒以上の加熱.
アニサキス	海産魚介類の生食.	数時間～十数時間	激しい胃痛，吐き気，嘔吐.	60℃，1分以上の加熱．−20℃，24時間以上の冷凍.

を起こすものがあり，感染毒素型食中毒と呼んでいる．腸管出血性大腸菌はベロ毒素を，腸炎ビブリオは耐熱性溶血性毒素を，ウェルシュ菌はエンテロトキシンを，コレラ菌はコレラ毒素を産生する．

毒素型食中毒

毒素の耐熱性
黄色ブドウ球菌エンテロトキシンは100℃ 30分，セレウリドは126℃ 90分の加熱でも失活しない．ボツリヌス毒素は85℃ 5分以上の加熱で失活する．

細菌が食品で増殖する過程で産生した**毒素**を摂取して健康障害を起こす．食後，短時間で発症することが多い．毒素型食中毒を起こす細菌と毒素，主な原因食品に，黄色ブドウ球菌が産生する黄色ブドウ球菌エンテロトキシン(おにぎり)，ボツリヌス菌が産生するボツリヌス毒素(缶詰)，セレウス菌(嘔吐型)が産生するセレウリド(焼飯)などがある．

3・ウイルスによる食中毒

ウイルスは自ら増殖することはできず，細胞に感染して細胞の働きを利用して増殖する．また，感染できる細胞も特定の細胞に限られている．食中毒を起こすウイルスはいずれもヒトの細胞に感染するウイルスである．食中毒を起こすウイルスと主な原因食品に，ノロウイルス(カキ)，A型肝炎ウイルス(アサリ)，E型肝炎ウイルス(鹿肉)などがある．

4・化学物質による食中毒

農作物や畜産物，水産物に生育過程で汚染物質として含まれていたり，食品の製造過程で設備などから混入したりした有害な化学物質が原因となる．食中毒を起こす化学物質に，メタノール，ヒ素，鉛，カドミウム，銅などの無機物，ヒ酸塩，ヒ酸石灰などの無機化合物，有機水銀，ホルマリン，パラチオンなどがある．**ヒスタミン**やカビの毒素である**マイコトキシン**による食中毒も化学物質による食中毒に分類される．

5● 寄生虫による食中毒

食品や水に含まれる寄生虫を生きた状態で摂取して起こる．寄生虫は加熱によって死滅する．一部の寄生虫（アニサキスなど）は冷凍によっても死滅する．食中毒を起こす寄生虫と主な原因食品に，アニサキス（海産魚介類），サルコシスティス・フェアリー（馬肉），クドア・セプテンプンクタータ（ヒラメ），クリプトスポリジウム（飲料水），旋尾線虫（ホタルイカ）などがある．

6● 自然毒による食中毒

食品に元々含まれている有害な物質によって起こる食中毒で，植物由来の植物性自然毒と動物由来の動物性自然毒に分類される．

植物性自然毒

植物に含まれる有害物質に，**スイセン**のリコニンとタゼリン，ジャガイモのソラニンとチャコニン，イヌサフランのコルヒチン，バイケイソウのプロトベラトリン，クワズイモのシュウ酸カルシウム，チョウセンアサガオのアトロピン，トリカブトのアコニチンなどがある．

キノコに含まれる有害物質に，**ツキヨタケ**のイルジンS，クラウラベニタケのコリンとムスカリン，テングダケのイボテン酸とムシモール，ドクササコのアクロメリン酸などがある．

動物性自然毒

動物に含まれる有害物質に，フグの**テトロドトキシン**，二枚貝の**麻痺性貝毒**，と**下痢性貝毒**，オニカマスなどのシガテラ毒，ツブ貝やバイ貝のテトラミンなどがある．

7● 微生物による食中毒予防の三原則

細菌やウイルスによる食中毒を予防するためには，食中毒を起こす微生物の①汚染防止，②増殖防止，③殺菌・消毒が重要である．

食中毒を起こす微生物が食品の原材料に元々存在しないようにするとともに，環境やヒトからの新たな汚染を防止する．また，食品の温度管理やpHの調整などで微生物の増殖を抑えることが重要である．加熱や薬剤で微生物を死滅させることは，感染によって起こる食中毒を防止するだけでなく，細菌が毒素を産生する前に殺菌することで毒素の産生も防ぐことができる．

ヒスタミン
化学物質による食中毒で事件数が多い．ヒスタミンは魚に付着しているモルガン菌などによってマグロ，サバなどの赤身魚に多く含まれるヒスチジンから生成される．ヒスタミンは耐熱性で，通常の調理では分解されない．ヒスタミンを摂取すると，食後数分～30分くらいで顔面紅潮，じんま疹，頭痛，発熱などのアレルギー様症状が現れるが，重症化することは少ない．

マイコトキシン
カビが産生する毒素の総称．カビは作物の栽培や貯蔵の過程で寄生する．例として，アフラトキシンがある．アフラトキシンは，穀類やナッツ類などに寄生するアスペルギルス・フラバスが産生する．発がん性があり，肝臓がんを引き起こす．

スイセン
有毒植物の誤食による食中毒で事件数が最も多い．葉はニラやノビル，鱗茎はタマネギと間違えやすい．食後30分以内に，嘔吐，下痢，頭痛などを起こす．

ツキヨタケ
毒キノコの誤食による食中毒で事件数が最も多い．シイタケ，ヒラタケ，ムキタケと間違えやすい．食後30分～1時間で腹痛，嘔吐，下痢などを起こす．幻覚や痙攣を起こすこともある．

テトロドトキシン
フグの種類によって毒の量や有毒部位が異なる．食後20分～3時間で口唇から全身にしびれや麻痺が広がり，呼吸麻痺で死亡することがある．

麻痺性貝毒
有毒成分は，サキシトキシン，ネオサキシトキシン，ゴニオトキシンなどである．ムラサキイガイ，アサリ，カキ，ホタテガイなどの中腸腺に多い．食後30分くらいから麻痺が始まり，次第に全身に広がる．呼吸麻痺による死亡例がある．

下痢性貝毒
有毒成分は，オカダ酸などである．ムラサキイガイ，アサリ，ホタテガイ，マガキなどの中腸腺に多い．食後30分～4時間以内に腹痛，嘔吐，下痢を起こす．死亡例はない．

4—食中毒の現状

食品衛生法では，食中毒患者を診断した医師は，直ちに最寄りの保健所長に届け出なければならないとしており，厚生労働省は届出を集計して食中毒統計として公表している．

2022（令和4）年の食中毒統計では，事件数は962件，患者数は6,856人であった．原因食品別の事件数は魚介類（384件），患者数はその他（食品や食事を特定したもの）（3,131人）が最も多かった．病因物質別の事件数はアニサキス（566件），患者数はノロウイルス（2,175人）が最も多かった．原因施設別の事件数は飲食店（380件），患者数は飲食店（3,106人）が最も多かった．死亡者は腸管出血性大腸菌（VT産生）が1名，植物性自然毒が3名，動物性自然毒が1名であった．

2013（平成25）～2022（令和4）年の食中毒の発生状況は，事件数が年間717～1,330件（平均1,022件），患者数が年間6,856～22,718人（平均16,244人），死者数が年間1～14人（平均4人）であった．細菌性食中毒は夏季に，ノロウイルス食中毒は冬季に，毒キノコ中毒は秋季に発生が多い．原因食品別の事件数はその他と魚介類が多い．病因物質別の事件数は，細菌ではカンピロバクター・ジェジュニ/コリ（年間平均264件），ウイルスではノロウイルス（年間平均237件），寄生虫ではアニサキス（年間平均274件）が多い．原因施設別の事件数と患者数は，飲食店が多い．死者数は，家庭が多い．

CHAPTER

16 母子保健

1―母子保健の概要

母子保健事業は，母親については妊娠から出産，その後の産褥期・育児期まで，子どもについては胎児期から乳児，幼児と成長し，学齢期になる前までを主として扱うことが多い．より広くは生殖可能となる思春期やまたもう少し早い時期から始まり，子どもが思春期を迎えるまでを含める場合もある．また父親の役割も大きいため，最近は「親子保健」と呼ばれることも多い．さらに，祖父母の役割や，社会全体の妊娠・出産・育児などに対する支援的な環境の整備なども含まれる．すべての母子等を対象としたポピュレーションアプローチと，特に支援が必要な母子等を対象としたハイリスクアプローチに大別することもできる．

母子保健事業の多くは，以下に解説するように母子保健法で定められている．一方で，その他にも，小児の医療費助成制度，子育て支援施策など種々の事業が行われている．過去には都道府県で担当していた事業が多かったが，市町村への委譲が進められ，現在，ほとんどの母子保健事業は市町村が実施主体となっている．一部，情報の収集・分析や啓発などのなかで，専門的，広域的なことについて，都道府県・保健所が実施主体となっているものもある．また，児童虐待への対応などについては，児童相談所の役割が大きい．市町村において，母子保健機能と児童福祉機能を一体的に行うこども家庭センターの設置が進められている．

2―母子保健法

母性ならびに乳児および幼児の健康の保持および増進を図ることを目的として，1965（昭和40）年に制定された．なお，母性とは，英語のmaternity《マタニティ》の訳で，妊娠，出産，育児をしている女性のことである．

知識の普及，保健指導，新生児の訪問指導，健康診査，栄養の摂取に関する援助，妊娠の届け出，母子健康手帳の交付，妊産婦の訪問指導等，低体重児の届出，未熟児の訪問指導，未熟児の養育医療の給付などについて定められている．栄養の摂取に関する援助としては，低所得世帯に対して粉ミルクを支給している市町村がある．

関連する他の法律としては，児童福祉法で，障害児（小児慢性特定疾患を含む）

や，要保護児童，児童福祉施設などについて定められている．母体保護法では，人工妊娠中絶や不妊手術について定められている．

3—母子健康手帳

妊娠期から乳幼児期までの健康に関する重要な情報を1つの手帳で管理することにより，異なる場所・時期であっても継続性・一貫性のあるケアを提供できるようにしたものである．1942（昭和17）年に妊産婦手帳として始められた歴史がある．専門職が記載する欄，保護者が記載する欄，保護者に情報提供する内容などから構成されている．母子保健法施行規則によって，全国一律のページと，市町村によって独自に工夫してよいページとが決められており，重要なページは異なる市町村でも共通に使えるようになっている．また，妊娠中や出生時，誕生日などの折々に，そのときの気持ちなどを記録できる欄が設けられており，家族の子育て期の記録，子育て支援ツールとしての意義もある．

重要なページとしては，出生届出済証明，妊婦の健康状態等，妊娠中の経過，母親（両親）学級受講記録，妊娠中と産後の歯の状態，出産の状況，乳幼児健康診査，保護者の記録，乳幼児身体発育曲線，予防接種の記録などがある．最近はスマートフォンを使った母子健康手帳アプリを導入している市町村もある．

4—乳幼児健康診査

乳児（3～4か月，6～7か月，9～10か月，12か月健診などのうち数回行われ自治体によって異なる），1歳6か月児（満1歳6か月を超え満2歳未満），3歳児（満3歳を超え満4歳未満）に行われる．そのほか独自に追加して実施している市町村もある．1歳6か月児健康診査では，身体計測，小児科医等による診察，歯科診察，運動・精神・言語発達や育児に関する問診や観察，予防接種の実施状況の確認などが行われる．3歳児健康診査では，それらに加えて，視覚，聴覚の異常などについて行われる．乳児健診は，身体計測，内科診察，問診や観察などが行われることが多い．乳幼児健康診査は，市町村保健センター等において集団で行われる形や，医療機関で個別に行われる形があり，市町村によって年・月齢ごとに決められている．このほか，妊産婦の健康診査も行われており，一般的に医療機関で産婦人科医や助産師等によって行われる．

5—保健指導

乳幼児や妊産婦の疾病異常や育児などについて不安や悩みなどを聞き，助言や指導を行う．母乳，離乳食など栄養に関することも保健指導の重要な内容である．

乳幼児健康診査や育児相談の際に行う形と，訪問指導として行う形がある．乳

表16-1　新生児マススクリーニングの対象疾患

疾患名	発見率
先天性甲状腺機能低下症（クレチン症）	3,000人に1人
先天性副腎過形成症	2万人に1人
ガラクトース血症	4万人に1人
フェニルケトン尿症*	7万人に1人
ホモシスチン尿症*	20万人に1人
楓糖尿症（メープルシロップ尿症）*	50万人に1人
その他各種の，アミノ酸・有機酸・脂肪酸代謝異常症	—

*アミノ酸代謝異常症

児家庭全戸訪問事業（こんにちは赤ちゃん事業）では，生後4か月までの乳児のいるすべての家庭を訪問することになっている．そのほか必要な場合には，新生児訪問指導，未熟児訪問指導，妊婦訪問指導などが行われる．保健指導は，保健師，助産師が行うことが多く，（管理）栄養士，心理職，歯科衛生士なども担当する．乳児家庭全戸訪問事業においては，保健師，助産師等の専門職の他，愛育班員，母子保健推進員，児童委員等の専門職でない人が担当している市町村もある．

6—新生児マススクリーニング

先天性代謝異常等を早期発見・早期治療することにより，知的障害などの心身障害を予防することを目的に実施されている．生後1週間目頃にかかとを穿刺して少量の血液を濾紙にしみこませて，その検体で検査を行う．対象疾患としては，**表16-1**に示す6疾患が従来から行われていたが，最近はタンデムマス・スクリーニング法（タンデム型質量分析計を使った検査）が普及してきており，地域の状況や保護者の希望により多数の代謝異常症も検査できるようになっている．これらの中で，内分泌異常である先天性甲状腺機能低下症（クレチン症）の発見率が最も高い．先天性代謝異常は，酵素が先天的に欠損しているため，その酵素により代謝されるべき物質が過剰に蓄積して有害な影響を及ぼし，一方で，その酵素によって作られるべき物質が欠乏する．治療としては，病状に応じてたんぱく質の制限や，不足を補う特殊ミルクを与えるなどが行われる．また，たとえば人工甘味料であるアスパルテームはフェニルアラニンを含んでいるため，フェニルケトン尿症の患者には使用しないなどの配慮が必要となる．

その他，新生児期のスクリーニング検査として，新生児聴覚スクリーニングがある．一方，過去には乳児の尿により，神経芽細胞腫検査が行われていたが，自然に消滅するがんも多く過剰治療になると考えられ，現在は休止となっている．

7—成育医療等基本方針

母子保健の計画について，従来，健やか親子21が策定されていたが，「成育医療等の提供に関する施策の総合的な推進に関する基本的な方針」（成育医療等基本方針）に基づく国民運動という位置づけになった．成育医療等基本方針では，医療，保健，教育・普及啓発，記録の収集，調査研究，災害時の支援体制，推進体制の7つの事項について記載されている．また，成育医療等基本方針に基づく評価指標として，周産期，乳幼児期，学童期・思春期，全成育期の各時期について，アウトプット，アウトカム（健康行動），アウトカム（健康水準）の3種類の目標を設定している．

8—少子化対策

合計特殊出生率は，2005（平成17）年，また2022（令和4）年に1.26と最低を記録し，人口を維持できる水準よりはるかに低くなっており，少子化対策は重要な課題である．少子化の原因としては，晩婚化や非婚化，教育費等の経済的負担などがいわれている．

少子化に対応するため，2003（平成15）年に少子化社会対策基本法，また次世代育成支援対策推進法が施行されている．2020（令和2）年に閣議決定された第4次少子化対策大綱では，主な施策として，結婚支援，妊娠・出産への支援（不妊治療の費用助成，産後ケア事業の充実等），仕事と子育ての両立（男性の家事・育児参画促進，育児休業給付，待機児童解消），地域・社会による子育て支援，経済的支援（児童手当，高等教育の修学支援，幼児教育・保育の無償化）など，ライフステージに応じた総合的な少子化対策が打ち出されている．

子ども・子育て支援新制度は，子ども・子育て支援法などにより消費税率の引き上げによる財源などを用いて実施されている．幼児教育無償化（施設等利用給付の創設），地域型保育（保育ママなどの小規模な保育），認定こども園制度の改善（学校及び児童福祉施設としての法的位置付け），地域の子育て支援の充実（子育ての相談や親子が交流する場，一時預かりなど），仕事・子育て両立支援（企業主導型保育事業）などが進められている．

9—児童虐待防止

児童虐待の防止等に関する法律（児童虐待防止法）により，対策が進められている．児童虐待の定義として，①身体的虐待，②性的虐待，③ネグレクト（減食，放置，保護の怠慢，拒否），④心理的虐待（暴言など），の4種類をあげている．ネグレクトとしては，食事を与えないなどの育児放棄も発生している．

児童虐待を受けたと思われる児童を発見した者は，速やかに，市町村，福祉事務所・児童相談所に通告しなければならないと定められている．この通告は，守秘義務違反にはならない．また，法改正により，親がしつけに際して体罰を加えることを禁止している．

児童虐待への対応としては，発生予防（孤立化防止など），早期発見・早期対応（通告に基づく安全確認・立ち入り調査，一時保護），保護・支援（施設入所・里親委託，自立支援・保護者指導）が行われる．

児童相談所（p.140参照）での児童虐待相談対応件数は年々増加しており，2022年度は22万件となっている．また，2021年度の虐待死は74件が把握されている．

COLUMN

希望出生率

少子化社会対策基本法に基づいて，2020（令和2）年に決定された第4次の少子化社会対策大綱では，「希望出生率1.8」の実現に向け，令和の時代にふさわしい環境を整備し，国民が結婚，妊娠・出産，子育てに希望を見出せるとともに，男女が互いの生き方を尊重しつつ，主体的な選択により，希望する時期に結婚でき，かつ，希望するタイミングで希望する数の子どもを持てる社会をつくることを基本的な目標としている．ここで，「希望出生率1.8」は，若い世代における，結婚，子供の数に関する希望が叶うとした場合に想定される出生率である．

CHAPTER

17 成人保健

1―生活習慣病の発症予防と重症化予防

生活習慣病とは，食習慣，運動習慣，休養，喫煙，飲酒等の生活習慣が，その発症・進行に関与する疾患群のことである．健康日本21（第三次）では，生活習慣病の発症予防と重症化予防として，がん，循環器疾患（脳血管疾患，心疾患，高血圧，脂質（LDLコレステロール）高値，メタボリックシンドローム等），糖尿病，COPD（慢性閉塞性肺疾患）について，具体的な目標等が記載されている．その他，歯周病，アルコール性肝疾患等も生活習慣病であるといえる．

がんの発症には，喫煙（受動喫煙を含む），過剰飲酒，低身体活動，肥満・やせ，野菜・果物不足，食塩・塩蔵食品の過剰摂取等の生活習慣や，がんに関連するウイルス（B型肝炎ウイルス，C型肝炎ウイルス，ヒトパピローマウイルス，成人T細胞白血病ウイルス）や細菌（ヘリコバクター・ピロリ菌）への感染がリスクとなっており，その対策が発症予防のために重要である．一方で，早期のがんが発症しても，重症化して死に至ることを予防するためには，がん検診が重要である．現在，胃，子宮頸部，乳房，肺，大腸のがん検診について有効性が確立しており，受診率の向上が推進されている．また，自覚症状がある場合にはいち早く医療機関を受診することが必要である．

循環器疾患については，生活習慣によって，高血圧，脂質高値，糖尿病，メタボリックシンドロームといった疾病異常を発症し，脳血管疾患，虚血性心疾患等の重症の疾患に至る．そこで，健康日本21（第三次）では，**図17-1**に示すように，それぞれの生活習慣を改善させることで，生活習慣病を予防する戦略を立てている．また，糖尿病が重症化すると，脳血管疾患や虚血性心疾患のほか，神経障害，網膜症（失明），腎症（腎透析），足病変といった合併症を併発する．循環器疾患の重症化予防には，高血圧，脂質高値，糖尿病等の治療継続者の割合を増加させることや，良好にコントロールすること，また喫煙対策が重要となる．

なお，これらの疾患の予防のためには，個人の生活習慣だけではなく，所得・学歴・職業・その他の環境要因等の健康の社会的決定要因に対する対策も重要である．がんや循環器疾患等について，最近は非感染性疾患（non-communicable diseases；NCDs）と呼ばれることも多い（「CHAPTER 7」に詳述）．

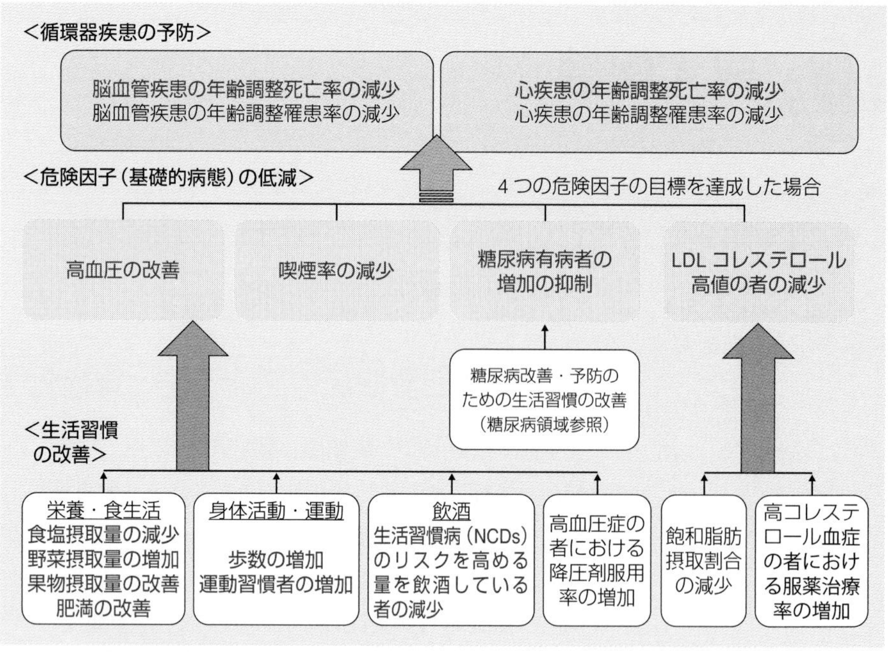

図17-1　循環器病領域のロジックモデル

生活習慣の改善は，「栄養・食生活」，「身体活動・運動」，「飲酒」の領域と連携（環境整備含む）
赤太字：健康日本21（第三次）の目標となっているもの

〔厚生労働省：健康日本21（第三次）推進のための説明資料より〕

2—特定健康診査・特定保健指導

特定健康診査（特定健診）は，内臓脂肪の蓄積等に着目した生活習慣病に関する健康診査である．実施項目としては，質問項目（厚生労働省により提示された「標準的な質問票」が用いられることが多い），身体計測（身長，体重，BMI，腹囲），理学的検査（身体診察），血圧測定，脂質検査〔中性脂肪，HDLコレステロール，LDLコレステロール，またはNon-HDLコレステロール（総コレステロール－HDLコレステロール）〕，肝機能検査〔AST（GOT），ALT（GPT），γ-GT（γ-GTP）〕，血糖検査（空腹時血糖またはHbA1c検査．やむを得ない場合には随時血糖），尿検査（尿糖，尿蛋白）となっている．

特定保健指導は，リスクの高い人を選定して，生活習慣の改善のために保健指導を行う．**図17-2**に示す手順で階層化を行い，積極的支援，または動機づけ支援が行われる．リスクの階層が低い場合には，情報提供のみが行われる．動機づけ支援は，1回行われ，その後，3か月後以降に評価が行われる．積極的支援は，まず初回時が行われ，その後，3か月以上の継続的な支援が行われ，評価が行われる．

特定健診および特定保健指導は，国民健康保険，健康保険組合，共済組合，全国健康保険協会（協会けんぽ）等の医療保険者が実施主体である．実際に実施す

1. 基本的考え方

○内臓脂肪の蓄積により，血圧高値・脂質異常・血糖高値等の危険因子が増え，リスク要因が増加するほど虚血性心疾患や脳血管疾患等を発症しやすくなる．効果的・効率的に保健指導を実施していくためには，予防効果が大きく期待できる者を明確にする必要があることから，内臓脂肪蓄積の程度とリスク要因の数に着目し，保健指導対象者の選定を行う．

○生活習慣病の予防を期待できるメタボリックシンドロームに着目した階層化や，生活習慣病の有病者・予備群を適切に減少させることができたかといった保健事業のアウトカムを評価するために，保健指導対象者の階層化に用いる標準的な数値基準が必要となる．

○若い時期に生活習慣の改善を行った方が予防効果を期待できると考えられるため，年齢に応じた保健指導レベルの設定を行う．

○特定健診に相当する健診結果を提出した者に対しても，特定健診を受診した者と同様に，階層化を行い，特定保健指導を実施する．

2. 具体的な選定・階層化の方法

ステップ1 （内臓脂肪蓄積のリスク判定）

- 腹囲とBMIで内臓脂肪蓄積のリスクを判定する．

 ・腹囲　男性85 cm以上，女性90 cm以上　→(1)
 ・腹囲　(1)以外かつ $BMI \geqq 25\ kg/m^2$　→(2)

ステップ2 （追加リスクの数の判定と特定保健指導等の対象者の選定）

- 検査結果及び質問票より追加リスクをカウントする．

①血圧高値　a　収縮期血圧　130 mmHg以上　又は
　　　　　　b　拡張期血圧　85 mmHg以上
②脂質異常　a　空腹時中性脂肪　150 mg/dL以上　又は
　　　　　　（やむを得ない場合は随時中性脂肪175 mg/dL以上）
　　　　　　b　HDLコレステロール　40 mg/dL未満
③血糖高値　a　空腹時血糖（やむを得ない場合は随時血糖）
　　　　　　100 mg/dL以上　又は
　　　　　　b　HbA1c（NGSP）　5.6%以上

④質問票　喫煙あり
⑤質問票　①，②又は③の治療に係る薬剤を服用している

- ①～③はメタボリックシンドロームの判定項目，④はそのほかの関連リスクとし，④喫煙については①から③までのリスクが一つ以上の場合にのみカウントする．
- ⑤に該当する者は特定保健指導の対象にならない．

ステップ3 （保健指導レベルの分類）

ステップ1，2の結果を踏まえて，保健指導レベルをグループ分けする．なお，前述のとおり，④喫煙については①から③のリスクが一つ以上の場合にのみカウントする．

(1)の場合
①～④のリスクのうち
　追加リスクが　2以上の対象者は　積極的支援レベル
　　　　　　　　1の対象者は　動機付け支援レベル
　　　　　　　　0の対象者は　情報提供レベル　とする．

(2)の場合
①～④のリスクのうち
　追加リスクが　3以上の対象者は　積極的支援レベル
　　　　　　　　1又は2の対象者は　動機付け支援レベル
　　　　　　　　0の対象者は　情報提供レベル　とする．

ステップ4 （特定保健指導における例外的対応等）

- 65歳以上75歳未満の者については，日常生活動作能力，運動機能等を踏まえ，QOL（Quality of Life）の低下予防に配慮した生活習慣の改善が重要であること等から，「積極的支援」の対象となった場合でも「動機付け支援」とする．
- 降圧薬等を服薬中の者については，継続的に医療機関を受診しているはずなので，生活習慣の改善支援については，医療機関において継続的な医学的管理の一環として行われることが適当である．そのため，保険者による特定保健指導を義務とはしない．しかしながら，きめ細かな生活習慣改善支援や治療中断防止の観点から，医療機関と連携した上で保健指導を行うことも可能である．また，健診結果において，医療管理されている疾病以外の項目が保健指導判定値を超えている場合は，本人を通じて医療機関に情報提供することが望ましい．

図17-2　保健指導対象者の選定と階層化の方法

（厚生労働省：標準的な健診・保健指導プログラム　令和6年度版，2023）

るのは，医療保険者の職員が自ら行う形のほか，医療機関や健診機関等に委託する形や，市町村の保健衛生部局が担当する形も多い．保健指導の実施者としては，医師，保健師，管理栄養士が中心となって担う．

特定健診・保健指導では，個々の対象者の健康状態や生活習慣の改善等の評価を行うとととともに，事業の評価も行う．具体的には，特定健診・保健指導のデータやレセプトデータ（診療報酬明細書による医療受診や医療費のデータ）等を用いて，ストラクチャー（構造，実施体制）評価，プロセス（過程，実施方法）評価，アウトプット（事業実施量）評価，アウトカム（結果，生活習慣や健康状態の改善）評価を行い，次年度以降の健診・保健指導の改善につなげる．保健事業について，中長期的にPDCAサイクルを回して効果的・効率的に実施するために，健診やレセプト等のデータを活用したデータヘルス計画が策定されており，その中でも評価指標の設定が行われている．

3—高齢者の医療の確保に関する法律

高齢者の医療の確保に関する法律（高齢者医療確保法）は，1982（昭和57）年に公布された老人保健法が，2008（平成20）年に改正されてこの名称の法律となった．この法律では，医療費適正化計画，特定健康診査，特定保健指導，後期高齢者医療制度，後期高齢者医療広域連合による保健事業等について規定されている．なお，後期高齢者医療制度は，75歳以上の者，または65歳以上75歳未満の

COLUMN

健康増進法におけるがん検診等

健康増進法では，健康増進の基本方針（健康日本21）の策定，国民健康・栄養調査の実施，生活習慣病の発生状況の把握，食事摂取基準の策定，市町村による健康増進事業の実施，特定給食施設における栄養管理，受動喫煙防止，特別用途表示の許可などが定められている．

健康増進事業として，**表**に示すがん検診が行われている．

表　健康増進法により実施されているがん検診

種類	方法[*1]	対象（頻度）
胃がん	胃部X線検査または胃内視鏡検査	50歳以上（2年に1回）[*2]
子宮頸がん	視診，子宮頸部の細胞診および内診，コルポスコープ検査（必要に応じて）	20歳以上の女性（2年に1回）
肺がん	胸部X線検査，喀痰細胞診（対象：50歳以上で喫煙指数〈1日の喫煙本数×喫煙年数〉600以上の者）	40歳以上（年1回）
乳がん	乳房X線検査（マンモグラフィ） ※視診，触診は推奨しない	40歳以上の女性（2年に1回）
大腸がん	便潜血検査（免疫便潜血検査2日法）	40歳以上（年1回）

[*1] すべて問診も行われる

[*2] 胃部X線検査は当分の間，40歳以上及び年1回実施も可能

障害者が被保険者であり，都道府県単位にすべての市町村が加入する後期高齢者医療広域連合が事務を担当している．

成人保健に関連するその他の法律としては，健康増進法がある．がん検診，歯周疾患検診，骨粗鬆症検診，肝炎ウイルス検診，また生活習慣相談等として，健康手帳，健康教育，健康相談，機能訓練，訪問指導等が規定されている．また，がん対策基本法によって，がん対策の推進が定められている．さらに，がん登録等の推進に関する法律によって，がんの罹患や転帰などの実態把握が進められている．

CHAPTER

18 高齢者保健・介護

1 ─ 高齢者保健・介護の概要

日本人の平均寿命は上昇傾向を続けており，100歳以上の高齢者の数も増加の一途であり，日本の高齢者は，過去と比較するとますます健康になっているといえる．一方で，高齢者は若年者と比較すると疾病異常や障害があり，医療や介護を要する人の割合は多い．また，65歳以上の高齢者の人数や割合は増加しており，高齢者保健・介護対策の重要性はますます高くなっている．

要介護者および要支援者のその原因を**図18-1**に示す．要介護となる原因としては，認知症や脳血管疾患が多い．認知症には，アルツハイマー型のもののほか，脳血管性のものも多い．そのため，減塩等の予防対策が重要である．また，認知症予防や悪化防止には，適度な運動や社会参加を推進する必要がある．一方で，要支援となる原因としては，関節疾患，高齢による衰弱，骨折・転倒などが多い．運動を推奨するとともに，カルシウムやたんぱく質摂取等を含めたバランスのよい栄養摂取を進めていく必要がある．

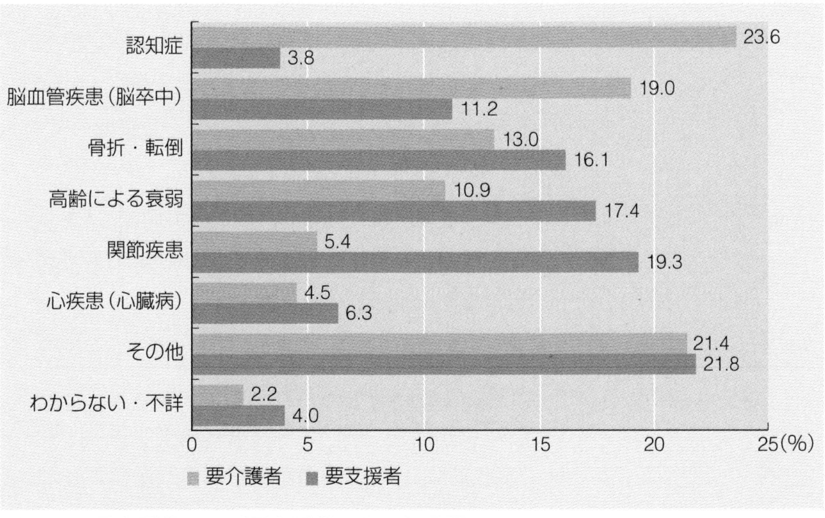

図18-1　要介護者および要支援者となった原因

（厚生労働省：2022年 国民生活基礎調査）

表18-1　介護保険で利用できるサービス

●居宅サービス（要介護の人）・介護予防サービス（要支援の人）	
訪問サービス	訪問介護*，訪問入浴介護，訪問看護，訪問リハビリテーション 居宅療養管理指導（医師などが訪問し助言等を行う）
通所サービス	通所介護*（デイサービス），通所リハビリテーション（デイケア）
短期入所サービス	短期入所生活介護，短期入所療養介護（両者ともショートステイ）
その他	特定施設入居者生活介護，福祉用具貸与，特定福祉用具販売
●居宅介護支援（要介護の人）・介護予防支援（要支援の人） （ケアプラン（介護予防プラン）の作成，サービスの連絡・調整）	
●施設サービス*	
介護老人福祉施設*2，介護老人保健施設，介護療養型医療施設，介護医療院	
●地域密着型サービス（要支援の人では，地域密着型介護予防サービス）	
小規模多機能型居宅介護，認知症対応型通所介護，認知症対応型共同生活介護（グループホーム），定期巡回・随時対応型訪問介護看護*，その他	

*要介護の人のみ．*2原則要介護3以上

2―介護保険法

要介護者等に保健医療サービスや福祉サービスを提供する介護保険制度について定めており，2000年（平成12）年から制度が実施された．保険者は，市町村（および特別区）である．被保険者は，65歳以上の者（第1号被保険者）と40歳以上65歳未満の医療保険加入者（第2号被保険者）である．要介護者または要支援者として介護保険の給付を受けることができるのは，65歳以上か，または40歳以上65歳未満で要介護や要支援状態の原因が特定疾病（脳血管疾患，がん末期など，政令で定められた老化に起因する疾病）の場合である．

介護保険法によるサービスには，要介護認定を受けた人への介護給付，要支援認定を受けた人への予防給付，認定を必要としない地域支援事業とに分けられる．介護給付と予防給付については，介護報酬が決まっており，原則として9割が介護保険から給付され，残り1割は利用者負担となっている（所得によって月額上限の範囲内で2割負担）．介護保険で利用できるサービスは，**表18-1**に示すように，居宅・介護予防サービス，施設サービス，地域密着型サービスなどがある．

市町村は，市町村介護保険事業計画を，3年ごとに策定することになっており，各年度の介護給付等のサービスの種類ごとの量の見込み，地域支援事業の量の見込みなどを定める．

3―介護予防

高齢化に伴い要介護者も増加の一途であることから，介護予防は重要である．介護保険法の2005（平成17）年の改正によって，予防重視型システムへの転換が行われるなど，改正を重ねながら，よりよい介護予防が模索されている．地域支援事業の中で介護予防・日常生活支援総合事業を柱として，地域の支え合い体制づくりによる介護予防が現在推進されている．

その総合事業では，要支援者や基本チェックリストによって判定された対象者に対し，介護予防・生活支援サービス事業として，①訪問型サービス（訪問介護や，買い物代行・ゴミ出し・電球の交換などを含めた住民主体による支援など），②通所型サービス（通所介護や，体操・趣味活動・居場所づくり・サロンなどを含めた住民主体による支援など），③その他の生活支援サービス（栄養改善を目的とした配食，住民ボランティア等が行う見守りなど），④介護予防ケアマネジメントがある．また，すべての高齢者やその支援にかかわる者を対象とした一般介護予防事業として，介護予防把握事業（閉じこもり高齢者等を把握して介護予防活動につなげる），介護予防普及啓発事業，地域介護予防活動支援事業（介護予防のための住民運営の通いの場づくりなど），一般介護予防事業評価事業，地域リハビリテーション活動支援事業（リハビリテーション専門職等が介護予防に関して技術的助言をする）などがある．

4—要介護認定とケアマネジメント

保険給付のためには要介護または要支援の認定を受ける必要がある．**図18-2**に示すように，申請を行うと，主治医意見書を提出するとともに，訪問調査が行われる．そして，コンピュータによる1次判定が行われ，その後，介護認定審査会による審査を経て認定される．さらに，サービス計画（ケアプラン）を作成してもらうか，利用者自らが作成したうえで，給付サービスを受ける．

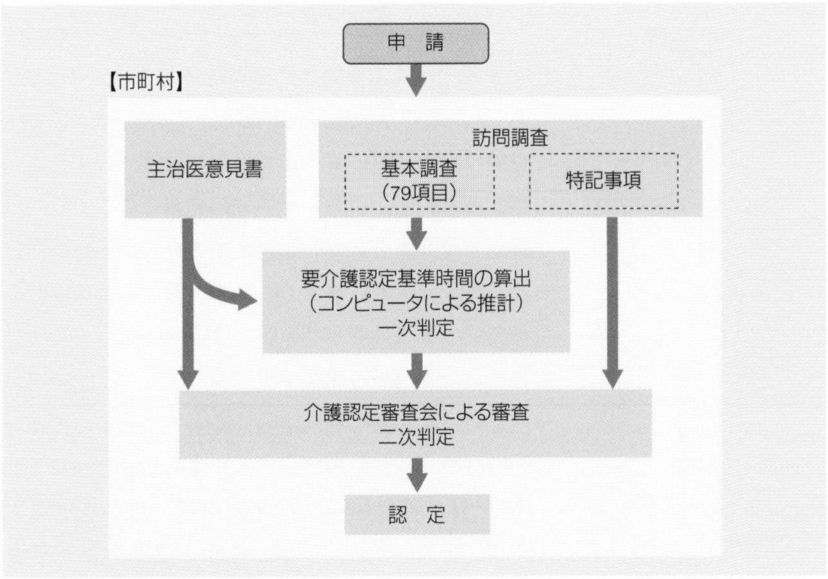

図18-2　要介護認定の流れ

ケアマネジメントとは，福祉・医療サービス等と，それを必要とする人のニーズをつなぐことである．介護支援専門員（ケアマネジャー）は，ケアマネジメントを担う専門職である．専門的知識および技術をもって，要介護者等からの相談に応じ，介護保険サービスを利用できるよう連絡調整等を行い，要介護者等が自立した日常生活を営むのに必要な援助を行うと定められている．実務経験のある人が試験に合格して研修を受けるなどして登録される．

5—地域包括支援センター

身近な日常生活圏域などにおいて，包括的支援事業などを行う中核機関である．具体的には，介護予防ケアマネジメント（介護予防ケアプランを作成し，地域支援事業による介護予防事業等が実施されるように援助を行う），総合相談・支援（初期段階や継続的に相談対応し，適切なサービス等につなぐ），権利擁護（成年後見制度の活用促進，高齢者虐待への対応，消費者被害の防止等），包括的・継続的ケアマネジメント支援（包括的・継続的なケア体制の構築，地域における介護支援専門員のネットワークの構築・活用等）などを行う．また，ケアマネジメント支援として，地域包括支援センター等が主催し，医療・介護施設や自治体職員等の多職種が協働して，個別ケース（困難事例等）の支援を通じて，地域支援ネットワークの構築，地域課題の把握等を行う，地域ケア会議が行われている．

市町村の直営とする場合と，市町村から地域包括支援事業の委託を受けた法人が設置・運営主体となる場合とがある．職員としては，保健師，社会福祉士，主任介護支援専門員等の専門職種が配置される．

6—介護施設，老人保健施設

介護保険による施設サービスとしては，介護老人福祉施設（特別養護老人ホーム），介護老人保健施設がある．その他に，介護療養型医療施設があるが介護医療院に転換していく．これらの施設は，いずれも，入所して介護サービス等を提供するもので，おおむね類似の機能をもつが目的が若干異なる．介護老人福祉施設は常時介護を必要とし居宅での介護が困難な高齢者の入所，介護老人保健施設は看護・医学的管理下での介護・機能訓練等を行うこと，介護療養型医療施設は療養病床等に入院して介護・機能訓練を行うこと等がそれぞれ目的であり，後者になるほど医療の比重が重い．

そのほかの高齢者向けの住まい・施設としては，サービス付き高齢者向け住宅（サ高住）（状況把握サービス，生活相談サービス等の福祉サービスを提供する住宅），有料老人ホーム（入浴・排泄・食事の介護，食事の提供，洗濯・掃除等の家事，健康管理のいずれかをする事業を行う施設），養護老人ホーム（環境的・経済的に困窮した高齢者の入所施設），軽費老人ホーム（低所得高齢者のために，無料または低額な料金で食事の提供等を行う住居)，認知症高齢者グループホーム(認知症対応型共同生活介護)(認知症高齢者のための共同生活住居)などがある．

7—地域包括ケアシステム

重度な要介護状態となっても住み慣れた地域で自分らしい暮らしを人生の最後まで続けることができるようにする必要がある．そこで，**図18-3**のように，住まい，医療，介護，(介護)予防，生活支援(見守り，配食，買い物支援など)が一体的に提供される体制が地域包括ケアシステムである．高齢者の日常生活圏域(30分で駆けつけられる圏域で，おおむね中学校区程度)を単位に構築する．75歳以上人口が急増する大都市部や，人口が減少する町村部など，高齢化の進展状況には大きな地域差があるため，地域の自主性や主体性に基づき，地域の特性に応じて作り上げていくことが必要である．そのために，各市町村保険者が3年ごとに策定する介護保険事業計画では，高齢者への調査を行い，地域の課題やニーズとリソースを的確に把握・分析して，介護サービスの種類ごとの見込み，地域支援事業，認知症支援策，在宅医療，高齢者向けの住まいの整備，生活支援等について記載することになっている．なお，前述の地域包括支援センターが，関係する各機関のネットワークを作り，地域包括ケアシステムを構築するうえで重要な役割を果たす．

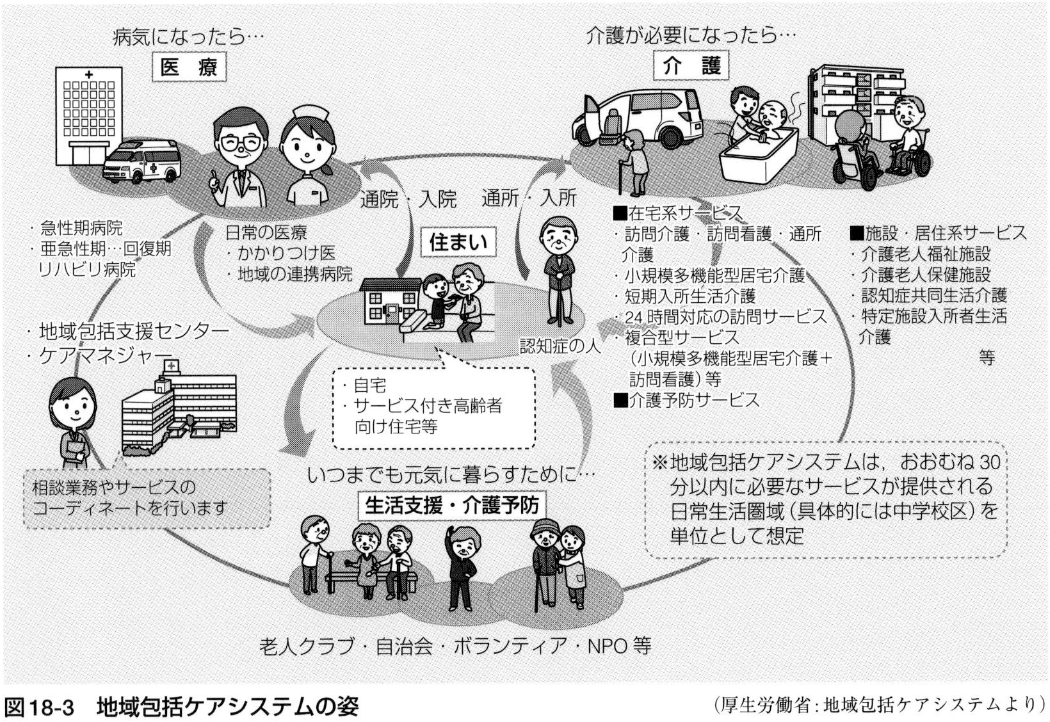

図18-3　地域包括ケアシステムの姿　(厚生労働省：地域包括ケアシステムより)

COLUMN

高齢者の保健事業と介護予防の一体的な実施

日本の医療保険制度では，75歳になると，それまで加入していた国民健康保険制度等から後期高齢者医療制度の被保険者に自動的に切り替わるため，その前後の保健事業が適切に継続されない課題があった．そこで，高齢者の身体的，精神的および社会的な特性を踏まえ，効果的かつ効率的に，高齢者一人ひとりの状況に応じたきめ細かな対応を行うことができるように，市町村が75歳以降の高齢者の保健事業と介護予防の取り組みを一体的に実施することが推進されている．

ハイリスクアプローチとして，高齢者に対する個別的支援，具体的には栄養・口腔・服薬や，生活習慣病等の重症化予防に関わる相談・指導などの低栄養防止・重症化予防の取り組み（かかりつけ医と連携したアウトリーチ支援）などが進められている．また，ポピュレーションアプローチとして，通いの場等への積極的な関与，具体的にはフレイル予防の普及啓発，運動・栄養・口腔等の健康教育・健康相談などの実施が進められている．

CHAPTER

19 産業保健

1―労働と健康

労働による生産活動は，人間社会の基本的な活動である．現代社会は農業，製造業，情報産業，サービス業などさまざまな生産活動の上に成り立っている．その生産活動における人びとの健康の保持増進，疾病の予防，作業条件の改善，適正化を図ることが，産業保健（産業衛生または労働衛生ともいう）の内容である．日本の生産活動を担う労働力人口は7千万人で全人口の約60%を占める．働く人びとの健康を保持し増進する産業保健は，きわめて重要な保健活動である．WHO（世界保健機関）とILO（国際労働機関）は産業保健を「あらゆる職業における労働者の最高度の肉体的，精神的ならびに社会的健康を維持増進し，作業条件に基づく疾病を予防し健康に危険な作業に就業させないようにはかり，労働者を生理的にも心理的にも適合した職業環境に配置して就業せしめること」と定義している．

労働に起因する疾患は古くから知られており，17世紀のイタリアのRamazziniによる『働く人びとの病気』では，鉱夫，印刷従事者，書記の病気など今日でいう職業病が克明に書かれている．18世紀の英国で始まった産業革命は，社会に大きな変革をもたらし労働も一変した．農民層は減少し，代わって賃金労働者が急速に増加した．しかし，労働者は過酷な労働条件や劣悪な環境での生活のため，結核などの感染症や職業病にさらされた．このため労働争議が頻発し，社会改革運動の機運が生まれた．Chadwickは『英国における労働者の保健状態』を報告し，産業保健対策の必要性を訴えた．これがきっかけとなって労働時間の制限，労働条件の監視，さらには都市における上下水道や住宅の改善など公衆衛生学的事業が取り組まれた．これらの公衆衛生の諸事業は産業革命とともに世界中に浸透していった．

わが国でも，19世紀後半から紡績業が発展したが，長時間労働を強いられた女工の結核が問題となった．20世紀に入り，製鉄業や造船などの重工業が発展し，高温環境，重労働による職業病が問題となった．石炭を掘り出す炭鉱業も栄えたが，多量の粉塵を吸入することで生じる坑夫の塵肺（坑夫肺）や，大規模な労働災害の発生が問題となった．第2次世界大戦によりわが国は廃墟となったが，戦後の目覚ましい経済復興を成し遂げた．しかし，その裏側には労働者の長時間労働，低賃金状態があり，劣悪な職場環境下，労働災害（労働災害による死傷者数は1961（昭和36）年にピークとなったが，その後減少している）や職業病が頻発していた．その状況に対して，労働争議が頻発し，国も労使も職場環境の改善に努力し始めた．1972（昭和47）年，労働基準法から独立して職場の安全と衛生のための労働安全衛生法が制定されたのはその現れである．今日わが国は，高度経済成長を経て経済大国となり，産業保健分野でも先進国となっている．一方で，急速な高齢化社会を迎え，職域の健康問題も生活習慣病や老化との関連が深くなってきた．また，製造業から情報・サービス業への産業構造変化，IT技術の急速な導入，国際化，フリーターや**ニート**，派遣労働の増加に見られる勤労意識の変化など，労働環境，職場の状況に大きな変化が生じており，過重労働対策，メンタルヘルスなどの新たな産業保健の展開が求められている．

ニート
“*N*ot in *e*mployment, *e*ducation or *t*raining” という英語の頭文字をとっている．雇用から離れ，教育も職業訓練も受けていない若者を指す新語．就職意欲がなく働かないという点が，正式に定職にはついていないが労働によって賃金を稼いでいるフリーターとは異なる．近年増加し87万人（2020年）以上と推測される．なおフリーターは約136万人（2020年）と推測される．

2—労働安全衛生法

日本国憲法第27条には「国民の勤労の権利と義務」および「賃金，就業時間，休息，その他の勤労条件を法律で定めること」が規定されている．この規定に基づいて，労働基準法〔1947（昭和22）年〕が定められた．労働者が人間としての生活を営むための最低限必要な労働条件を定めている．労働者と使用者が対等な立場で労働条件を決定すること，差別的な取り扱いの禁止，強制労働の禁止，賃金に関すること，労働時間，休日，休憩，女子年少者保護などについて規定している．1972（昭和47）年に，職場における労働者の安全と健康を守り，労働災害を防止することを目的に，労働基準法から安全衛生に関する項目を独立させて，労働安全衛生法が制定された．労働安全衛生法は，13章および附則からなり，総則，労働災害防止計画，安全衛生管理体制，労働者の危険または健康障害を防止するための措置，機械等ならびに危険物及び有害物に関する規制，労働者の就業に当

COLUMN

テレワーク

新型コロナウイルス感染症下の働き方の一つとして注目されているテレワークは，2000年代に入って推進されている情報通信技術（Information and Communication Technology：ICT）を活用した，場所や時間にとらわれない柔軟な働き方のことで，「tele＝離れた所」と「work＝働く」を合わせた造語である．自宅利用型テレワーク（在宅勤務），モバイルワーク，サテライトオフィス勤務などがある．通勤する際の交通機関の混雑の緩和，遠距離によるさまざまな問題の解消，子育てや介護をしながら勤務できるといったメリットがあるとされている．

企業側にとっても，従業員が効率よく集中して働くことで生産性の向上につながる，企業内での感染を予防できる，災害時の事業継続が可能になるなどのメリットが期待できる．一方，社員同士のコミュニケーションが少なくなることによる心理的影響，家庭の時間との区別がつかず長時間労働に陥りやすい，セキュリティ・リスクが生じるなどの問題点が指摘されている．

表19-1　産業保健に関する主な法令

労働基準法
労働安全衛生法：労働安全衛生規則，有機溶剤中毒予防規則，高気圧作業安全衛生規則，電離放射線障害防止規則，鉛中毒予防規則，四アルキル鉛中毒予防規則，特定化学物質障害予防規則，事務所衛生基準規則，酸素欠乏症等防止規則，粉じん障害防止規則，石綿障害予防規則
作業環境測定法
労働者災害補償保険法
じん肺法
家内労働法
男女雇用機会均等法，育児・介護休業労働者福祉法，次世代育成支援対策推進法
介護労働者の雇用管理の改善等に関する法律
労働者派遣法
労働組合法，労働関係調整法
働き方改革を推進するための関係法律の整備に関する法律

たっての措置，健康の保持増進のための措置，快適な職場環境の形成のための措置，安全衛生改善計画等について定めている．安全衛生管理体制として，安全委員会，衛生委員会等の設置を義務づけている．衛生管理スタッフとして，総括安全衛生者，安全管理者，衛生管理者，作業主任者，産業医が労働安全衛生法に定められている．産業保健に関する主な法令を**表19-1**に示した．

3―労働安全衛生対策

労働安全衛生対策の基本は作業環境管理，作業管理，健康管理の3つである．これらを労働衛生の3管理という．

1 • 作業環境管理

有害業務においては作業環境を評価し，その結果に基づいて対策を立て環境を改善しなければならない．鉛は年1回，粉塵は6か月以内に1回，有機溶剤は6か月以内に1回，特別化学物質等障害予防規則にあげられた有害物質は6か月以内に1回環境測定をしなければならない．衛生基準として許容濃度や管理濃度が定められている．対策として，有害な作業の廃止，有害な工程の自動化・密閉化，全体・局所換気装置の設置などがあげられる．安全な作業環境づくりには作業者への労働衛生教育も重要である．

2 • 作業管理

作業管理は，作業に伴う危険有害要因の発生を防止し，作業時間，配置，作業の組み合わせを改善することにより作業の負荷や姿勢による身体への影響を低減させることである．過重労働が問題となっており，長時間残業の抑制などの時間管理も必要である．安全な作業環境づくりには作業者への労働衛生教育も重要で

表19-2　労働衛生保護具の種類と日本工業規格（JIS）

〈T 8114〉 防振手袋	〈T 8152〉 防毒マスク	〈M 7601〉 圧縮酸素形循環式呼吸器
〈T 8115〉 化学防護服	〈T 8153〉 送気マスク	〈M 7611〉 一酸化炭素用自己救命器（COマスク）
〈T 8116〉 化学防護手袋	〈T 8155〉 空気呼吸器	〈M 7651〉 閉鎖循環式酸素自己救命器
〈T 8117〉 化学防護長靴	〈T 8156〉 酸素発生形循環式呼吸器	〈Z 4831〉 診断用X線防護用具
〈T 8141〉 しゃ光保護具	〈T 8157〉 電動ファン付き呼吸用保護具	〈Z 4809〉 放射性汚染防護用保護衣類
〈T 8142〉 熔接用保護面	〈T 8160〉 微粒子状物質用防じんマスク	〈Z 4810〉 放射性汚染防護用ゴム手袋
〈T 8147〉 保護めがね	〈T 8161〉 防音保護具	〈Z 4811〉 放射性汚染防護用作業靴
〈T 8151〉 防じんマスク		

（平成22年度労働衛生のしおり，中央労働災害防止協会，2010）

表19-3　定期健康診断実施結果（項目別の有所見率）（2022年）

項目	有所見率（%）	項目	有所見率（%）
聴力（1,000 Hz）	3.9	血中脂質検査	31.6
聴力（4,000 Hz）	7.4	血糖検査	12.7
胸部X線検査	4.5	尿検査（糖）	3.5
血圧	18.2	尿検査（蛋白）	3.8
貧血検査	8.3	心電図検査	10.7
肝機能検査	15.8	有所見率・全体	58.3

（厚生労働省：業務上疾病発生状況調査，定期健康診断結果報告）

ある．有害作業においては**表19-2**に示したような労働保護具を使用する必要もある．

3• 健康管理

健康管理は，職場での疾病の予防や早期発見のため健康診断を中心に行われている．健康診断には一般健康診断と特殊健康診断がある．一般健康診断には雇い入れ時の健康診断，定期健康診断，海外派遣労働者の健康診断などがある．一般健康診断の検査項目には，身長，体重，血圧，肝機能，血中脂質，尿検査などがあるが，2008（平成20）年4月からメタボリックシンドロームを考慮した腹囲が検査項目に加わった．特殊健康診断は有機溶剤，放射線，ガス，蒸気，騒音，振動，粉じん，異常気圧，その他の有害因子にさらされる業務に従事する労働者に対して特別の項目により行う健康診断である．健康診断の事後指導も重要であり，診断結果に基づき精密検査，就業場所の変更，作業・環境の改善，労働時間の短縮などの必要な処置をとる必要がある．

2022（令和4）年の職域の定期健康診断実施結果（**表19-3**）では，血中脂質，肝機能，血圧の項目の異常率が高く，生活習慣病対策の重要性がうかがわれる．その

表19-4　衛生管理者の職務

1.	健康に異常がある者の発見および処置
2.	作業環境の衛生上の調査
3.	作業条件，施設など衛生上の改善
4.	労働衛生保護具，救急用具などの点検および整備
5.	衛生教育，健康相談，その他労働者の健康保持に必要な事項
6.	労働者の負傷および疾病，それによる死亡，欠勤および異動に関する統計の作成
7.	その事業の労働者が行う作業が，他事業の労働者が行う作業と同一の場所において行われる場合における衛生に関する必要な措置
8.	その他衛生日誌の記載など職務上の記録の整備

ため，健康教育や運動指導等の健康づくりを通じて，労働者が自主的，積極的に健康的な生活習慣を確立することにより，健康の維持，増進，さらには労働適応能力の向上を図る必要がある．これらの目的にしたがって，①健康測定，②運動・保健指導，③心理相談，④栄養指導など中高年労働者の健康作りと生活習慣病の予防対策トータルヘルスプロモーションが行われている．

4—産業保健従事者

事業場内における産業保健従事者として，統括安全衛生管理者をはじめ，産業医，衛生管理者，（安全）衛生推進者，作業主任者等が労働安全衛生法に定められている．法で規定されてはいないが，産業看護職，トータルヘルスプロモーション担当者も含まれる．また，事業場の管理者の立場にある人も，衛生管理者等の支援を受けながら，部下の職業性疾病の防止等に努める必要があるため，広い意味では，産業保健従事者といえる．

総括安全衛生管理者は，事業場内における産業保健の責任者であり，一般に工場長，作業所長など，その事業場における事業の実施について，実質的に統括管理する権限や責任を有する者が選任される．産業医は，常時50人以上の労働者を使用する事業所では1名以上選任されなければならない．職務として職場巡視，健康相談，健康管理，健康問題の原因調査等がある．衛生に関する具体的な事項の管理（**表19-4**）を行う衛生管理者は，50人以上の労働者を使用する事業場で選任されなければならない．衛生管理者の免許には，第1種衛生管理者，第2種衛生管理者，衛生工学衛生管理者がある．（安全）衛生推進者は，常時10人以上50人未満の労働者を使用する事業所で1名選任されなければならない．高圧内作業，特定化学物質，有機溶剤を取り扱う作業など危険を伴う作業では，作業主任者を選任することが義務づけられている．

事業場外の産業保健従事者は，労災病院，産業保健総合支援センターのスタッフなどである．

産業医の選任
労働安全衛生法では，すべての業種において，事業者は，常時50人以上の労働者を使用する事業場ごとに1人以上の産業医（医師のうち一定の資格を有する者），常時3,000人を超える労働者を使用する事業場においては，2人以上の産業医を選任しなければならないとしている．ただし，常時1,000人以上の労働者を使用する事業場，または，法令で定める有害業務に常時500人以上の労働者を使用する事業場では，その事業場に専属の産業医を選任しなければならないとしている．また，事業者は，産業医を選任すべき事由が発生した日から14日以内に選任しなければならず，選任したときは遅滞なく選任報告書を所轄労働基準監督署長に提出しなければならない．

5―労働衛生行政

事業所における健康管理や労働環境改善対策など産業保健に関する監督指導にあたるのは都道府県労働局，地域では労働基準監督署（全国約350か所）の労働基準監督官である．厚生労働省が労働基準行政を所管している．

また，産業医，産業看護職，衛生管理者などの産業保健関係者を支援するとともに，事業主等に対し職場のメンタルヘルスを含む健康管理への啓発を行うことを目的として，全国47の都道府県に産業保健総合支援センターを設置している．

6―職業と健康障害

1●産業疲労

労働により，身体的・精神的疲労を生じることはいうまでもない．基本的には，労働による一日の疲労を翌日までに回復できるのが理想である．疲労を引き起こす作業要因としては，作業強度や作業密度などとともに，作業時間の長さ，一連続作業時間の長さ，交代制勤務，深夜業，作業姿勢，注意力の集中の程度，判断などの必要性，単独作業か共同作業かなどがある．ほかに休憩，休日，あるいは通勤事情，余暇や睡眠，食事のとり方など日常生活習慣や心理的な要因などがある．産業疲労は労働災害・事故，健康障害と関連しているので，疲労の軽減，回復のための対策が必要となる．

産業疲労の評価方法としては，自覚症状調査，フリッカー測定，血液・尿検査，産業ストレス調査などがある．

2●職業病

ある職業に従事することによって生じる病気を職業病という．最近では，**作業関連疾患**など広く職業と健康問題をとらえるようになった．産業保健の中心課題である．業務に起因する疾病，負傷で，法に定められたものは，業務上疾病と呼ばれ，労働災害保険給付の対象（労働災害補償保険法）となる．業務上疾病としては，災害性腰痛を含む「負傷に起因する疾病」が最も多く半数以上を占め，次いで熱中症を含む「異常温度条件による疾病」，「じん肺症」の順で多い．

作業関連疾患（work-related diseases）
その発症原因の1つに作業に関連した要因があるもの，または作業要因が原因とはならないが，増悪，進展の原因となるものを作業関連疾患としてWHOが提唱した．職業は，生活習慣（ライフスタイル）病である高血圧，糖尿病，脳卒中，心臓病などの生活習慣病の増悪，進展に関連すると考え，これらの疾患も産業保健の対象とするようになった（職業もライフスタイルに含まれるので当然である）．

熱中症

製鉄，硝子製造，ボイラー作業などの高温環境の職場で発生するが，最近では猛暑の影響もあり，建築作業場での発生が多い．体温調整機能の失調や発汗過多による水分および塩分の喪失などによって，頭痛，吐き気，めまい，筋肉のけいれん，意識の喪失などを生じる．体温機能が破綻し体温が40.5℃を超える熱射病に至ると死の危険がある．高温職場では，熱中症を予防するための作業管理を行う必要がある．

減圧症

架橋，トンネル工事，潜水作業などの高圧下の作業環境では，空気（主に窒素）が体内の血液に多量に溶解しているが，急激に減圧した場合には溶解していた窒素が体内で気泡化して，筋肉・関節痛，呼吸困難，吐き気，めまいなどの症状が見られる．死に至ることもある．予防としては，時間をかけてゆっくりと高気圧から常気圧に戻ることなどがある．減圧症の治療には高気圧療法がある．

酸欠症

酸欠症は酸素18％未満で発生し，致命率の高い職業病である．換気不良な作業場，地下，下水溝，タンク，果物や植物の貯蔵庫で見られる．酸素欠乏等防止規則では酸素欠乏の可能性のある場所で作業する場合，作業開始前の酸素濃度の測定，換気，保護具（送気マスクなど）の着用などを定めている．

職業性難聴

著しい騒音環境下の職場で発生する難聴である．初期には自覚症状に乏しいが，職場の健康診断で行われる聴力検査で見つかることが多い．進行すると会話などの困難を生じる．騒音職場では，騒音の管理基準が定められている．

振動障害

全身振動と局所振動による障害がある．船，車などによる全身振動では，船酔いや胃腸障害，腰痛などが生じる．局所振動による障害は，林業のチェーンソー，刈払機，金属産業での研磨機，鉱業における削岩機などの手持ち振動工具による障害である．特徴的な症状は，手指の血液循環が悪くなり手指が白く（白ろう病とも呼ばれる）なることであり，手指のしびれ，関節障害なども見られる．工具の低振動化，作業時間の規制などが行われている．

放射線障害

放射線には非電離放射線と電離放射線がある．非電離放射線は，紫外線，赤外線，レーザー光線などがある．紫外線による電気性眼炎や赤外線による白内障，レーザー光線による網膜火傷が見られることがある．電離放射線には，ガンマ（γ）線，X線，ベータ（β）線，アルファ（α）線，中性子線などがある．電離放射線の急性曝露症状としては，皮膚の障害，脱毛などがあるが，多量の場合は死に至る．慢性的な影響としては白内障，悪性新生物などが知られている．さらに遺伝子を介して後世代への影響も考えられる．

じん肺

鉱山，炭鉱，陶磁器製造，建築業など粉塵が発生する職場に見られる．吸入した粉塵が肺に沈着し，息ぎれ，呼吸困難などの呼吸器の障害をきたす．離職後も病状は進行する．じん肺法が定められ健康管理や粉塵の発散の防止と抑制などが定められている．近年，**石綿（アスベスト）**を吸い込むことによる肺がん・中皮腫（肺の周囲の膜にできる悪性腫瘍）の発生が社会問題となっている．

重金属中毒

代表的な重金属中毒には，亜鉛，カドミウム，クロム，水銀，鉛，ニッケルに

石綿（アスベスト）
天然に産する繊維状珪酸塩鉱物で“せきめん”，“いしわた”と呼ばれる．断熱性不燃性の性質から広く用いられ，ブレーキライニングやブレーキパッド，防音材，断熱材，保温材などとして広く用いられた．保温断熱の目的で壁などに石綿を吹きつける作業が行われていた．石綿を大量に吸引した作業者に，30年以上たって肺がん・中皮腫の発生が見られ社会問題となった．工場の近隣住民の被害も懸念される．
健康被害に対する補償は，労働者災害補償法が適応される補償と，それ以外の患者に適応される「石綿による健康被害の救済に関する法律」による救済給付がある．2021年までの補償・救済の累計は肺がん約1万件，中皮腫約2万件である．

よる中毒があげられる.

亜鉛　亜鉛メッキなどでよく使用される．熱せられた金属の蒸気を吸い込むことにより，インフルエンザに似た症状を生じる．これを金属熱というが，亜鉛による金属熱が代表的なものである.

カドミウム　合金，電池，メッキで使用される．蒸気の吸入による呼吸器の障害や腎障害が知られている．発がん性も認められる.

クロム　皮のなめし，メッキで使用される．6価クロムは刺激性が強く，潰瘍を形成しやすい．鼻中隔穿孔などを起こす．発がん性についても報告されている.

水銀　水銀電池，蛍光灯，体温計，歯科材料として使用される．水銀蒸気の吸入による慢性中毒が古くから知られている．肺炎，腎障害，口内炎，手のふるえなどが見られる．有機物と化合した有機水銀も有害であり，メチル水銀は水俣病の原因物質である.

鉛　鉛蓄電池，はんだ，重り，顔料として用いられた．鉛中毒では，血液に異常をきたし鉛貧血を生じる．手の麻痺や神経障害もきたす.

ニッケル　電池，合金に使用される．肺がんなどの発がん性が報告されている.

有機溶剤中毒

有機溶剤とは，常温で揮発性に富み，非水溶性の物質を溶かす性質をもった有機化合物の総称である．化学工業が発達した今日，多種の有機溶剤が使用されている．蒸発して空気を汚染して，吸気から吸収されやすい．脂溶性なので皮膚からの吸収も考慮する必要がある．用途は，洗浄，ドライクリーニング，溶剤，接着剤，塗料，化学繊維などである．急性影響としては意識障害，呼吸障害があり，多量の曝露の場合には死に至ることもある．シンナー遊び（有機溶剤乱用）でも同様のことが生じる．曝露を受けた労働者は倦怠感，頭痛，頭重，めまい，いらいら，食欲不振などを訴えることが多い．特異的な慢性中毒としてはベンゼンによる白血病，再生不良性貧血，トルエンの脳波異常，ノルマルヘキサンの多発性神経炎が知られている．有機溶剤は，第一種（1, 2-ジクロルエチレン，二硫化炭素），第二種（アセトン，キシレン，トルエン等），第三種（ガソリン等）に分けられ，管理基準が定められている．有機溶剤作業や保管場所については，指標により明示しなければならない（**図19-1**）．対策としては，全体換気，局所換気，マスクの着用などがあげられる.

1, 2-ジクロロプロパンと胆管がん
1, 2-ジクロロプロパンは，オゾン層破壊物質の代替品として，1990年代から2012年ごろまでにインク洗浄剤として使用されていたが，この物質に高い濃度でさらされた作業者に胆管がんが多いことが問題となった．そのため，2013年この物質は特定化学物質に追加され，健康障害防止措置を講ずることが法律で定められた.

有害ガス中毒

亜硫酸ガス（SO_2），硫化水素（H_2S），フッ化水素（HF）などが代表的である．刺激性のガスであり呼吸器の障害をきたす．一酸化炭素（CO）もきわめて有害である（「CHAPTER 2：環境と健康」参照）.

職業性がん

18世紀に英国の外科医Pottによる煙突掃除夫の煤による陰嚢がんの報告が，

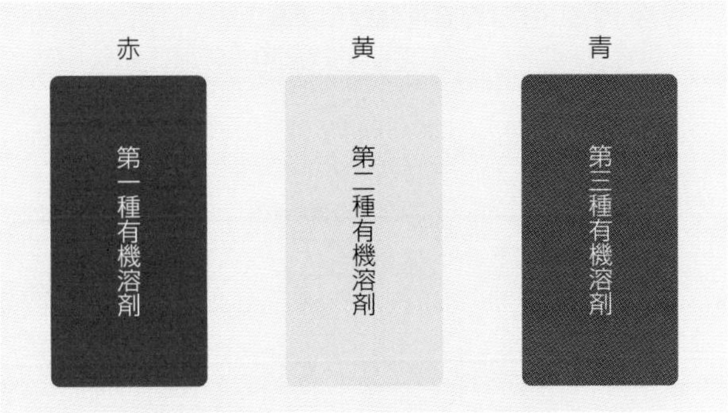

図19-1　有機溶剤作業および保管場所の指標

世界で初めての職業がんの報告である．科学技術の発展とともに産業分野で取り扱う化学物質は多種多様となり発がん性が問題となり，規制の対象となっている（**表19-5**）．新規化学物質の有害性の調査，既存物質の発がん性などの試験，疫学的調査の制度が設けられている．

職業性腰痛

職業関連疾患として最も多いものの1つである．従来，事故などの外力による災害性のものや重量物運搬に起因するものが多かったが，近年事務作業のような一般に軽作業と考えられるものでも，姿勢不良による筋肉疲労などによって発生することが注目されている．予防対策として「職場における腰痛予防対策指針」が通達されている．重量物の取り扱いの注意（**図19-2**），作業姿勢改善，体操などがある．

先端技術に起因する疾患

先端技術である半導体製造工場では砒素など100～200種類の化学物質が使われており，これらの物質の人体曝露防止対策などがあげられる．また，製造業を中心にロボットの導入が盛んであるがロボットによる労働災害も見られ，安全設計・管理が必要となっている．

情報機器作業による障害

コンピューター端末作業（VDT作業）の普及により，頸肩腕障害，眼の障害，精神症状などがみられたため，2002年「VDT作業における労働衛生管理のためのガイドライン」が策定された．最近では，タブレット端末，スマートフォンなどの新しい情報機器が普及し，従事者が増大するとともに作業形態が多様化している．そのため，これまでのVDT作業のガイドラインは，2019年「情報機器作業における労働衛生管理のためガイドライン」に変更された．

ガイドラインでは，照明の基準や，画面のグレア（「まぶしさ」）の防止などの作業環境基準が示された．作業管理としては，一連続作業時間が1時間を超えないようにし，次の連続作業時間までの間に10 分～15分の作業休止時間を設け，かつ一連続内において1～2回程度の小休止を設けることなどが示された．また，

表19-5　主な職業性発がん物質

人間に対して発がん性のある物質	
エリオナイト	鉱物油（未精製および半精製品）
エチレンオキシド	コールタール
塩化ビニル	コールタールピッチ揮発物
カドミウムおよびカドミウム化合物	煤
クロム化合物	石綿
頁岩油	タルク（石綿繊維含有製品）
結晶質シリカ	
人間に対しておそらく発がん性があると考えられる物質	
アクリルアミド	塩化ベンジル
アクリロニトリル	グリシドール
エピクロロヒドリン	クレオソート
塩化ジメチルカルバモイル	4-クロロ-*o*-トルイジン
塩化ベンザル	クロロメチルメチルエーテル（工業用）　など

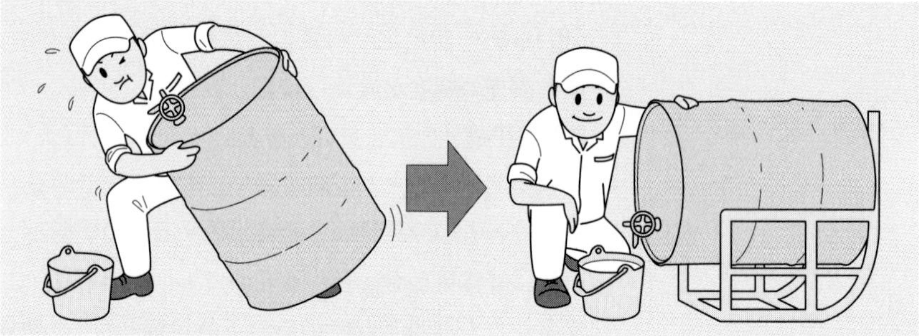

図19-2　重量物取り扱い方法の改善例

（新衛生管理〈上〉第1種用（第6版），中央労働災害防止協会，2009）

ドラム缶横転装置を考案し腰への負担を軽減した．

タブレット，スマートホンに関しては，これらの機器の人間工学上の特徴を踏まえ，長時情報機器作業に使用することはできる限り避けることが望ましいとされている．

過重労働による健康障害

脳血管疾患や心臓疾患では，血管病変（動脈硬化）などが長い年月の生活のなかで，形成，進行および増悪するといった自然経過をたどり発症するが，過重労働による過重な負荷が加わることによって疲労の蓄積が起こり，動脈硬化などがその自然経過を超えて著しく増悪し，脳・心臓疾患が発症する場合がある．業務の過重性には，労働時間，勤務形態，作業環境，精神的緊張の状態などがあげられるが，特に長時間労働の問題が強調されており，対策として時間外労働が月45時間（**36協定**）を超えないこと，有給休暇の取得促進などが奨励されている．また，時間外労働が100時間を超えるような労働者に対する医師による面接指導制度が2006（平成28）年から開始された．2019（平成31／令和1）年4月1日から働き方改革関連法が順次施行されているが，その中で，時間外労働の上限規制が

36協定
法定の労働時間を超えて労働させる場合，または，休日に労働させる場合にあらかじめ労使で書面による協定を締結し所轄労働基準監督署に届け出る必要がある．労働基準法第36条に規定されており，この協定を「36（サブロク）協定」という．

導入される．時間外労働の上限について，月45時間，年360時間を原則とし，臨時的な特別な事情がある場合でも，単月100時間未満（休日労働含む），複数月平均80時間（休日労働含む）年720時間を限度に設定する必要がある．時間外労働の上限を守らなかった企業には，罰則が科される．

職業性皮膚障害，アレルギー

職場において皮膚は有害物質に触れやすく，職業性皮膚障害は職業性疾患として多いものの1つである．酸，アルカリによる皮膚障害，塩素によるにきび様皮膚炎，金属，洗剤，有機溶剤，ゴムなどによる接触性皮膚炎などがある．アレルギー反応の1つである喘息を引き起こす物質も職場には多数ある．スギ，コンニャク粉，獣毛，シイタケ胞子などの動植物や，トルエンジイソシアネート（ポリウレタンの原料）などの化学物質があげられる．

治療と仕事の両立支援

労働力の高齢化が進む中で，職場において疾病を抱えた労働者の治療と仕事の両立への対応が課題となっている．労働者が治療と仕事の両立を図るための事業者の取り組みは，労働者自身の健康のためだけでなく人材確保や健康経営，社会的責任の実現といった点からも重要である．そのため，2016年「事業場における治療と仕事の両立支援のためのガイドライン」がまとめられた．

7—労働災害

2022（令和4）年の労働災害による死亡者数は774人で，2021（令和3）年の867人に比べ93人（10.7%）減少した．業種別では，建設業と製造業の2つで約半数を占めている．休業4日以上の死傷者数は132,355人で，2021（令和3）年の149,918人に比べ17,563人（11.7%）の減少となった．業種別では，陸上貨物運送事業16,580人，小売業16,414人，社会福祉施設12,780人の順に多い（厚生労働省：2022年労働災害発生状況）．

労働災害発生の状況を示す代表的な指標に度数率，強度率がある．度数率は災害の発生頻度を示し，強度率は事故の重大性を算入して労働損失の程度を示す．度数率，強度率とも近年減少傾向にある．度数率は100万延べ労働時間あたりに発生する死傷者数を示し，強度率は，労働損失日数を延べ労働時間数で除して，1,000労働時間あたりの損失日数を示し，死亡や永久全労働不能の場合は7,500日，永久一部労働不能は程度に応じて5,500日から50日に換算する．

それぞれ以下の式で求める．

$$\text{度数率} = \frac{\text{死傷者数}}{\text{延べ労働時間数}} \times 100\text{万} \qquad \text{強度率} = \frac{\text{延べ労働損失日数}}{\text{延べ労働時間数}} \times 1{,}000$$

CHAPTER

20 学校保健

1—学校保健の概要

学校保健は保健教育，保健管理，学校安全，学校体育，学校給食などにより，学習能率を高め，教育効果を確保し，児童，生徒，学生および幼児や教職員の健康の保持を図ることを目的としている．これは教育基本法第1条の「心身ともに健康な国民の育成」がもととなっている．学校教育では小学生を「児童」または「学童」，中学生と高校生を「生徒」，大学生を「学生」，幼稚園児を「園児」と呼んでいる．なお，児童虐待防止法では18歳未満を児童としており，整理が必要である．

学校
学校教育法では第1条で学校の範囲を「幼稚園，小学校，中学校，義務教育学校，高等学校，中等教育学校，特別支援学校，大学及び高等専門学校」としている．

保健教育は健康に関する原理・原則を習得させ，さまざまな環境の変化に応じて的確に判断し，健康な生活を送ることができる能力を養うことを目的としている．必要な知識を理解するための保健学習と，必要な実践能力を養う保健指導が含まれる．保健学習は小学校では，①体の発育と心の発達，②けがの防止，③病気の予防，④健康な生活，中学校では，①心身の発達と心の健康，②健康と環境，③傷害の防止，④疾病の予防，⑤健康と生活，高校では，①現代社会と健康，②健康と環境，③生涯を通しての健康，④集団の健康，が項目としてあげられている．

保健管理は健康診断などによる心身の管理，生活・行動の管理，学校環境の管理などを通じて健康の保持増進を図るものであり，健康診断，健康相談，感染症予防，学校環境管理が含まれる．多くの事項は**学校保健安全法**により規定されている．

集団生活と感染症
学校生活は当然，集団生活なので，ヒトからヒトへ感染する疾患が入り込むと，蔓延する危険が高い．2009年に全国的に多発した新型インフルエンザがその例である．2020年には，新型コロナウイルス感染症が問題となった．

学校保健安全法
以前は学校保健法だったが，2009年4月よりこの名称に改訂された．

学校保健安全法と労働安全衛生法
学校保健安全法（文部科学省が管轄）は学校の教職員の健康管理について規定しているが，労働安全衛生法（厚生労働省が管轄）の規定も該当する．そして，まさしく省庁間の縦割り行政だが，2つの法律の関係についての調整はなされていないのが現状である．

学校安全は，安全教育や安全管理により児童生徒の安全を図ることを目的としている．安全教育は，主として授業により知識や技能を習得させる安全学習と，学級活動や学校行事を通じてこれを実践する態度や能力を養う安全指導とからなる．安全管理は安全に関して必要な条件整備を行うもので，日常の行動観察や応急処置，緊急時の救急体制の確立などの対人管理，校舎内外の安全点検や環境整備などの対物管理，災害発生時の安全確保からなる．

学校体育は教科としての体育（小学校），保健体育（中学・高校），および特別活動としての部活動や学校行事（運動会など）からなる．

学校給食は学校給食法に基づいている．目標として，①食事についての正しい理解と望ましい習慣を養う，②学校生活を豊かにし明るい社交性を養う，③食生活の合理化・栄養改善・健康増進，④食糧の生産・配分・消費についての理解，の4点があげられる．現在わが国では小学校で95％以上，中学校の約80％で**完全給食**が実施されている．専用の食堂を設置した学校が少ないこと，年間多く見積もっても200食程度でどの程度児童・生徒の食生活によい影響を与えることができるのか疑問があること，などが問題点として指摘されている．なお，学童の食生活の問題点としては，①鉄，カルシウムの摂取不足，②脂肪の過剰摂取，③朝食の欠食，④糖の過剰摂取，などが指摘されている．

2—学校保健統計—児童・生徒の健康状態

人口動態統計による死亡の状況では，5～19歳の死亡率は年々減少し，すべての年齢層で最も低くなっている．2022年の死亡数（人口10万対死亡率）は5～9歳311人（6.4），10～14歳422人（8.1），15～19歳1,265人（23.3）であった．死亡原因の内訳は5～9歳では悪性新生物が最も多く89人（1.8），10～14歳では自殺で119人（2.3），15～19歳では自殺で663人（12.2）であった．不慮の事故も多く，そのなかでも通常の年の人口動態統計では交通事故が過半数を占めるが，2011年は東日本大震災の影響で状況が異なっていた．交通事故の死亡者数（死亡率）は5～9歳10人（0.2，不慮の事故の34％），10～14歳9人（0.2，26％），15～19歳104人（1.9，53％）であった．

学校の管理下での死亡は，2021年度には42人で，突然死が38％，溺死以外の窒息死が17％，全身打撲が17％，頭部外傷が14％であった〔（独）日本スポーツ振興センター〕．

警察庁の統計では，2022年の交通事故による死傷者は4歳以下3,535人，5～9歳7,302人，10～14歳8,878人，15～19歳22,494人であった．

以上のように，この年齢層の死亡は事故と自殺の占める割合が高く，死亡の予防には医学的対応以外の対策が必要である．

厚生労働省の**患者調査**（2020年）による医療機関受診中の患者数（総患者数，延べ）は，5～9歳では呼吸器疾患（多くは**気管支喘息**）が最も多く66万人，10～14歳では呼吸器疾患が40万人，15～19歳では呼吸器疾患が15万人であった．

文部科学省の学校保健統計調査（2021年）では，学校で実施される健康診断によって発見された疾病や異常の割合や，学童の発育状況などがわかる．疾病・異常の割合では幼稚園と小学校では未処置のう歯（虫歯）が最も多く，小学校では約4割の学童で発見されている．中学校・高校では裸眼視力1.0未満が半数以上を占めている．最近，う歯は減少傾向にある．

発育状況は，年々身長・体重が増加してきているが，近年は増加の程度は緩やかになった．また，最大発育量に達する年齢が若年化しており，身長・体重・胸囲とも男子で12～13歳，女子で10～11歳である．また，男女で発育曲線が交差

学校給食実施率（2021年）

小学校
学校：99%，児童：99%
中学校
学校：92%，生徒：90%

人口動態統計
「CHAPTER 3：健康，疾病，行動にかかわる統計」参照

学校管理下
学校にいるあいだ，および登下校中．

学校管理下の死亡
日本スポーツ振興センターの死亡データ以外にも学校管理下の死亡は相当数ある．特に多いのが登下校中の自動車交通事故による死亡だが，これらについてはその多くが自動車関係の保険で賠償金が支払われているので，同センターの災害共済給付件数「死亡」としてはあがっていない．

警察庁の統計と人口動態統計
警察庁の統計は「交通事故死」を「事故後30日以内に死亡したもの」と定義している．人口動態統計では交通事故が原因で死亡したものをすべて含んでいるので，2つの統計で数値が異なっている．

患者調査
「CHAPTER 3：健康，疾病，行動にかかわる統計」参照

喘息の有病率
（2021年：学校保健統計）
幼稚園：1.5%，小学校：3.3%，中学校：2.3%，高校：1.7%

身長の平均
（2021年：学校保健統計）

	男	女
小学1年	116.7	115.8
小学6年	145.9	147.3
中学3年	165.7	156.5
高校3年	170.8	158.0

（単位：cm）

体重の平均
（2021年：学校保健統計）

	男	女
小学1年	21.7	21.2
小学6年	39.6	39.8
中学3年	54.7	50.0
高校3年	62.4	52.5

（単位：kg）

発育交差
発育交差は10歳と12歳で観察されている.

する現象を**発育交差**と呼んでいるが，身長で見ると9歳以下と12歳以上では男子のほうが高いが，10～11歳では女子のほうが高くなっている.

文部科学省の体力・運動能力調査では毎年スポーツテストを実施し，体力診断テストと運動能力テストを実施している．最近の児童・生徒の特徴は，敏捷性，瞬発力，体力一般についてはやや向上する傾向が見られるが，筋力や持久力はほぼ横ばい傾向，柔軟性は低下している.

3—学校保健安全法

学校教育の一部である学校保健対策は，学校教育の根本となる学校教育法を基本とするが，詳細は学校保健安全法に基づいて実施されている．本項では学校保健安全法に規定される学校保健対策の概要を解説する.

目的（第1条）

学校における保健管理，安全管理の必要事項を定めることにより，児童，生徒，学生，幼児（以下“学童”と総称），教職員の健康の保持増進を図ることを目的とする.

学校保健計画（第5条）

学童および教職員の健康診断，環境衛生検査，児童生徒等に対する指導などの計画と実施を行う.

学校環境衛生（第6条）

換気，採光，照明，保温，清潔などの項目について文部科学省が定める学校環境衛生の基準に従い，適切な環境の維持と改善を行う.

就学時健康診断（第11条）

市町村（東京都23特別区を含む）教育委員会は翌年に小学校に入学を予定する者に対して就学4か月前（入学の前年の11月末日まで，支障がなければ12月末日まで）に就学時健康診断を実施する．結果に応じて傷病に対する必要な治療の勧告，保健相談，就学義務の猶予・免除，特別支援学校への就学指導を行う．健診の項目は，①栄養，②脊柱・胸郭，③視力・聴力，④眼の疾病異常，⑤耳鼻咽喉および皮膚疾患，⑥歯・口腔疾患，⑦その他（知能検査，心臓・腎臓疾患など）である.

健康診断（第13～17条）

健康診断は学校教育法第12条で実施することが規定されており，具体的な実施については学校保健安全法で規定されている．学校では毎学年，定期（6月末日までに）に健康診断を実施し，その結果に基づいて必要な事後措置を行う．健診項目は**表20-1**に示すとおりである．このほかに，①伝染病または食中毒発生時，②風水害などにより伝染病の発生の恐れがあるとき，③夏休みの直前または直後，④結核，寄生虫病，その他の疾患の有無について検査を行う必要があるとき，⑤卒業時には必要に応じて臨時の健診を行う．さらに教職員に対しても定期および必要に応じた臨時の健診を行い，結果に応じて治療の指示や勤務の軽減

表 20-1　定期健康診断の項目と方法

項目	方法	発見される疾病異常など	備考
保健調査	調査票		小学校1年生で実施
身長・体重	身長計，体重計	発育不全，やせ，肥満，栄養状態	胸囲を加えることもできる 就学時はいずれも省略可
栄養状態	臨床診断（診察）	栄養不良，肥満，貧血	
脊柱・胸郭・四肢の状態	臨床診断（診察）	脊柱側彎症，胸郭異常（形態）	大学では省略可
視力・聴力	視力表，オージオメータ	裸眼（矯正）視力，聴力障害	眼鏡などを使用している者は裸眼視力は省略可．聴力検査は小学校3年までは毎年，以降は奇数学年のみ．大学ではいずれも省略可
眼	臨床診断（診察）	流行性角結膜炎，その他の感染性眼疾患，眼位	
耳鼻咽喉・頭・皮膚疾患	臨床診断（診察）	耳垢閉塞，中耳炎，鼻炎，鼻たけ，扁桃肥大，音声言語異常，白癬，湿疹など	
歯および口腔	臨床診断（診察）	う歯，歯周疾患，不正咬合など	大学では省略可
結核	問診，診察の結果必要と認める者にツベルクリン反応検査，X線直接撮影，喀痰検査または経過観察	結核，その他の胸部疾患	高校1年および大学1年でX線間接撮影を実施
心臓	臨床検査，心電図，心音図	心臓の疾患・異常	臨床検査は毎年実施 心電図検査は小学1年，中学1年，高校1年で実施
尿	試験紙法（蛋白，糖，潜血）	腎疾患，糖尿病	就学時と大学では省略可 幼稚園では尿糖検査は省略可
その他の疾患	臨床診断（診察）	ヘルニア，精神異常，四肢運動障害，言語障害，骨関節疾患など	

などの措置を行う．教職員の健診項目は，①身長・体重・腹囲，②視力・色覚・聴力，③結核（胸部X線撮影），④血圧，⑤尿検査，⑥胃（40歳以上），⑦血液検査（貧血，肝機能，脂質，血糖，35歳と40歳以上），⑧心電図検査（35歳と40歳以上），⑨その他，である．

出席停止（第19条）

学校長は感染症の蔓延を予防するために，感染症に罹患している（疑いを含む）学童の出席を停止させることができる．詳細は後述する．

臨時休業（第20条）

学校の設置者は感染症の予防上必要があるときには，臨時に学校の全部（学校閉鎖）あるいは一部（学級閉鎖）を休業することができる．詳細は後述する．

保健所との連携（第18条）

学校の設置者は健康診断，出席停止，臨時休業を行うときには保健所に連絡する．詳細は後述する．

4―学校保健従事者

学校の保健管理を専門的立場からつかさどる人材として，都道府県教育委員会事務局には学校保健技師が配置されている．文部科学省は医師，歯科医師，薬剤師を充てることが適当としている．

各学校における保健安全対策の責任者は学校長であり，すべての教職員が対策の一翼を担うこととなるが，そのなかでも保健主事は学校保健の管理にあたる者として各学校の教員の中から指名されている．健康診断，水質検査・照度検査・空気検査などの環境衛生検査，保健衛生知識の普及および啓発教育，その他学校保健に関する業務の計画や実施をつかさどる．以前は一般の教員の中から選任されていたが，幅広く人材を求める観点から，1995年より**養護教諭**も保健主事となることができるようになった．

養護教諭
子供たちからは俗に「保健室の先生」と呼ばれている．

養護教諭は学校内の保健室などに常駐し，学校内での幼児・児童・生徒の怪我や疾病の応急対応，健康診断等を通じた心身の健康をつかさどることを役割としている．通常は授業は行わないが，学級担任や保健体育の教科担任と協力して健康教育などの保健指導を行うこともある．養護教諭として学校に勤務するためには教員免許（普通免許状）が必要である．また，養護教諭の職務を補助する職として養護助教諭（臨時免許状）がある．

学校保健に関連して非常勤で勤務する者として**学校医**，学校歯科医，学校薬剤師（大学を除く）がいる．学校医の任務は，学校保健安全計画の立案，環境衛生の維持改善の指導と助言（学校薬剤師の協力），学童の健康診断，疾病予防措置と保健指導，学童の健康相談，感染症・食中毒の予防，学校長の求めに応じた救急処置，市町村教育委員会や設置者の求めに応じた就学時健康診断や職員の健康診断，その他の保健管理である．学校薬剤師は学校医の指導・助言に基づいて学校の環境衛生検査を行う．

なお，学校数よりも学校医の数のほうが多いが，これは多くの学校で内科医（小児科医）と眼科医や耳鼻咽喉科医など複数の学校医を選任しているからである．

学校医，学校歯科医，学校薬剤師
学校医，学校歯科医，学校薬剤師の数（2022年度）

	小学校	中学校	高等学校
学校数	19,161	10,012	4,824
学校医	53,341	27,594	12,115
学校歯科医	23,307	12,116	5,711
学校薬剤師	18,883	9,671	4,635

中学校は中等教育学校を除く．高等学校は通信制を除く．
（文部科学省学校基本調査）

学校医
労働安全衛生法で規定される産業医は，医師で特定の研修受講など一定の要件を満たした者しか選任できないが，学校医には特に法的な資格要件はない．

5―学校保健安全対策

学校保健は文部科学省設置法第4条第12項で「学校における保健教育及び保健管理」と定められている．保健教育は学校教育法に規定された教育活動であり，保健学習（体育・保健体育における「保健」と他教科や総合的な学習時間の健康に関するもの）と保健指導（特別活動などにおける健康に関する指導）からなる．

保健学習は小学校では体育科の「保健領域」，中学校では保健体育科の「保健分野」，高校では保健体育科の「保健」で，学習指導要項に基づいて実施される．このほか，理科，家庭科などの教科の一部も関連している．保健学習の内容は**表20-2**に示すとおりである．

表20-2　保健学習

学校	対象学年	内容
小学校	3～6年生	毎日の生活と健康 育ちゆく体とわたし 心の健康 けがの防止 病気の予防
中学校	1～3年生	心身の機能の発達と心の健康 健康と環境 傷害の防止 健康な生活と疾病の予防
高等学校	1～2年生	現代社会と健康 生涯を通じる健康 社会生活と健康

保健指導は健康に関する日常の具体的な問題に対応するための実践的な能力や態度の育成を目標にしている．ホームルームや運動会などの学校行事を活用したものが相当する．これらに加えて教育課程外の学校医や学校歯科医による保健相談や，養護教諭による保健室での主として心身に問題を抱える児童・生徒を対象とした個別の健康相談・支援活動なども保健指導に該当する．

健康管理は学校における児童・生徒・学生および教職員の健康の保持増進を通じて学校教育の円滑な実施と成果を目的としている（学校保健安全法第1条）．具体的には環境衛生，**健康診断**，健康相談，感染症予防などが該当する．前述のとおり，各学校に設置される保健主事が責任者として実施することになる．

健康診断
行政用語として，地域保健では「特定健康診査」などと「健康診査」という言葉を用いているが，学校保健の分野では「健康診断」という用語を使用している．いずれも二次予防という考え方に違いはない．

健康診断は就学時健康診断，定期の健康診断，臨時の健康診断に分類される．就学時健康診断は翌年4月に小学校に入学する子どもを対象に11月末日（就学手続に支障がない場合には12月末日）までに，市町村（東京23特別区を含む）の教育委員会が実施する．検査項目は①栄養状態，②脊柱及び胸郭の疾病及び異常の有無，③視力及び聴力，④眼の疾病及び異常の有無，⑤耳鼻咽喉疾患及び皮膚疾患の有無，⑥歯及び口腔の疾病及び異常の有無，⑦その他の疾病及び異常の有無（学校保健安全法施行令第2条）であり，その結果をもとに，①治療の勧告，②保健上必要な助言，③就学義務の猶予・免除，④特別支援学校への就学に関する指導などを行う．学年ごとの定期健康診断の検査項目は**表20-1**に示すとおりで，その結果をもとに，①疾病の予防措置，②治療の指示，③運動・作業の軽減などを行う．臨時の健康診断は特に必要がある場合に行う．

健康相談は毎月定期に，あるいは必要に応じて臨時に，保健室で学校医，学校歯科医が行う．対象は，①健康診断または日常の健康観察の結果により継続的な観察や指導が必要と判断された者，②病気欠席がちの者，③本人または保護者が相談を求める者，④学校行事参加において必要と認める者などである．

表20-3　学校給食の実施状況（2021年度：文部科学省学校給食実施状況等調査）

		全国総数	完全給食	補食給食	ミルク給食	計
小学校	学校数	19,107 (100)	18,851 (98.7)	38 (0.2)	28 (0.1)	18,923 (99.0)
	児童数	6,223,394 (100)	6,165,179 (98.8)	4,620 (0.1)	4,567 (0.1)	6,174,363 (99.2)
中学校	学校数	9,955 (100)	8,867 (89.1)	26 (0.3)	214 (2.1)	9,107 (91.5)
	生徒数	3,231,091 (100)	2,838,825 (87.9)	4,526 (0.1)	76,728 (2.4)	2,920,079 (94.0)

(　)内は％

学校保健活動で近年クローズアップされている事項として，①薬物乱用防止教育の充実，②アレルギー疾患への対応，③学校歯科保健活動の充実がある．薬物乱用防止教育は喫煙や飲酒，麻薬，覚醒剤，危険ドラッグなどを対象に，健康の保持増進の立場から正しい知識の普及啓発と教職員の研修などを行っている．アレルギー疾患については，主としてアトピー性皮膚炎と食物アレルギーを対象として，ガイドラインをもとに①理解と正確な情報の把握・共有，②日常の取組と事故予防，③緊急時の対応を3本柱として普及啓発・指導を実施している．歯科保健については「"生きる力"をはぐくむ学校での歯・口の健康づくり」を作成・配布し，普及・啓発を図っている．

学校のアレルギー疾患に対する取り組みガイドライン
https://www.gakkohoken.jp/book/ebook/ebook_1/1.pdf

「生きる力」をはぐくむ学校での歯・口の健康づくり
http://www.mext.go.jp/a_menu/kenko/hoken/1306937.htm

6―学校給食

学校給食は明治時代に端を発しているが，第2次世界大戦後も児童生徒の栄養改善を主な目的として学校教育の一環として実施されてきた．一方で近年では食育の観点から食育基本法の制定（2005年）や**食育推進基本計画**（第1次：2006～2010年，第2次：2011～2015年，第3次：2016～2020年，第4次：2021～2025年）策定などと相まって，新たな展開を見せている．2008年には学校給食法が改正され，「学校給食の普及充実及び学校における食育の推進を図る」（第1条）ことが目的とされている．

食育推進基本計画
http://www.maff.go.jp/j/syokuiku/kannrennhou.html

学校給食はほとんどすべての小学校で完全給食が実施されているが，中学校では学校数・児童数で9割程度の学校で実施されているにすぎない（**表20-3**）．

学校給食の意義は大きい．近年の食育に視点をおいた指導もさることながら，朝食を食べない児童・生徒が少なからず存在することに鑑みると，古典的な目的である栄養の観点からも重要であろう．最近では「母親が朝食を欠食するので朝食を作ってくれる人がおらず，その子どもも朝食欠食」という家庭が相当数あり，このような家庭では学校での昼食を弁当にしてもコンビニエンスストアの弁当を持参させる可能性があることを考えると，その重要性は高い．

一方で，学校給食における問題点も多い．まず第1点は調理施設のセンター化である．従来は学校給食は各学校の給食室で調理員が作成していた（自校方式）が，給食センターを設置して複数の学校の給食をまとめて調理し，給食の時間までに各学校に届けるという方式（センター方式）を採用している自治体も数多く存在するようになっている．効率化という点からはセンター方式の方が利点はあるが，①作る人の姿が児童・生徒に見えない，②逆に調理員にも児童・生徒の姿が見えない，③食中毒などの問題が発生すると規模が大きくなる，といった問題点も指摘されている．給食費を納めない保護者などの増加も問題化している．しかし一方で，義務教育でありながら給食費を徴収すること自体の問題点を指摘することもできる．そもそもわが国では教育にかける経費が少なく，教室の机で給食も行っているが，食育という観点からこれで良いのかどうかはなはだ疑問である．あるいは，たしかに指導の一部にはなると思うが，年間を通じて200食程度の学校給食でどの程度食育に関して効果があるのかという点から，疑問もある（少なくとも効果の検証については聞いたことがない）．

教室での給食
一般の家庭で勉強机で食事をするというのは，あまり聞いたことがない．40年近く前になるが，筆者の子どもが通っていた米国の小学校（公立）には教室以外にカフェテリアがあり，弁当持参の子どもは自分の弁当をそこに持っていき，必要な子どもは安価な（しかし結構豪勢な）昼食を購入して，食べていた．

7—栄養教諭

食育基本法では，第1条で「国民の食生活をめぐる環境の変化に伴い，国民が生涯にわたって健全な心身を培い，豊かな人間性をはぐくむための食育を推進することが緊要な課題となっていることにかんがみ，（中略）現在及び将来にわたる健康で文化的な国民の生活と豊かで活力ある社会の実現に寄与することを目的とする」と規定され，学校教育も学校給食を中心として食育の推進に寄与するものと位置づけられている．これに関連して，2005年より食と教育に関する専門性を併せもつ教員として栄養教諭制度が導入された．2022年現在，幼稚園で80人，小学校で4,487人，中学校で1,467人，高等学校で26人の栄養教諭が常勤として勤務している（小中学校は公立のみ：文部科学省学校教員統計調査）．

職務については食に関する指導と給食管理を一体として行うことにより，地場産物を活用して給食と食に関する指導を実施するなど，教育上の相乗効果が期待されている．具体的には，食に関する指導として①肥満，偏食，食物アレルギーなどの児童生徒に対する個別指導，②学級活動，教科，学校行事などにおける集団的な食に関する指導（学級担任等との連携），③他の教職員や家庭・地域と連携した食に関する指導の推進における連絡・調整があり，学校給食の管理においては栄養管理，衛生管理，検食，物資管理などがある．

大学における所要単位（「栄養に係る教育に関する科目（2単位）」など）の修得による栄養教諭普通免許状（専修，一種，二種）取得が基本となるが，現職の学校栄養職員が一定の在職経験と都道府県教育委員会が実施する講習等において所定の単位を修得することにより栄養教諭免許状を取得できる特別措置も講じられている．

表20-4　学校感染症

	感染症	出席停止期間の基準	備考
第1種	エボラ出血熱，クリミア・コンゴ出血熱，痘そう，南米出血熱，ペスト，マールブルグ病，ラッサ熱，急性灰白髄炎，ジフテリア，重症急性呼吸器症候群[1)]，中東呼吸器症候群，鳥インフルエンザ[2)]，感染症法[4)]に規定される新型インフルエンザ等感染症・指定感染症・新感染症	治癒するまで	感染症法[4)]で規定される一類感染症および二類感染症（結核を除く）
第2種	インフルエンザ[3)]	発症後5日が経過し，かつ解熱後2日（幼児にあっては3日）が経過するまで	飛沫感染する感染症で児童生徒の罹患が多く，学校において流行を広げる可能性が高い感染症
	百日咳	特有の咳が消失するまで，または5日間の適切な抗生物質治療が終了するまで	
	麻しん	解熱後3日が経過するまで	
	流行性耳下腺炎	耳下腺・顎下腺・舌下腺の腫脹発現後5日が経過し，かつ全身状態が良好になるまで	
	風しん	発しんが消失するまで	
	水痘	すべての発しんが痂皮化するまで	
	咽頭結膜熱	主要症状消失後2日が経過するまで	
	新型コロナウイルス感染症	発症した後5日を経過し，症状が軽快した後1日を経過するまで	
	結核	病状により学校医等の医師が感染のおそれがないと認めるまで	
	髄膜炎菌性髄膜炎	病状により学校医等の医師が感染のおそれがないと認めるまで	
第3種	コレラ，細菌性赤痢，腸管出血性大腸菌感染症，腸チフス，パラチフス，流行性角結膜炎，急性出血性結膜炎，その他の感染症	学校医等の医師が症状により感染のおそれがないと認めるまで	学校教育活動を通じて学校で流行を広げる可能性がある感染症

1)：病原体がコロナウイルス属SARSコロナウイルスによるものに限る
2)：病原体がインフルエンザウイルスA属インフルエンザAウイルスであってその血清亜型がH5N1であるものに限る
3)：鳥インフルエンザ（H5N1）および新型インフルエンザを除く
4)：感染症の予防及び感染症の患者に対する医療に関する法律

8—学校感染症

学校における感染症対策は学校保健安全法に規定されているが，他の法律，特に「感染症の予防及び感染症の患者に対する医療に関する法律（感染症法）」などとの関連も重要である．感染症に罹患した児童・生徒・学生は医療の対象であり，学校保健では予防が重要となる．特に学校は多くの児童等や教職員が集まるところであり，人から人へ感染する感染力の強い感染症が持ち込まれた場合には，大きな流行につながるおそれがある．

以上のような観点から，学校において予防すべき感染症（学校感染症）が**表20-4**のように定められている．第1種学校感染症は，感染症法で一類および二類感染症（ただし結核は除く）に規定される感染症である．第2種学校感染症は児童生徒が罹患しやすく学校で流行を広げる可能性がある飛沫感染症，第3種は飛沫感染症ではないが学校で流行を広げる可能性がある感染症が指定されている．これらの感染症に罹患した児童生徒は学校長が出席の停止をして学校での流行の拡大を予防する（学校保健安全法第19条）．また，感染症の流行を予防するために必要がある場合には，学校の設置者は学校の一部（学級閉鎖）または全部（学校閉鎖）を臨時休業することができる（同第20条）．この間に必要に応じて消毒なども行う．

学校の設置者
公立学校の場合には教育委員会，国立大学や公立大学など国立大学法人や公立学校法人が設置する学校は当該法人，私立学校は学校法人が学校の設置者である．

COLUMN

いじめ，差別，人権

学校でのいじめが問題化してから，久しい．驚くべきことに，近年では職員室での教員同士のいじめも報道されている．

しかし，学校（＝子供の世界）が聖域であるはずはなく，むしろ大人の世界の鏡と考えれば，このようなことも驚くには値しないのかもしれない．大人の世界では，たとえば職場でのいじめ問題（職員室のいじめも職場）のみならず，差別といったことも大きな問題となる．いじめは差別の１つの変形と捉えることもできる．

2020年に始まった新型コロナウイルス感染症流行は，人々の差別意識をあぶり出したようにみえる．患者差別，濃厚接触者差別，職業差別など，さまざまな差別が顕在化した．

人はなぜ，自分と異なる性質をもつ他人を差別するのだろうか．皮膚の色，性別，人種，職業，国籍，身体や精神の状況（いわゆる障碍《しょうがい》），年齢など，差別の根源は至る所に存在する．そもそも「差別はいけない」という基本原則的な考え方で差別を行わない，あるいは「差別されたくないから，差別をしない」という消極的（？）な発想から差別しない．どちらも非難されるべき考え方ではないが，やはりきちんと「いけないものはいけない」と主張するべきであろう．

そもそも，いじめや差別は他者の基本的人権への配慮不足（欠如）の表れと考えることができる．そしてその背景には，自己の基本的人権の軽視がある．自分を含めたすべての人の基本的人権の尊重を子どものころから教育するべきであろう．

以前，思春期教育に携わる人たち（主として学校の教員）を対象にした行事に関与したことがあり，その際に筆者の知り合いの人権派弁護士に講師をお願いすることになった．依頼した際に，「自分は思春期教育についてなんて話せないよ」とおっしゃっていたが，「思春期教育は人間教育です．そしてその土台に基本的人権の尊重があります．その土台の部分をお願いします」と頼んだところ，「それなら話はできる」と引き受けてくださった．

すべての教育の土台として基本的人権の尊重があることを忘れてはならない．

CHAPTER

21 国際保健

1―地球規模の健康問題

1・グローバルヘルス(Global health)

国際保健は，かつては先進国が開発途上国を援助する国家間の枠組みで主に対応していたことからinternational healthと訳されていたが，現在の健康問題は国家の枠を超えて地球規模(global)で生じていることからglobal health(グローバルヘルス)と表現されるようになった．背景には，感染症の急拡大や健康格差の拡大など，健康問題が国や地域の枠を超えて国際的(global)な広がりをみせていることがある．

さらに近年では，自然環境や生態系などの地球環境が人々の健康に影響を及ぼしていることから，planetary health(プラネタリーヘルス)という表現も用いられるようになっている．気候変動によって農産品の質量が変化したり，地球温暖化によってマラリア蚊の発生地域が変化したりするなど，地球全体で健康をとらえることが必要となっている．これらの問題は国や地域の枠を超えて複雑に関連していることから，保健医療領域以外にも経済学，政治学，人口学など，多様な視点から取り組むことが求められている．

2・保健水準の国際比較

世界には，人口の把握や保健統計の整備が十分ではない国も多いが，出生と死亡に関する情報は比較的得やすい．そのため，保健水準の国際比較には乳児死亡率やPMI/Rが指標として用いられる．PMI/Rは全死亡数に対する50歳以上死亡数の占める割合(%)で，年齢を2区分した死亡数のみで算出するので，小集団でも比較的信頼性の高い指標とされている．乳児死亡率は，保健水準の代表的指標であり，国民総所得などの経済指標ともよく相関することが知られている．

PMI/R
proportional mortality indicator/ratio

識字率は直接的な保健水準ではないが，保健の知識と技術を獲得する能力や機会を推定する指標としてよく用いられる．開発途上国と先進国のあいだには大きな開きがあるばかりでなく，同一国内でも男女差が見られ，一般的には女性のほうが低い傾向がある．そのため母子保健水準に影響する因子とも見られている．

貧困指標の基準として貧困線(poverty line)が用いられている．これは貧困を，

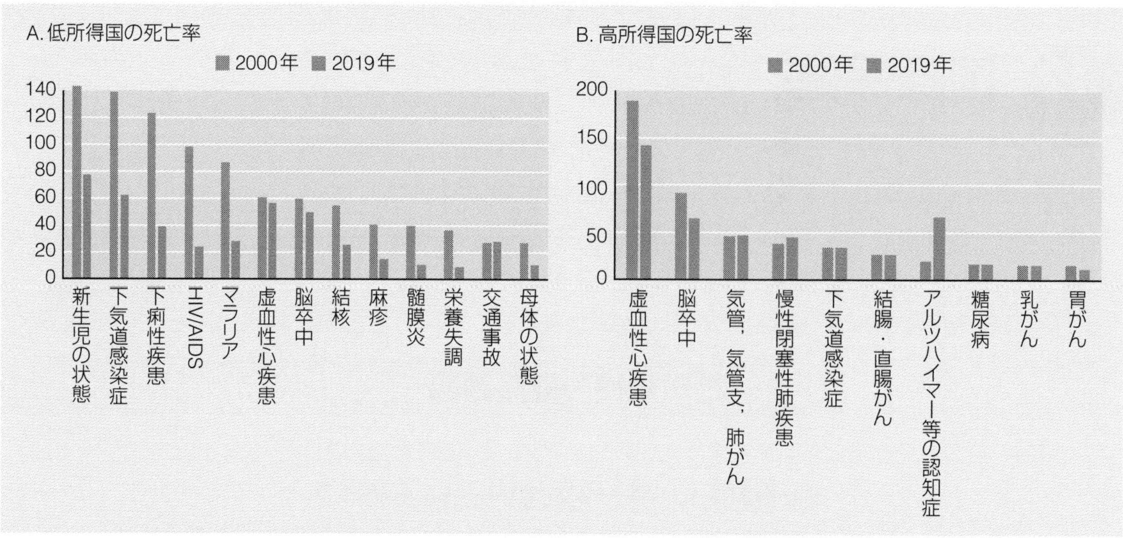

図21-1　低所得国と高所得国の死因別死亡率（人口10万対）（2000年と2019年）

（WHO：Cause-specific mortality, 2000-2019. Global Health Estimatesを元に作成）

所得分類は世界銀行による分類．国民総所得で4分類（低，低中，上中，高）されており，低所得国と高所得国の値を示した．

生活に必要な収支が基準額以下であるかどうかで評価する．世界銀行による基準額は，開発途上国では米ドルで1日1ドルまたは1.25ドル，OECD諸国では各国の実情を加味して策定されている．貧困線以下の人口の割合を貧困率（poverty ratio），貧困層の収支が貧困線をどの程度下回るかの指標を貧困ギャップ率（poverty gap ratio）という．社会における相対的貧困状況の深刻さをあらわすジニ係数（Gini係数）は所得の不均衡の指標である．0〜1.0に分布し，1.0がもっとも不均衡度が高い．

3 • 死亡原因にみる保健水準

保健水準を改善するには，地域の死亡原因を把握し，何が健康阻害要因になっているのか，何を改善すれば問題を解決できるのかを検討することが有用である．死亡原因は，感染性疾患，非感染性疾患，事故や傷害の3つに大きく分類できるが，低所得国では3領域の原因が幅広くあり，高所得国では非感染性疾患が多くを占める傾向がみられる．

低所得国と高所得国の死亡率（人口10万対）を2000年と2019年で比較した**図21-1**を示す．低所得国では，2000年に上位5位を占めていた新生児の状態，下気道感染症，下痢性疾患，HIV/AIDS，マラリアが2019年には顕著に低下していたが，非感染性疾患の虚血性疾患と脳卒中は低下がみられず死亡原因の3位と4位を占めている．高所得国では，2000年，2019年ともに虚血性心疾患が1位であるが，2019年にはアルツハイマー等の認知症が2番目に高い死亡率となっている．

4 • 世界人口と人口問題

国連の推計による世界人口は2023(令和5)年に80億人に到達しており，2050年には97億人と予想される．地域別にみると，国連の定義による最も開発が遅れた国々では2010(平成22)年に8億人を超え，1950(昭和25)年を基準とした増加率では8～9倍と予想されている．これに対して，先進国の人口は，2005年度には減少に転じたわが国の例にみられるように，今後あまり増加しないと予想されている．

開発途上国では，人口増加と産業構造の急激な変化による人口の都市集中に，住宅や食料，教育などの社会資源の増加が追いつけず，栄養や衛生状態が低下し，消化管や呼吸器などの感染症が容易に流行する状態が生じている．その結果として特に乳児死亡が増加する傾向がある．

世界的な人口の増加は，石炭，石油や天然ガスなどの化石燃料の消費増大と，農地拡大や燃料確保のための森林伐採を引き起こし，地球温暖化や砂漠化などの全地球的環境変化の一因と見られている．その解決策として原子力エネルギーの利用促進も考慮されるが，チェルノブイリ事故や東日本大震災は，原子力発電所の事故が広範かつ長期的な環境破壊や健康障害を惹起する可能性を再認識させた．

先進国では，かつて経験がない高齢化社会が到来し栄養の過剰摂取や少ない身体活動，喫煙などにより，非感染性疾患いわゆる生活習慣病の増加に直面している．また，人口減少と高齢化が同時に進み，生産年齢人口への社会保障費の負担が増大している．

5 • 健康の保持に必要な水と食糧の確保

安全で十分量の水と食料は生命維持のために必須である．しかしながら，それらの問題を抱える地域は多い．

水資源の確保

飲料水や生活用水の微生物や有害化学物質による汚染は開発途上国を中心に大きな問題となっている．WHO報告では，2017(平成29)年には全世界で約20億人が排泄物に汚染された飲料水を用いていて，コレラ，赤痢，腸チフス，ポリオなどの消化管感染症の危険にさらされ，これらにより毎年約50万人が死亡している．また約20億人が不衛生な排泄物処理環境で生活し，トラコーマ，土壌伝搬型寄生虫病，住血吸虫症などの，いわゆる「顧みられない熱帯病(NTD)」などの危険にさらされている．特に人や家畜の排泄物が汚染源として重要である．

NTD
neglected tropical diseases

同一の国内でも都市とそれ以外の地域の格差も大きい．全世界では，2010年の時点で，都市部住民では96%が安全な水源を使用可能であったのに対し，都市以外では84%と低く，開発途上国では都市と農村の差はさらに大きい．

気候変動は，東南アジアを中心に大量降雨による洪水とそれに伴う感染症の流行などをもたらす．一方，アフリカなどでは降水量の減少により生存に必要な水の量と質の確保が困難になっている．

食糧問題

現在，世界は過剰栄養と低栄養の相反する問題を抱えている．後者は食糧の安全性と供給安定性に大きく関連する．国連の5つの専門機関による報告では，2022年における世界の飢餓人口の推計値は7億3,500万人である．

①**過剰栄養**：先進国を中心に，中進国や太平洋島嶼国でも過剰なエネルギー摂取により肥満が増加し，糖尿病や高血圧，それに伴う動脈硬化性疾患である心筋梗塞や脳卒中の罹患率が上昇している．

②**低栄養**：低栄養は小児の健康に重大な影響を及ぼしている．低出生体重児が特に多いのは南アジアとサハラ以南のアフリカである．UNICEF，WHOおよび世界銀行による推計では，2020年の世界の5歳未満の子どもにおいて，中度および重度の発育阻害が1億5千万人（22.0%），消耗症は4千五百万人（6.7%）とされる．エネルギー欠乏のみならずビタミン，鉄，ヨード等の栄養素の欠乏へも対策が必要である．

WHO Child Growth Standardsによる栄養障害（中・重度）の定義
発育阻害（stunting）：年齢相応の身長の中央値からの標準偏差が－2未満
消耗症（wasting）：身長相応の体重の中央値からの標準偏差が－2未満
低体重（underweight）：年齢相応の体重の中央値からの標準偏差が－2未満
過体重（overweight）：身長相応の体重の中央値からの標準偏差が＋2以上
「WHO child growth standards and the identification of severe acute malnutrition in infants and children A Joint Statement」，「The WHO Child Growth Standards」（https://www.who.int/childgrowth/en/）

2—グローバルヘルスの基本概念

1• アルマ・アタ宣言とプライマリヘルスケア（PHC）

アルマ・アタ宣言は，1978年にWHOと国連児童基金（UNICEF；ユニセフ）が共催した「プライマリヘルスケアに関する国際会議」で採択されたWHOの基本政策である．アルマ・アタ宣言では，「すべての人々に健康を（Health for All）」というスローガンのもと，健康が基本的な人権であることを明言している．宣言は10章から構成され，先進国と開発途上国の間の健康の不平等，各国内における政治的，社会経済的不平等に言及し，人々が保健医療ケアの計画と実施に対して参加する権利と義務があることを明言している．

この国際会議において，プライマリヘルスケア（PHC）は，「国や地域社会が主体性を持ち，開発の程度に応じて負担可能な範囲内で，地域住民の参加のもとに進める保健サービスで，普遍的に利用でき，科学的な根拠に基づく，広く社会に受け入れられるもの」と定義され，健康が基本的人権であり政策課題であることが強調された．

2• ユニバーサル・ヘルス・カバレッジ（UHC）

ユニバーサル・ヘルス・カバレッジ（Universal Health Coverage；UHC）とは，「すべての人が，健康増進から予防，治療，リハビリテーション，緩和ケアに至る一生を通じて必要な質の高い保健医療サービスを支払い可能な費用で受けられること」である．2012年の国連総会で議決され，2030年までに達成することを国際社会の共通目標としている．

表21-1　ユニバーサル・ヘルス・カバレッジの指標

1. 家族，妊婦，新生児および子どもの健康
   - 家族計画
   - 産前産後のケア
   - 子どもの予防接種
   - 子どもの病気に対し医療を求める行動
2. 感染性疾患
   - 結核の治療
   - 抗HIV薬によるHIV感染症治療
   - マラリア予防のための殺虫剤処理済みの蚊帳の普及
   - 適正な衛生環境
3. 非感染性疾患（生活習慣病）
   - 高血圧の予防と治療
   - 高血糖の予防と治療
   - 子宮頸がんのスクリーニング検査
   - 喫煙・禁煙
4. サービスの対応能力とアクセス—利用可能な環境の有無
   - 基本的な病院の利用
   - 医療従事者の人数や割合
   - 必須な医薬品の利用
   - 国際的な保健に関する規約の遵守

基礎的な保健医療サービスを受けることは，健康のためだけでなく，失業や貧困に陥るリスクを未然に防ぐ礎となることから，SDGsではUHCを健康の項目に加えて，貧困，教育，経済成長と雇用等の項目にも位置付けている．

UHCは日本では国民皆保険制度を中心とする諸制度で対応しているが，世界では少なくとも4億の人々が必要な保健サービスを受けられておらず，WHOはSDGsの4領域に16の項目を挙げてUHCを推進している（**表21-1**）．

2021年に開催された東京栄養サミットでは，健康的で持続可能な食料システムの構築，脆弱な状況下での栄養不良対策，データに基づくモニタリング，栄養改善のための資金確保などが議論された．

3●持続可能な開発目標（SDGs）

持続可能な開発目標（Sustainable Development Goals；SDGs）は，「持続可能な開発のための2030アジェンダ」に記載された2016（平成28）年から2030（令和12）年までの国際目標である．持続可能な世界を実現するための17のゴール（目標）（貧困，飢餓，保健，教育，ジェンダー，水・衛生，エネルギー，経済成長と雇用，インフラ・産業化・イノベーション，不平等，持続可能な都市，持続可能な消費と生産，気候変動，海洋資源，陸上資源，平和，実施手段）と169のターゲット（具体目標）から構成される（**表21-2**）．

SDGsは，主に開発途上国のための目標として2001（平成13）年に採択されたミレニアム開発目標（MDGs）の後継として，2015（平成27）年の国連サミットで採択された．SDGsでは，開発途上国だけでなく先進国も含むすべての国が取り組むこと，政府だけでなく企業や自治体，市民社会の一人ひとりが行動すること

表21-2　SDGsの目標と内容

目標 1. 貧困	あらゆる場所のあらゆる形態の貧困を終わらせる
目標 2. 飢餓	飢餓を終わらせ，食糧安全保障および栄養改善を実現し，持続可能な農業を促進する
目標 3. 保健	あらゆる年齢のすべての人々の健康的な生活を確保し，福祉を促進する
目標 4. 教育	すべての人に包摂的かつ公正な質の高い教育を確保し生涯学習の機会を促進する
目標 5. ジェンダー	ジェンダー平等を達成し，すべての女性および女児の能力強化を行う
目標 6. 水・衛生	すべての人々の水と衛生の利用可能性と持続可能な管理を確保する
目標 7. エネルギー	すべての人々の，安価かつ信頼できる持続可能な近代的エネルギーへのアクセスを確保する
目標 8. 経済成長と雇用	包摂的かつ持続可能な経済成長及びすべての人々の完全かつ生産的雇用と働きがいのある人間らしい雇用（ディーセント・ワーク）を促進する
目標 9. インフラ，産業化，イノベーション	強靭（レジリエント）なインフラ構築，包摂的かつ持続可能な産業化の促進及びイノベーションの推進を図る
目標10. 不平等	各国内および各国間の不平等を是正する
目標11. 持続可能な都市	包摂的で安全かつ強靭（レジリエント）で持続可能な都市および人間居住を実現する
目標12. 持続可能な消費と生産	持続可能な生産消費形態を確保する
目標13. 気候変動	気候変動及びその影響を軽減するための緊急対策を講じる
目標14. 海洋資源	持続可能な開発のために海洋・海洋資源を保全し，持続可能な形で利用する
目標15. 陸上資源	陸域生態系の保護，回復，持続可能な利用の推進，持続可能な森林の経営，砂漠化への対処，並びに土地の劣化の阻止・回復及び生物多様性の損失を阻止する
目標16. 平和	持続可能な開発のための平和で包摂的な社会を促進し，すべての人々に司法へのアクセスを提供し，あらゆるレベルにおいて効果的で説明責任のある包摂的な制度を構築する
目標17. 実施手段	持続可能な開発のための実施手段を強化し，グローバル・パートナーシップを活性化する

が求められており，地球上の「誰一人取り残さない」ことを理念としている．

3―国際協力

1 • 国際協力の概念と歴史

国際協力は，二国間，多国間，あるいは民間で行われる，国境を超えた援助・協力活動である．国際協力事業には，主に先進国が開発途上国に対して人的，技術的，物的資源を供与することにより相手国の向上を図る狭義の国際協力と，人的交流や情報の交換による国際交流があり，それぞれ多国間と二国間の活動に分類される．世界保健機関（WHO）をはじめとする国際連合の関連機関は，多国間による国際協力あるいは国際交流の代表的な機関である．

19世紀中ごろに起源をもつ赤十字国際委員会の活動などをはじめ，1919年に

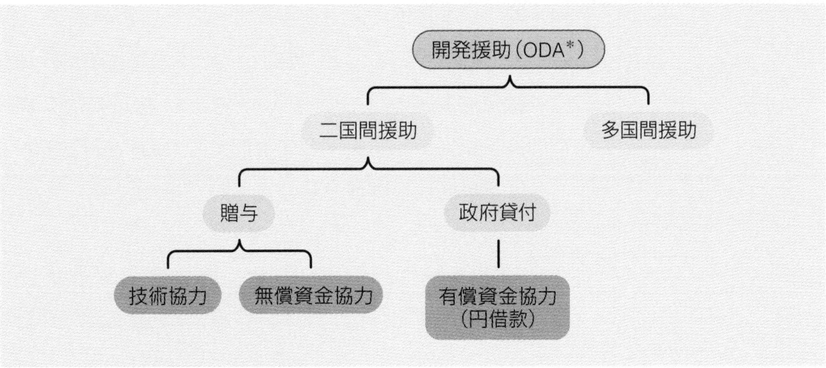

図21-2　日本の政府開発援助（ODA）
* Official Development Assistance　　（外務省ホームページを改変）

英国で設立され，子どもの権利保護を目的とするSave the Children，1942年には世界の貧困対策に取り組むOxfamなどの民間組織が設立され，20世紀中頃までにさまざまな活動が欧米を中心に開始された．

JICA
Japan International Cooperation Agency

日本でも1962年に海外技術協力事業団が設立された．それを母体に，1974年には国際協力機構（JICA）となり，2008年には国際協力銀行の一部業務をも継承し，保健医療分野を含むさまざまな海外援助事業を展開している．

2● 日本の国際保健活動

日本国憲法前文では「われらは，全世界の国民が，ひとしく恐怖と欠乏から免かれ，平和のうちに生存する権利を有することを確認する．われらは，いづれの国家も，自国のことのみに専念して他国を無視してはならない……」とされ，国際社会への貢献が謳われている．

ODA
Official Development Assistance

日本の国際開発協力における経済的援助は，主には政府開発援助（ODA）として，開発途上国の経済・社会の発展や福祉の向上を目的に，開発途上国・地域を支援する二国間援助と，国際機関に拠出する多国間援助がある．**図21-2**にわが国の国際協力における援助体制を示す．援助の総額は1978年の約2千億円から1997年の1兆2千億円までは増加してきたが，その後減少に転じ，5千億円台でほぼ横ばいである．

日本の国際協力事業における多国間援助にはユニセフや国連開発計画（UNDP），世界銀行への拠出や出資を通じた援助がある．

二国間援助には技術協力と資金協力があり，日本の資金協力は無償よりも有償貸付の方が多い．支援先はアジア地域を中心に，広く世界各国に及んでいる．経済開発や食料増産，防災・災害復興支援，平和の構築・定着支援や，地雷対策，テロ・海上保安対策等を目的に実施されている．

政府機関による技術協力は，主にJICAが担当している．主な事業として，保健医療の分野では，開発途上国を対象に，ポリオの撲滅や結核対策等の感染症対策，母子保健の向上や家族計画の専門家の育成，専門技術者の派遣，技術供与などを行っている．その他に，水不足や水質汚濁，水災害対策などの水資源事業や，開発途上国の自然環境保全のため，持続可能な森林管理を通じた気候変動対策，脆弱なコミュニティの生計向上のための持続的な自然資源利用，保護区および周辺の緩衝地帯管理を通じた生物多様性保全，などの戦略課題に取り組んでいる．

4―保健関連の国際機関

1 • 世界保健機関（WHO）

WHOは，「すべての人々が可能な最高の健康水準に到達すること」（世界保健憲章第1条）を目的として，1948年に設立された国連の専門機関である．加盟国は194カ国，日本は1951年に加盟．スイスに本部，地域事務局を世界6地域に置き，日本は西太平洋地域に所属している．

活動内容は幅広く，特に国を超えるグローバルな感染症対策には重要な役割を果たしている．天然痘根絶活動や，新型インフルエンザやエボラウイルス対策，3大感染症といわれるHIV感染症・マラリア・結核対策，近年では新型コロナウイルス対策などを行っている．乳児を対象とした予防活動としては，麻疹，ジフテリア，百日咳，破傷風，ポリオ，結核の予防接種拡大計画などを行ってきた．

国際的に共通した統計で比較検討を行うため，国際疾病分類（ICD）や国際生活機能分類（ICF）などの国際統計分類の作成や調整も行っている．

WHOの主な活動には以下などがある．

1. 感染症などの撲滅事業の推進
2. 保健医療情報の総合調整
3. 国際保健事業の指導的かつ調整機関としての活動
4. 保健事業の強化についての世界各国への技術協力
5. 保健分野における研究の促進・指導
6. 生物製剤及び類似の医薬品，食品に関する国際的基準の発展・向上
7. 災害時の緊急対策
8. 健康関連SDGs目標に到達するために各国を支援

2 • 国連食糧農業機関（FAO）

FAO
Food and Agriculture Organization of the United Nations

FAOは，世界の農林水産業の発展と農村開発に取り組む国連の専門機関．1945年設立で，196の加盟国とEU欧州連合から構成されている．

活動目的は，人々が健全で活発な生活を送るために十分な量・質の食を確保し，すべての人々の食料安全保障を達成することとされる．

世界の人々の栄養状態や生活水準の向上，食料や農産物の生産・加工・販売など流通システムの改善によって，農村の人々の生活条件を改善し，世界経済の発

展に寄与するため，情報収集や技術供与などの活動を行っている．WHOとの共同で人畜共通感染症の防疫事業も行っている．

3 • コーデックス委員会（CAC）

CAC
Codex Alimentarius Commission. 国際食品規格委員会.

コーデックス委員会（CAC）は，消費者の健康を保護するとともに，食品の公正な貿易を促進することを目的とし，食品の国際基準であるコーデックス基準を策定している．1963年にFAOとWHOが設立した国際的な政府間組織で180カ国以上が加盟している．

4 • 国連世界食糧計画（WFP）

WFP
World Food Programme

WFPは，緊急時に人命を救い，食料支援を通して，紛争や災害，気候変動，飢餓などによる影響を受けた人々を支援する人道支援機関で，国連で唯一の食料援助機関である．1961年に設立され，FAO，国際農業開発基金（IFAD）と協力して活動している．

主食の栄養の強化や学校給食などを通じて，子どもや女性，結核患者など脆弱な人々への高い栄養価の食事支援をしている．支援方法は，現物支給と現金支給で実施している．食料不足地域には現物支給するが，高額で入手できない場所では現金や食料引換券を提供する現金支給の方法をとることで，人々に選択肢を与え経済的搾取から守る方法をとっている．

5 • 国連児童基金（UNICEF）

UNICEF
United Nations Children's Fund. ユニセフ

UNICEFは，第二次世界大戦で荒廃した国々の子どもに食料や健康管理を行う緊急援助組織として1946年に設立された．すべての子どもが「子どもの権利条約」に定める基本的人権を享受できることを目的としている．日本も1964年まで脱脂粉乳や毛布の援助を受けていた．

現在の活動は，災害や紛争地での緊急人道支援だけでなく中長期的な開発支援まで幅広く展開しており，栄養改善，医療，予防接種，HIV感染予防，水の衛生，貧困，児童労働，児童婚，暴力からの保護，人権擁護，教育，女児の支援・ジェンダー平等など，多岐に及ぶ．

6 • 国連人口基金（UNFPA）

UNFPA
United Nations Population Fund

UNFPAは，国際的な資金によって開発途上国などに人口関連の支援を行う最大の機関として，1969年に設立された．リプロダクティブ・ライツ（性と生殖に関する権利）の保障や，個人の選択に基づく家族計画サービスを改善できるよう，妊産婦死亡の削減などを支援している国際機関である．日本は1971年より資金協力を行っている．

7● 国連エイズ合同計画（UNAIDS）

UNAIDS
Joint United Nations Programme on HIV/AIDS

UNAIDSは，HIV/エイズに関する国際機関等のグローバルな活動を調整して進める国連の機関として，1996年に設立された．HIV/AIDS対策のリーダーシップや調整，政策の実施と評価，財源・人材・情報等の支援などを行っている．多様でグローバルな対策を行う目的で作られた組織のため，国連難民高等弁務官（UNHCR），ユニセフ，WFP，国連開発計画（UNDP），UNFPA，国連薬物犯罪事務所（UNODC），国際労働機関（ILO），国連教育科学文化機関（ユネスコ），WHO，世界銀行（World Bank）が合同で活動を進めている．

索引

【編著者略歴】

柳《やな》 川《がわ》　洋《ひろし》

1966年　金沢大学大学院医学研究科修了
1966年　米国ペンシルバニア大学医学部客員研究員
1967年　国立公衆衛生院疫学部室長
1977年　自治医科大学公衆衛生学教授
1999年　埼玉県立大学副学長
2002年　自治医科大学名誉教授
2003年　埼玉県立大学学長
2007年　埼玉県立大学名誉教授
元・日本疫学会理事長，元・日本公衆衛生学会理事，
元・国際疫学会理事，元・日本川崎病学会理事

尾《お》 島《じま》 俊《とし》 之《ゆき》

1987年　自治医科大学医学部卒業
1992年　愛知県設楽保健所長
1995年　自治医科大学公衆衛生学助手
2002年　米国UCLA 公衆衛生大学院留学
2006年　浜松医科大学健康社会医学講座教授
日本公衆衛生学会理事，元・日本疫学会理事
元・日本混合研究法学会理事長

大《おお》 木《き》 い ず み

1991年　島根医科大学医学部卒業
1993年　墨田区本所保健所主査
1995年　東京都衛生局総務部地域保健課課務担当係長
1997年　自治医科大学公衆衛生学助手
2007年　栃木県立がんセンター研究所特別研究員
2016年　栃木県立がんセンターがん予防情報相談部長
2021年　埼玉県立大学健康開発学科教授
日本がん登録協議会理事

社会・環境と健康　公衆衛生学　2024年版　ISBN978-4-263-70533-9

1990年 3 月30日　第 1 版第 1 刷発行（公衆衛生学）
2007年 1 月25日　第 3 版第 1 刷発行（改題）
2024年 2 月10日　第17版第 1 刷発行

編著者　柳 川 洋　尾 島 俊 之　大 木 い ず み

発行者　白 石 泰 夫

発行所　医歯薬出版株式会社

〒113-8612　東京都文京区本駒込 1-7-10
TEL.(03) 5395-7626(編集)・7616(販売)
FAX.(03) 5395-7624(編集)・8563(販売)
https://www.ishiyaku.co.jp/
郵便振替番号 00190-5-13816

乱丁，落丁の際はお取り替えいたします．
印刷・真興社／製本・愛千製本所